2024-25年版　2024年6月診療報酬改定準拠

入門 診療報酬の請求

点数表の全要点解説と算定事例82

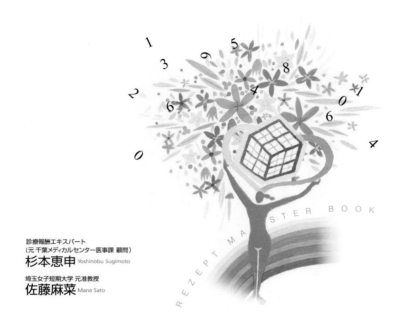

REZEPT MASTER BOOK

診療報酬エキスパート
（元 千葉メディカルセンター医事課 顧問）
杉本恵申 Yoshinobu Sugimoto

埼玉女子短期大学 元准教授
佐藤麻菜 Mana Sato

医学通信社

はじめに

　診療行為の算定ができるようになるためには『診療報酬点数表』のみでは不足です。実際の診療行為の算定と点数表との"架け橋"となるものが必要です。本書は，そのための「テキスト」として作成したもので，初心者のための診療報酬算定の入門書です。

　本書の特色として，次の３点があげられます。
1．「点数表」のわかりにくいところや，点数算定に必要なことがらを，初心者にも理解できるようにわかりやすく記載したこと
2．実際の診療データに基づく算定例を数多く収載したこと
3．点数算定に必要な"医療の内容についての知識"を併せて掲載したこと
　また，ヒント により，関連知識を深めることができます。

2024年改訂版の発行にあたって
　2024年の診療報酬改定を取り込み『入門・診療報酬の請求』2024-25年版を発行しました。ぜひご活用ください。

＜この本の経緯＞
　医療事務職員の診療報酬点数算定能力の向上を目的に，1991年に『実践・点数の算定』（2001年『診療報酬マスターブック』と改題）（杉本恵申著），『診療報酬の請求〔基礎編〕』（山本弦治著，2002年の『診療報酬の請求』は山本弦治・佐藤麻菜共著）が発行されました。2004年には，旧『診療報酬マスターブック』（杉本恵申著）と『診療報酬の請求』（佐藤麻菜著）を１冊に統合しました。

2024年7月

杉本　恵申
佐藤　麻菜

≪本書の使い方≫

1．"診療報酬点数表"と併用する。
　※　本書では，医学通信社発行『診療点数早見表』（2024年度版）（以下『早見表』と略）の参照頁を付記してあります。
　　　なお，本書の各章の順は，診療報酬明細書の項目順としてあります。

2．"練習問題"を行う。
　本書を読んだうえで，さらに練習問題を行うことで点数算定を確実に自分のものにすることができます。実際の事例（練習問題）を自分で算定して，正解と照合し，誤りの原因を把握してください。

目　次

序章
診療報酬算定の基礎

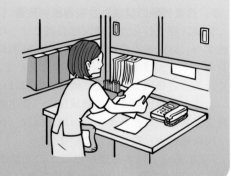

A. 保険診療

1. 保険診療とは

　私たちが病気やけがをしたとき，病院や診療所（医院，クリニック）に「被保険者証（マイナンバーカード）」を提示して受診すると，健康保険，共済組合保険，国民健康保険などの医療保険によって，かかった費用の一部（3割，2割，1割など）で治療を受けられます。

　わが国では，1927年に初めて健康保険法が施行されましたが，その後1961年の国民健康保険の全面実施により，「国民皆保険制度」が実現しました。

　保険診療を行うには，医療機関と医師のそれぞれが厚生労働大臣より指定を受ける必要があります。「二重指定制度」というこの方式で指定された病院・診療所を保険医療機関，医師を保険医といいます。保険診療は「保険医療機関および保険医療養担当規則」（療養担当規則）などにより，診療の指針が定められています。

　保険診療で行われない診療を「自由診療」といい，正常分娩や美容整形などが該当しますが，全額患者自己負担となります。

2. 診療報酬点数とは

　保険医療機関で行った診療つまり治療費は，直接金額ではなく各診療行為の難易度によって，「点数」で評価されます。これを「点数単価方式」といい，現在，1点を10円としています。診療報酬は厚生労働大臣が定めることとされていますが，その場合，厚生労働大臣は中央社会保険医療協議会（中医協と略される）に諮問し，その意見を聞いて決定することになっています。

　医療保険の診療報酬支払い制度の点数の算定方式をまとめたものを点数表と呼んでいます。医科診療報酬点数表の他に，歯科診療報酬点数表，調剤報酬点数表があり，さらに，急性期入院医療における包括払い制度（DPC／PDPS）の点数を定めたDPC点数表（診断群分類点数表）があります。

　なお，本書は主に医学通信社刊『診療点数早見表』2024年度版を参考にしていますので，個々の診療点数は同書を参照してください〔本書では『診療点数早見表』2024年度版（以下『早見表』と略）の参照頁を示しています〕。

ヒント💡　≪保険診療≫

　保険医療費は，①医療保険の加入者からの保険料や②国庫補助（税金），③患者さんの窓口負担等の“みんなのお金”によりまかなわれているため，「必要性が認められない診療，また妥当適切でない診療（診療報酬請求）には支払われるべきではない」という考え方に基づき，療養担当規則や点数表の規定により『保険診療の基準』を定めています。

　保険医療機関，保険医はそれらの基準を守らなければいけません。

3．診療報酬の請求と診療報酬明細書（レセプト）

保険診療を行った保険医療機関では，診療報酬（医療費）を1月ごとに計算し，患者1人につき1枚ずつ（外来と入院は別に）診療報酬明細書（これを「レセプト」といいます）を作成します。そのレセプトを，まとめて保険者に請求します。この診療報酬の請求は各保険者に直接行うわけではなく，第三者機関（審査支払機関）が設けられており，そこに請求することになっています。

現在，健康保険などの職域保険（被用者保険）の患者の診療報酬は，各都道府県の社会保険診療報酬支払基金（支払基金）に，地域保険（国民健康保険）の患者の診療報酬は国民健康保険団体連合会（国保連合会）に請求しています。

「支払基金」は各都道府県ごとに支部があり（本部は東京），審査や支払いの処理が行われています。「国保連合会」も同様の機能を果たしています。この診療報酬明細書（レセプト）の審査は，「療養担当規則」に照らし合わせ，また，内容が妥当であるか，点数の算定に誤りがないか等を審査し，その後に支払いがなされます。

4．保険外診療

次のような場合には保険による診療を受けられません。

1．業務上の負傷・疾病（通勤途上を含む）

労働者災害補償保険法（労災保険）が適用される場合は給付外となります。

2．健康診断

一般の健康診断は給付外です。しかし，健康診断の結果，何らかの疾病の疑いでさらに精密な検査を必要とする場合は，その精密検査は保険診療となります。

3．交通事故

自動車事故など交通事故による負傷の場合は被害者に対して加害者が自動車損害賠償責任（自賠責）保険で払うので給付外とすることがあります。しかし，被害者から医療保険で取り扱ってもらいたい旨の申し出があり，被保険者証の提示があったときには保険診療として取り扱います。この場合，被害者である被保険者から保険者に対し，第三者行為に対する届出を速やかに提出してもらいます。

4．予防医療

予防医療は一般に給付外ですが，次の場合などは保険給付の対象となります。

a．麻疹患者に接触した場合，予防注射をすること
b．破傷風感染の危険がある場合，予防注射をすること

5．美容医療

単なる美容整形を目的としたものは給付外ですが，次の場合などは保険給付の対象となります。

仕事や日常生活に著しく支障のあるワキガや後天的な女子の顔のシミ，斜視で仕事に支障のあるもの，唇顎口蓋裂等。

6．妊娠，分娩

正常妊娠，正常分娩は給付外ですが，妊娠高血圧症候群，切迫早産等の異常妊娠，異常分娩で治療を必要とする場合や，暴行による妊娠中絶などは保険給付の対象となります。

7．闘争，泥酔または著しい不行跡による場合等

闘争，泥酔または著しい不行跡による場合は給付の全部，または一部が給付対象外となる場合があります。これは保険者が認定しますので，保険医療機関はこの旨を保険者に速やかに通知します。また，詐欺，不正な行為で給付を受けようとしたとき，故意の犯罪行為，故意に事故を起こしたとき等，いずれも給付対象外となります。

8．自殺未遂

ただし，精神病など精神異常の状態で自殺未遂が行われた場合は故意とはいえないため，給付対象となります。

9．特殊な薬・治療法

　医学界でまだ有効適切と認められていないような特殊な薬の使用や特殊な治療法は原則として給付の対象となりません。

5．診療報酬請求事務の実際

　診療報酬点数で算定される結果を毎月末に外来，入院別に1枚の診療報酬明細書（レセプト）に記載するわけですが，そのレセプトの見本（記載済みのもの）と上書き部分の記載方法は**p.8～10**をごらんください。

　そのレセプトの作成が終わったら，内容をよく確認した後，支払い区分別に分類し，まとめます。これをレセプトの「編綴（へんてつ）」といいます。そして，請求先ごとに集計し，一番上に請求書をつけて審査支払機関（支払基金または国保連合会）に毎月10日までに提出します。

　なお，レセプト作成業務を電算化している医療機関については，「レセプトオンライン請求」が原則として義務づけられています。

> **ヒント**　≪レセプトオンライン請求≫
>
> 　レセプトオンライン請求は，①紙資源の節約，関連管理費の節約が図れる，②データベースとしての利用価値が高まる，③レセプト審査においてコンピュータによる審査が可能となる——等のメリットがあるため，2001年より推進されてきました。
>
> 　レセプト作成業務を電算化している医療機関（診療所含む）については，2010年7月より原則すべての医療機関でオンライン請求をすることが義務づけられました。

　審査支払機関ではレセプト審査を行い，間違いがなければ保険者に請求し，保険者は第三者機関に払い込み，それが医療機関に支払われるので，医療機関に支払われるのは診療月の翌々月となります。

　これらの過程で「査定」や「返戻（へんれい）」が行われる場合があります。請求内容が妥当でないと判断されたレセプトは査定（増減点）が行われます。これに異議がある場合は，再審査の申し立てができることになっています。また，記載事項に不備があったり，請求内容に疑義があるレセプトは医療機関に戻されます。これを「返戻」といいます（**第17章 E，F 参照**）。

　医療機関では返戻されたレセプトを補正して翌月に再請求することになります。査定や返戻がありますと，医療機関の入金が遅れることになりますので，毎月のレセプトの作成，集計業務は確認，点検が重要になってきます。

> **ヒント**　≪保険審査とは≫
>
> 　審査支払機関では，下記の観点から診療報酬明細書（レセプト）の審査が行われます。
>
> ①正しいか
>
> 　診療報酬点数表の規定や，薬剤の承認された適応・用法・用量等に即しているか。
>
> ②必要か
>
> 　保険診療として，不必要，過剰でないか等の観点から審査が行われます。
>
> 　審査の結果は「増減点連絡書」により，医療機関に通知されます。

図表1　診療報酬請求のフロー

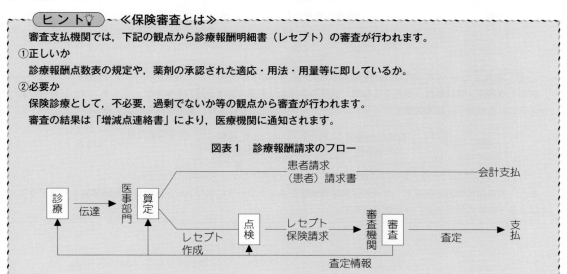

6．保険医療機関の窓口業務

　保険医療機関での事務業務は前述の診療報酬請求事務が第一に重要な仕事ですが，その他に窓口業務としてさまざまな仕事があります。

1．受給資格の確認

　保険医療機関は患者から診療を求められたら，まずその受給資格を確認しなければなりません。マイナンバーカードまたは被保険者証，受給資格者票，組合員証などにより確認します。被扶養者（家族）も同様に確認します。

　70歳以上の患者はマイナンバーカードまたは高齢受給者証や後期高齢者医療被保険者証などにより，一部負担金割合の確認が必要です。

　現在，オンラインで「保険資格情報」を確認する「オンライン資格確認システム」の運用が行われています。

2．被保険者証の取扱い

　初診の際，被保険者証を確認します。確認した後，被保険者証は即日返還する場合が多いですが，月を越えて受診している場合等は月の初めの受診日には被保険者証の再確認が重要です。

3．一部負担金の徴収

　保険診療には一部負担金などの徴収があります。外来では，診療のつど窓口で，入院では一定の区切りごと（10日ごとなど）に計算して3割等を徴収します。各種保険の一部負担金の割合は**図表3**に挙げます。一部負担金に10円未満の端数がある時は四捨五入します。

図表2　医療保障制度の仕組み

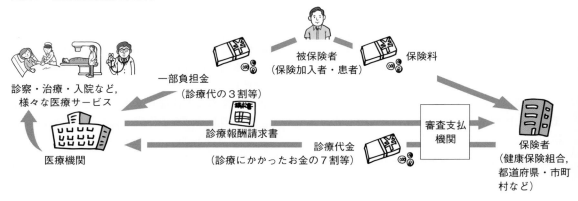

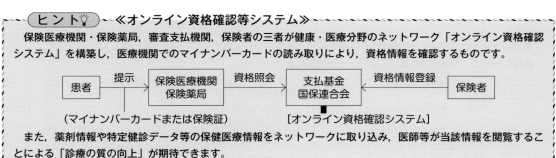

図表3　医療保険体系と患者負担率（%）一覧表

医療保険体系			法別番号	患者負担率（%）		備　　考
				本人 （被保険者 組 合 員 世 帯 主）	家族 （被扶養者）	
被用者保険	全国健康保険協会管掌健康保険（協会けんぽ）	一般被保険者	01	30		
		日雇特例被保険者	03			同一傷病につき初診から1年（結核は5年）
		日雇特例・特別療養費	04	30		初めて「日雇手帳」交付の人など。3月を限度とする。
		船員・業務外	02	30		職務上の傷病は労災保険を適用。
		船員・下船後3月以内		0	−	
	健康保険組合		06	30		
	共済組合	国家公務員・地方公務員・私学他	31〜34			船員組合員の下船3月以内は0%
	自　衛　官		07	30	−	
	特定健康保険組合	特例退職被保険者	63	30		国保の退職者医療に相当（75歳に達するまで適用）
	特定共済組合	特例退職組合員	72〜75			
国保	一般被保険者			30（保険者により0〜20あり）		保険者番号は6桁 都道府県・市町村国保と国保組合がある
	「国保被保険者資格証明書」による療養			100		保険料滞納者に対する措置（滞納分支払い後に特別療養費支給）
医療保険・高齢受給者（70〜74歳）				20・30		現役並み所得者は3割負担
後期高齢者（高齢者医療確保法による）（75歳〜）			39	10・20・30		一定以上所得者は2割負担 現役並み所得者は3割負担

1　「義務教育就学前の者」は**2割負担**（被用者保険，国保共通）
2　一部負担金で10円未満の端数は，四捨五入し，10円単位で徴収する。

図表4(1)　職域保険（被用者保険）の主な種類

	保険の種類	保険者
①健康保険	民間企業で働く人とその家族が対象	・組合管掌健康保険（会社などの健康保険組合） ・全国健康保険協会管掌健康保険（協会けんぽ）
	民間企業に勤務するサラリーマンやOLとその家族（扶養者）を対象としており，勤務する会社の規模によって「組合管掌健康保険」と「全国健康保険協会管掌健康保険（協会けんぽ）」の2種類があります。組合管掌健康保険は主に大企業の社員とその家族が対象で，各企業や業種の健康保険組合が保険者となっています。また協会けんぽは主に中小企業などで働く従業員や日雇労働者の世帯が対象で，全国健康保険協会が保険者になっています。	
②各種共済組合	国や地方の公務員，警察官，学校の教職員とその家族などが対象	・国家公務員共済組合 ・地方公務員共済組合 ・警察共済組合 ・公立学校共済組合　　　　　　　　　　など
	国家公務員や地方公務員，警察官，公立や私立の学校の教職員とその家族を対象としており，国家公務員共済組合や公立学校共済組合など，各種の共済組合が保険者となっています。	
③船員保険	船の所有者に雇われて船に乗る船長や船員とその家族が対象	全国健康保険協会
	船の所有者に雇用されて船員として船に乗る船長や海員，予備船員の人とその家族を対象にしており，全国健康保険協会が保険者となっています。	

注）75歳以上は後期高齢者医療保険に加入します。

図表4(2) 地域保険（国民健康保険）の種類

	保険の種類	保険者
①都道府県・市町村国民健康保険	農家，商店など自営業者 自由業者，無職の人などが対象（75歳未満）	都道府県・市町村（特別区を含む）（市町村国保の財政運営主体が，2018年度より市町村から都道府県に移管しました）
	職域保険に属していない75歳未満の人を対象にします。	
②国民健康保険組合が運営する国民健康保険	医師や薬剤師・理容師など，同職種の自営業者などが対象	同職種の人や同地域の同業種の人で組織した組合
	医師や薬剤師，理容師，飲食業者など特定の職種の自営業者を対象にしており，各業種の人たちで組織された組合が保険者になっています。	

注）75歳以上は後期高齢者医療保険に加入します。

B.「診療報酬点数表」の構成

　診療報酬点数表には医科・歯科・調剤の３種類があります。本書は医科診療報酬点数表の"点数の算定"の本です。なお，DPC／PDPS（診断群別分類点数表）の算定については，本書の**第16章**を参照してください。

　「医科診療報酬点数表」とは健康保険法および高齢者の医療の確保に関する法律に基づく厚生労働省告示「診療報酬の算定方法」のことです。

　「医科診療報酬点数表」は上記以外の法律に基づく共済組合保険や国民健康保険，生活保護法などの公費負担医療においてもこの点数表を適用します。

《点数表の構成》

１．点数表は，第１章「**基本診療料**」と第２章「**特掲診療料**」からなります。
　(1)「基本診療料」には，初診料，再診料，入院料など，診療の基礎となる点数が定められています。
　(2)「特掲診療料」には，検査料，処置料，手術料など，個々の診療行為ごとの点数が定められています。
　※　点数算定に当たっては，一般的に，「基本診療料」と「特掲診療料」を合わせて算定します。

２．「点数表」に関連する「基準」を示したものとして，以下のようなものがあります。
　(1)「**使用薬剤の購入価格**」（薬価基準）
　　　保険診療において使用できる医薬品名とその購入価格を定めたものです。
　(2)「**特定保険医療材料及びその購入価格**」（材料価格基準）
　　　特定保険医療材料料として算定できる医療材料名とその価格を定めたもので，価格は，原則として公定価格によります。特定保険医療材料を使用した場合は，材料価格基準告示で定められた材料価格を10円で除して得た点数を算定します。
　(3)「**厚生労働大臣の定める施設基準**」
　　　「施設基準」とは，保険診療における"診療の質"を確保するために設けられています。ほとんどは地方厚生（支）局長への届出，報告等が義務づけられていますが，一部には，施設基準の要件を満たしていれば，届出を要しないものがあります。

３．「診療報酬点数表」とは別に，「**保険外併用療養費制度**」，「**入院時食事療養費制度**」，「**入院時生活療養費制度**」などが健康保険法により定められています。
　(1)「**保険外併用療養費制度**」
　　　特別なサービスや先進医療等を受けた場合，保険適用外の費用を患者（被保険者）の負担とす

る制度です。なお，保険給付分（点数により算定する部分）を“保険外併用療養費”といいます**（第17章Ｂ参照）**。

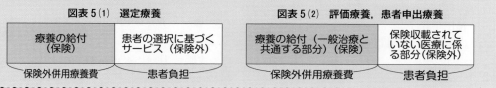

> ヒント💡 **≪保険外併用療養費≫**
>
> 　保険外併用療養費制度は，医療に対するニーズ（要求）の多様化や医療の高度化に対応し，保険点数表に載っていない“追加的なサービスや先進医療等”について，選定療養，評価療養，患者申出療養として（保険給付と併せて）保険外の患者の実費負担を求めることができることとしたものです（『早見表』p.1549「第2」，p.1557「第2の2」，p.1558「第3」参照）。
>
> 　すなわち，選定療養とは，入院時の個室（いわゆる差額ベッド）など患者自らが希望し選択して受ける療養をいい，評価療養，患者申出療養とは，先進的な医療・医薬品など患者の希望に応じて行われる医療で，保険収載すべきかどうかなどを評価するために行われるものをいいます。
>
> | 図表5⑴　選定療養 | |
> |---|---|
> | 療養の給付（保険） | 患者の選択に基づくサービス（保険外） |
> | 保険外併用療養費 | 患者負担 |
>
> | 図表5⑵　評価療養，患者申出療養 | |
> |---|---|
> | 療養の給付（一般治療と共通する部分）（保険） | 保険収載されていない医療に係る部分（保険外） |
> | 保険外併用療養費 | 患者負担 |

⑵　「入院時食事療養費制度」

　　入院時における食事費を定めたものです。そして，食事療養費のうち，厚生労働大臣が定めた標準負担額が患者負担となります（食事療養費から標準負担額を控除した残りの額は，保険者より給付されます）。なお「特別メニューの食事の提供」を受けた場合は，食事療養費の基準額を超えた費用が（標準負担額と併せて）患者負担となります。

⑶　「入院時生活療養費制度」

　　療養病床に入院する65歳以上の高齢者については，介護保険による給付とのバランスに配慮し，食費負担（食材料費，調理費相当）の他に，居住費（光熱水費）の患者負担を求める入院時生活療養費制度が適用されます。

〔⑵，⑶は第15章 **3** 参照〕

4．保険医療機関および保険医が従うべき規則を定めたものとして，（一般）医科・歯科を対象としたものとしては，厚生労働省令「保険医療機関及び保険医療養担当規則」があります**（図表6）**。

　　一般に，「**療養担当規則（療担則）**」と略して呼びます。

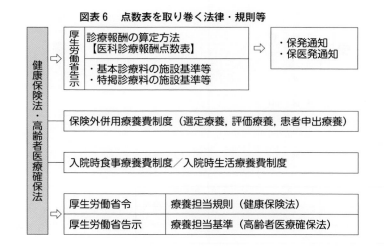

図表6　点数表を取り巻く法律・規則等

序章

C. 明細書の記載

1. 診療報酬明細書（レセプト）

外来（入院外）

ⒶⒷⒸⒹⒺ

診療報酬明細書
（医科入院外）　令和 6 年 6 月分　都道府県番号 13　医療機関コード 0119999

| | 1 医科 | ① 社・国　2 公費 | 3 後期 | ① 2　3 | 単独 2 併 3 併 | 2 本外 4 六外 6 家外 | 8 高外一 0 高外7 |

Ⓕ 保険者番号 0 6 1 3 1 5 6 9　給付割 10 7 9 8（ ）Ⓗ

Ⓖ 被保険者証・被保険者手帳等の記号・番号　1 2 5・3 7 4 （枝番）

Ⓘ 公費負担者番号① / 公費負担医療の受給者番号① / 公費負担者番号② / 公費負担医療の受給者番号②

Ⓙ 氏名　カンダ チヨコ　**神田千代子**
1 男 ②女　1 明 2 大 3 昭 ④平 26 . 7 . 14 生

Ⓛ 特記事項

Ⓚ 職務上の事由　1 職務上　2 下船後3月以内　3 通勤災害

Ⓜ 保険医療機関の所在地及び名称　東京都千代田区神田3-3-3　□ □ 診 療 所

Ⓞ 傷病名
(1) 気管支喘息（主）
(2) 周期性嘔吐症
(3)

診療開始日
(1) 令和5年 11 月 28 日
(2) 令和6年 6 月 13 日
(3) 　　月　　日

転帰 治ゆ 死亡 中止

Ⓝ （ 床）
Ⓡ 診療実日数 保険 3 日 / 公費① 日 / 公費② 日

⑪ 初 診	時間外・休日・深夜	回	点	公費分点数
⑫ 再診	再 診	75 × 3 回	225	
	外来管理加算	52 × 3 回	156	
	時 間 外	× 回		
	休 日	190 × 1 回	190	
	深 夜	× 回		
⑬ 医学管理			1,535	
⑭ 在宅	往 診	回		
	夜 間	回		
	深夜・緊急	回		
	在宅患者訪問診療	回		
	その他	回		
	薬 剤			
⑳ 投薬	㉑内服 薬剤	56 単位	140	
	㉑内服 調剤	11 × 2	22	
	㉒屯服 薬剤	単位		
	㉓外用 薬剤	単位		
	㉓外用 調剤	× 回		
	㉕処 方	× 2 回	84	
	㉖麻 毒	回		
	㉗調 基		14	
㉚注射	㉛皮下筋肉内	回		
	㉜静脈内	回		
	㉝その他	2 回	67	
㊵処置	薬 剤	回		
㊿手術麻酔	薬 剤	回		
⑥⓪検査病理	薬 剤	4 回	441	
⑦⓪画像診断	薬 剤	回		
⑧⓪その他	処 方 箋	回		
	薬 剤			

「点数」欄

摘要欄

⑬ ＊小児特定（初回令和6年6月13日）（1回目） 800× 1
　　　　　　　　　　　　　　　　（2回目） 500× 1
　＊薬1（4月目以降，初回令和3年11月）
　　(ニ)気管支喘息・テオフィリン製剤投与 235× 1
㉑ ＊テオドール顆粒20％1.25g
　　ザジテンドライシロップ0.1％1.2g 3× 28
　　＊ムコダインDS50％1.5g 2× 28
㉕ ＊処方料 42× 2
　　＊点滴注射 53× 1
㉝ ＊点滴ソリタ-T1輸液200mL　1袋 14× 1
　　＊B-AST，ALT，LAP 45× 1
⑥⓪ ＊尿一般 26× 2
　　緊検 16日19時5分 200× 1
　　＊判生Ⅰ 144× 1

療養の給付	請 求	点	※決 定	点	一部負担金額 円
保険	2,874				減額 割（円）免除・支払猶予 円
公費①		点	※	点	円
公費②		点	※	点	円

※高額療養費 円　※公費負担点数 点　※公費負担点数 点

診療報酬明細書（レセプト）　　　入院

診療報酬明細書
（医科入院）　　令和 6 年 6 月分

都道府県番号 27　医療機関コード 4107824

1 医科	① 社国 3 後期
2 公費	② ③

単独 2併 3併 / 1 2 3　本入 六入 家入 / 1 3 5　7 高入一 9 高入7

保険者番号　0 6 2 7 2 8 3 5　給付割合 10 9 8 7 ( )

被保険者証・被保険者手帳等の記号・番号　2 0・3 2 6（枝番）

公費負担者番号①
公費負担医療の受給者番号①
公費負担者番号②
公費負担医療の受給者番号②

区分　精神　結核　療養　　特記事項

氏名　ヤマ モト　ユウ コ　山 本 祐 子　1男 ②女　1明 2大 ③昭 4平　47. 8. 10 生

職務上の事由　1 職務上　2 下船後3月以内　3 通勤災害

保険医療機関の所在地及び名称　大阪府大阪市北区鶴野3-5　○ ○ 病 院

傷病名
(1) 左特発性気胸
(2)
(3)

診療開始日
(1) 令和6年　6 月　28 日
(2) 　年　　月　　日
(3) 　年　　月　　日

転帰　治ゆ　死亡　中止

診療実日数　保険 3 日　公費① 日　公費② 日

⑪ 初　診	時間外・休日・深夜	1 回 291 点	公費分点数
⑬ 医学管理			
⑭ 在　宅			

⑳ 投薬
㉑ 内　服	3 単位	48
㉒ 屯　服	単位	
㉓ 外　用	1 単位	3
㉔ 調　剤	2 日	14
㉖ 麻　毒	日	
㉗ 調　基		42

㉚ 注射
㉛ 皮下筋肉内	回	
㉜ 静脈内	回	
㉝ その他	4 回	379

| ㊵ 処置 | 4 回 | 1,123 |
| 　　薬　剤 | | 114 |

| ㊿ 手術麻酔 | 回 | |
| 　　薬　剤 | | |

| ⑥⓪ 検査病理 | 9 回 | 843 |
| 　　薬　剤 | | |

| ⑦⓪ 画像診断 | 4 回 | 712 |
| 　　薬　剤 | | |

| ⑧⓪ その他 | | |
| 　　薬　剤 | | |

入院年月日　令和 6 年 6 月 28 日

⑨⓪ 入院	㊶ 診 ㊾ 入院基本料・加算		点
	急一般6	2,069 × 1 日間	2,069
	環境	1,894 × 2 日間	3,788
	録管3	× 日間	
	デ提1	× 日間	
		× 日間	
	㊽ 特定入院料・その他		

* ケフラールカプセル250mg　3C　16×3 （㉑）
* ボルタレンサポ50mg　1個　3×1 （㉓）
* 点滴注射　102×2 （㉝）
* ブドウ糖注射液5%500mL　1瓶
　ソリタ-T3号輸液500mL　1袋
　セファメジンα注射用2g　1瓶　104×1
* ソリタ-T3号輸液500mL　1袋
　セファメジンα注射用2g　1瓶　71×1
* 持続的胸腔ドレナージ（開始日）　825×1 （㊵）
* アトロピン硫酸塩注射液0.05%　1mL　1A
　ソセゴン注射液30mg　1A
　キシロカイン注射液2%（10mLバイアル）7mL 38×3
* トロッカーカテーテル1本
　（套管針カテーテル・シングルルーメン
　標準型1,980円）　198×1
* ドレーン法(持続的吸引によるもの)　50×2
* ECG12　130×1 （㊿⓪）
* U-検　26×3
* B-末梢血液一般　21×1
* B-AST, ALT, LD, CK
　TP, BIL／総, Alb
　ナトリウム及びクロール, カリウム,
　カルシウム（10項目）初回　123×1
* B-CRP　16×1
* B-出血, PT, APTT　62×1
* 判血 判生I 判免　413×1
* 胸部単純（アナログ）大角　2枚　241×1 （⑦⓪）
* 腹部単純（アナログ）大角　1枚　157×1
* 胸部単純（アナログ）大角　1枚　157×2
* 急性期一般入院料6(14日以内)　2,069×1 （⑨⓪）
　環境,録管3,デ提1,2級地域加算
* 急性期一般入院料6(14日以内)　1,894×2
　環境,2級地域加算

※高額療養費　　　円　　※公費負担点数　　　点
　　　　　　　　　　　　　※公費負担点数　　　点

㊾ 食事・生活	基準I	670 円× 7 回	
	特別	円× 回	基準(生) 円× 回
	食堂	円× 日	特別(生) 円× 回
	環境	円× 日	減・免・猶・I・II・3月超

療養の給付
保険	請求 9,426 点	※決定 点	負担金額 円		
			減額 割(円)免除・支払猶予		
公費①	点	※ 点	円		
公費②	点	※ 点	円		

食事・生活療養
保険 7 回	請求 4,690 円	※決定 円	(標準負担額) 3,430 円
公費① 回	円	※ 円	円
公費② 回	円	※ 円	円

序章

２．レセプトの上書き部分の記入　（入院外の場合）

（『**早見表**』p.1608,「診療報酬請求書・明細書の記載要領」参照）

　診療報酬明細書（レセプト）の⑪初診料から始まる点数部分以前の，患者氏名や保険者番号，病名等を記載する部分を上書きといい，まずこの上書きを正確に書き込むことが重要です。

Ⓐ：診療年，月を記載する。

Ⓑ：都道府県番号２桁に続きそれぞれの医療機関について定められたコード番号７桁を記載する。

Ⓒ：患者の保険の種類によりどれか一つ該当する番号を選び，○で囲む。
　　1　社・国　　被用者保険（健康保険，共済組合など），又は国民健康保険
　　2　公費　　　公費負担医療単独の場合
　　3　後期　　　後期高齢者医療

Ⓓ：患者の保険の種類によりどれか一つ該当する番号を選び，○で囲む。
　　1　単独　　単独の場合
　　2　2併　　1種類の公費負担医療と保険の併用
　　3　3併　　2種類以上の公費負担医療と保険の併用

Ⓔ：患者によりどれか一つ該当する番号を選び，○で囲む。
　　2　本外　　（入院レセプト：「1　本入」）患者が被保険者本人の場合
　　4　六外　　（同：「3　六入」）患者が未就学者（6歳に達する日以後最初の3月31日以前）
　　6　家外　　（同：「5　家入」）患者が被扶養者（家族）の場合
　　8　高外一　（同：「7　高入一」）患者が一般・低所得の高齢者（70歳以上）および後期高齢者
　　0　高外7　（同：「9　高入7」）患者が現役並み所得の高齢者（70歳以上）および後期高齢者

> 入院レセプトの場合
> 　　1　本入　　7　高入一
> 　　3　六入
> 　　5　家入　　9　高入7

備考　後期高齢者医療の1割負担と2割負担の判別は，「特記事項」欄の所得区分により行うため，特段の記載は必要ない。

Ⓕ：患者の保険者番号を記載する。被用者保険は8桁，国民健康保険は6桁。右詰めで記載。

Ⓖ：患者の被保険者証，被保険者手帳等の記号および番号を記載する。記号と番号の間のスペース，・（中黒），－（ハイフン）等もそのまま記載する。

Ⓗ：給付割合は，他県分の国民健康保険の場合のみ必ず該当する割合を○で囲む。

Ⓘ：公費負担医療の公費負担者番号，受給者番号を記載する。

Ⓙ：患者氏名，性別，生年月日を記載する。電子レセプトによる請求を行う場合はカタカナによる姓名を付記することが望ましいとされます。

Ⓚ：職務上の事由は船員保険，船員組合員のみ該当するものを○で囲む。

Ⓛ：該当する特記事項がある場合のみ示された略号を記載する（『**早見表**』p.1614⒀「『特記事項』欄について」参照）。

Ⓜ：地方厚生（支）局長に届け出た所在地，名称を記載する。印刷，ゴム印も認められる。

Ⓝ：特定疾患療養管理料を算定する場合は，許可病床数200床未満の病院の場合，許可病床数を記載する。また，外来診療料を算定する場合は，一般病床の数を記載する。

Ⓞ：傷病名を記載する。傷病名が4つ以上ある時は傷病名欄の余白，または摘要欄に順次番号を書き，記載していく。主病名と副傷病名が区別できるようにする。

Ⓟ：傷病名の順にそれぞれ当該保険医療機関で保険診療を開始した日を書いていく。

Ⓠ：転帰欄には治ゆ，死亡または中止の時はそれぞれ字句を○で囲み，2以上の傷病の場合は傷病名の番号を下に記す。

Ⓡ：診療実日数欄の保険欄には医療保険による診療が行われた日数を記載する。公費欄にはそれぞれの公費による診療が行われた日数を記載する。診療日数は実際に診療が行われた日数（同一日に診療が2回行われた場合でも1日と数える）を勘定する。

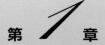

第 1 章

基本診療料（初・再診料）

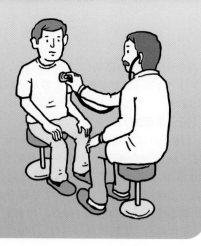

p.00/p.00は，"本書ページ数／「診療点数早見表」2024年度版ページ数" です。

　基本診療料は初診料・再診料や入院料をいい，患者を診療する場合の基本的な料金です。基本診療料には医師の基本的な医学管理に係る費用や看護の費用，また点数表に掲げられていない簡単な診療行為の費用が含まれています。

　なお，本書では，基本診療料の「入院料」は，第15章に掲載しています。

A．初診料（A000）

1．初診とは

　「初診料」とは，病気や怪我，身体の不調を訴えた患者を，医療機関で初めて医師が診察した場合の基本診療料です。

　外来での診察は，まず問診といって，患者に主訴（どのような症状があるのか），既往歴（これまでにかかった病気），家族のかかった病気などを詳しく聞きます。それから，患者に視診・触診・聴診・打診を丁寧に行い，必要に応じて検査や画像診断等を行い，診断を下します。診察の結果，疾病が見つからなくても，初診料は算定できます。

　疾病が複数見つかっても，初診料は1回分の算定です。初診料の点数は，病院でも診療所でも，また病院の規模にかかわらず同じ点数です。

　また，健康診断の結果，何らかの疾病が見つかり，同じ医療機関で治療を行う場合は，初診料は算定できません。最初の診察・診断は済んでいるものとし，再診料または外来診療料を算定します。

〔レセプト初診料欄・記載例〕

⑪初　診	時間外·休日·深夜	1回	376点

> 初診が時間外に行われ，初診料（291点）と時間外加算（85点）を算定。→初診の回数と合計点数（291点＋85点）を記載

2．初診料の費用の構成

　初診料は，初診料（291点）と時間外加算，乳幼児加算等の「注6」～「注16」の加算を合算した点数により算定します。届出医療機関において情報通信機器を用いて初診を行った場合は，低減点数（253点等）を算定します。

　備考　情報通信機器を用いた診療は「リアルタイムの視覚および聴覚の情報を含む情報通信手段を用いた診療」をいい，「オンライン診療の指針」（『早見表』**p.58**）を遵守します。

同一日に他の傷病について，新たに別の診療科を初診として受診した場合は，複数科初診料（「注5」）**（後述「算定ポイント」の３. 参照）**として，146点（情報通信機器を用いた初診は127点）を算定します。

〔紹介率低減〕

「注2」は特定機能病院，一般病床が200床以上の地域医療支援病院や紹介受診重点医療機関であって，紹介割合が50％未満かつ逆紹介割合30‰未満の医療機関に，「注3」は，その他の許可病床が400床以上の病院であって，紹介割合が40％未満かつ逆紹介割合が20‰未満の医療機関に，他の病院，診療所等からの文書による紹介がなく受診する患者については，（291点でなく）216点（情報通信機器を用いた初診は188点）の算定となります。

その場合，複数科初診料は（146点でなく）108点（情報通信機器を用いた初診は94点）となります。

　備考　紹介割合（％）とは，初診の患者数に占める紹介患者数と救急患者数を合わせた数の割合をいいます。

　　　　逆紹介割合（‰）とは，初診患者数に占める，当該医療機関から他の医療機関へ紹介した患者数の割合をいいます。なお，逆紹介割合は「‰」（パーミル／千分率）で示されるので注意が必要です。

　　　　特定機能病院等や400床以上の大病院では，他の医療機関では対応できない紹介患者を多く診療し，逆紹介割合を高め機能分化を進めることを目的として，紹介割合低減が設定されました。

　備考　紹介受診重点医療機関：紹介患者へ医療資源を重点的に活用する外来を基本とする医療機関であり，医療機関が都道府県に対して外来医療の実施状況等を報告し都道府県が公表した「外来機能報告対象病院等」をいいます。

〔未妥結減算〕

「注4」（特定妥結率初診料）は，許可病床が200床以上の病院で，医薬品の納入価格妥結率が5割以下の場合などに，初診料が216点（情報通信機器を用いた初診は188点）〔複数科初診料は108点（情報通信機器を用いた初診は94点）〕となります。

　備考　当該医療機関で購入した医薬品のうち，毎年9月現在「取引価格が決定した医薬品の数量」が5割以下の場合，あるいは取引価格の妥結率・単品単価契約率・一律値引き契約に係る状況報告をしていない病院に適用されます。「薬価基準」の改定に当たり，医療機関の実際の取引価格が調査されますが，取引価格未妥結が多い場合は，正確な価格調査に支障があるため，未妥結減算が設定されました。

3. 加算点数　（図表1-1）

1. 乳幼児加算（A000「注6」）

初診時の年齢が6歳未満の場合は乳幼児加算として75点を算定します。

> **Check** 🖝
> 6歳未満とは6歳の誕生日の前日までをいいます（6歳を含みません）。

2. 時間外等加算（A000「注7」）

医療機関が表示する診療時間以外の時間に診療を行った場合，その時間により，時間外加算（85点），休日加算（250点），深夜加算（480点）（午後10時から午前6時まで）のいずれかの加算が算定できます（**図表1-1**）。6歳未満の乳幼児の場合は，時間外・休日・深夜加算として，それぞれ**200点・365点・695点**を算定します。

「時間外」とは，医療機関の診療表示時間外であって，その標準は概ね午前8時前と午後6時以降（土曜日は正午以降）となります（午前中や午後6時以降を診療時間とする医療機関等では，その診療表示時間以外の時間をもって「時間外」として取り扱います）。

「休日」とは，日曜，祝日，振替え休日および年末年始（12月29日，30日，31日，1月2日，3日）と定められていて，それ以外の日は休日加算は算定できません。

「深夜」とは，午後10時から午前6時までとされます。

　備考　(1)　土曜日を休診としている医療機関で土曜日に急患を診療したとしても休日加算は算定できず，時間外加算となります（深夜時間は深夜加算）。

　　　　(2)　時間外加算は，医療機関の「診療表示時間」外であっても，診療応需態勢にある場合は加算できません。

設定例 標榜診療時間：8:00〜19:00（土曜日は8:00〜15:00まで）　休診日：木曜日・日曜日・祝日

〈一般の場合〉

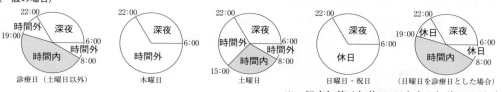

※　深夜加算は午後10:00を含み午前6:00を含みません。

図表1-1　時間外等加算の対象となる時間帯

加算項目／時間帯	診療表示時間外		診療表示時間内	
	時間外加算（注7）	時間外特例加算（注7のただし書き）	小児特例加算（注8）	夜間・早朝等加算（注9）
概ね am 8：00以前 pm 6：00以降 （土）am 8：00以前 正午以降	左記時間にかかわらず，診療表示時間外。 ・（　）内は6歳未満 初診：85（200）点 再診：65（135）点	時間外特例医療機関に限る* ・（　）内は6歳未満 初診：230（345）点 再診：180（250）点	6歳未満 初診：200点 再診：135点	施設基準を満たす診療所に限る（注7のただし書きまたは注8を加算する場合を除く） 初診，再診共：50点
休日，深夜	休日加算，深夜加算	休日加算，深夜加算	休日加算，深夜加算	

3．時間外特例加算（A000「注7」）

　A000「注7」のただし書きの**“時間外特例加算”**は，①地域医療支援病院，②（認定）救急病院（診療所），③病院群輪番制病院（診療所）または共同利用型病院が対象となり，通知に定める時間帯（『早見表』p.39 時間外加算の特例「イ」）に受診した場合に加算できます（③は当番日のみ）。

　時間外特例加算は，他の医療機関が診療を行わない時間帯に，診療応需体制にある医療機関を評価したものです。対象となる時間帯は，平日は概ね午前8時前，午後6時以降（深夜加算の時間帯を除く）となりますが，土曜日は正午以降が対象となります。

4．小児科標榜医療機関での小児特例加算（A000「注8」）

　小児科標榜医療機関での夜間，休日，深夜の6歳未満の乳幼児の受診については，診療表示時間内であっても，時間外・休日・深夜加算と同様の点数を算定できます。なお，小児科以外の診療科においても加算できます。

図表1-2　初診料一覧

	時間内	時間外	休日	深夜	時間外特例
一般	291点	(291+85) 376点	(291+250) 541点	(291+480) 771点	(291+230) 521点
6歳未満	(291+75) 366点	(291+200) 491点	(291+365) 656点	(291+695) 986点	(291+345) 636点

小児科標榜医療機関の小児特例加算：時間外・休日・深夜加算と同じ点数	診療所の夜間・早朝等加算（届出要）：50点
	機能強化加算（届出要）：80点

複数科初診料：同一日に他の傷病で新たに別の診療科を初診で受診した場合　2つ目の診療科に限り　146点

外来感染対策向上加算（月1回6点）〔発熱患者等対応加算（月1回20点）〕・連携強化加算（月1回3点）・サーベイランス強化加算（月1回1点）・抗菌薬適正使用体制加算（月1回5点）（以上，届出要）

医療情報取得加算「1」（月1回3点）・「2」（月1回1点）（届出要）

医療DX推進体制整備加算（月1回8点）（届出要）

5．夜間・早朝等加算（A000「注9」）

　夜間・早朝等加算は，施設基準を満たす診療所（届出は不要）において夜間・早朝等を「診療時間」として初診を行った場合に加算ができます。すなわち，夜間・早朝等〔午後6時以降（土曜日は正午以降）午前8時までの間もしくは深夜，休日〕を「診療表示時間」として初診を行った場合に50点を加算します。

　備考　「注8」の小児特例加算を算定する場合や，「注7」のただし書きの時間外特例加算を算定する場合を除きます。

6．機能強化加算（A000「注10」）

　届出医療機関において初診を行った場合に80点を加算します。かかりつけ医機能を有する診療所・200床未満の病院が対象となります。

7．外来感染防止対策に関する加算

　1）外来感染対策向上加算（A000「注11」）（月1回6点）：診療所における，外来診療時の感染防止対策に係る体制を評価するものです（届出）。ただし，発熱等がある感染症の疑い患者に対して感染防止対策を講じて初診を行った場合は，さらに**発熱患者等対応加算**として，月1回20点を加算できます（届出）。

　2）連携強化加算（A000「注12」）（月1回3点）：感染症対策に関する（A234-2感染対策向上加算を算定する）他医療機関との連携体制を有する診療所において，上記の外来感染対策向上加算に加算します（届出）。

　3）サーベイランス強化加算（A000「注13」）（月1回1点）：感染防止対策に資する情報提供体制を有する診療所で，上記の外来感染対策向上加算に加算します（届出）。

　4）抗菌薬適正使用体制加算（「注14」）（月1回5点）：外来感染対策向上加算を算定する診療所で，抗菌薬使用状況をモニタリングするサーベイランスに参加等の施設基準を満たす場合に算定できます（届出）。

8．医療情報取得加算（「注15」）

　電子資格確認等を行う体制を有する医療機関において，診療情報取得等をオンライン資格確認によらない場合は**医療情報取得加算1**（月1回3点）を，オンライン資格確認による場合，または他医療機関から情報提供を受けた場合は**医療情報取得加算2**（月1回1点）を算定します。

9．医療DX推進体制整備加算（「注16」）

　電子処方箋や電子カルテ情報共有サービス等の医療DX推進に係る体制を有している医療機関において，月1回に限り8点を算定できます（届出）。

算定ポイント【初診料】

　1．同時に2以上の傷病について初診を行った場合は，初診料は1回として算定します（A000初診料の「注5」）。ただし，同一日に他の傷病について新たに別の診療科を初診で受診した場合は，2つ目の診療科に限定して146点が算定できます。しかしその場合，乳幼児，時間外等の加算はできません。

　2．1傷病の診療継続中に他の傷病の初診を行った場合は，初診料は併せて1回とし，第1回の初診のときに算定します（2回目以降の初診は再診料を算定）。

　3．**複数の診療科を受診した場合**

　　　A科で診療継続中に，B科で別の傷病で初診を行った場合は，

　　⑴　A科受診と異なる日であれば，B科では再診料を算定します。

　　⑵　A科受診と同一日であればB科では初診料146点を算定〔「複数科初診料」（複初）という〕。

　4．診療を中止し，1月以上経過後もしくは転医後に，ふたたび同一の医療機関に受診した場合は，次のように取り扱います。

　　⑴　慢性疾患など明らかに同一の疾病または負傷である場合は，初診として取り扱いません。

　　⑵　治癒とみられる場合に限り，初診として算定します。

　5．**自費から保険に切り替った場合**，切り替った際には初診はないため，初診料は算定できません。

　注　明細書の診療開始日は，その変更のあった日を記載し，摘要欄にその旨を記載します。

6．次の場合は，初診料を算定できます。

　(1)　異常を訴え，診察をしたが，疾病なし

　(2)　健康診断の結果，治療の必要があり別の保険医療機関を受診した場合

7．保険給付対象外の事由で外来診療中に，保険給付の対象となる傷病につき初診を行った場合は，初診料は算定できません。

8．初診料は，（情報通信機器を用いて初診を行う場合を除き）患者を直接診察した場合に限り算定します。したがって，電話による場合や家族相談については初診料を算定できません。

　備考　「初診」とは，問診，聴診・打診・視診・触診等による身体的所見をとる診察を含むものです〔第10章検査の**図表10-1**（診断と検査の手順）参照〕。

Check☞

〈紹介状なし受診等の定額負担／初診・再診の点数控除（2022.10〜）〉

　特定機能病院，一般病床200床以上の地域医療支援病院や紹介受診重点医療機関については，（紹介状なしの場合における）初診料算定時は7,000円以上，（逆紹介を行ったにもかかわらず当該病院を受診した場合における）再診料算定時は3,000円以上を，初・再診料と別に徴収することが義務付けられます。

　その場合は，初診料の所定点数から200点を控除，再診料（外来診療料）の所定点数から50点を控除して保険請求を行います〔第17章のB（保険外併用療養費制度）参照（「早見表」p.1562「18」，p.1565「20」）〕。

ヒント💡 ≪初診料か再診料か≫

　患者さんが医療機関の外来に受診した場合は，初診料か再診料を請求しますが，この場合，初診料になるか，再診料になるかは，当医療機関にこれまでに受診したことがあり，現在「診療継続中」かどうかが決め手になります。

　たとえば，内科で高血圧で診療継続中であれば，内科で診療を行った日と別日に骨折で整形外科で初診しても，新たに初診料は算定できず，再診料を算定します（なお，同一日に内科と整形外科を両方受診していれば，整形外科は「複初」として146点を算定します）。

　内科で高血圧の診療を中止していれば，整形外科では初診料（291点）を算定できます。

Check☞

　健康診断で疾病が発見された患者が，疾患を発見した保険医の属する保険医療機関において治療を開始した場合は，初診料を算定できません。

＜算定例＞

次の場合の初診料をレセプトに記入してみましょう。

例1． 18歳女性　1月2日（木）p.m.11:00　50床の病院に初診で来院（診療時間外）

⑪	初診	時間外・休日・深夜	1回	771点		
⑫ 再診	再　　　診	×	回			
	外来管理加算	×	回			
	時　間　外	×	回			
	休　　　日	×	回			
	深　　　夜	×	回			

　1月2日は休日ですが，p.m.11:00で深夜になります。時間外等加算は，重複算定できません。加算点数の高い（深夜＞休日＞時間外）順に算定します。よって，291点＋（深夜加算）480点を算定します。

例2. 50歳男性　4月6日（月）　100床の病院（内科, 外科, 小児科, 皮膚科, 整形外科）に初診で来院（時間内）。内科で初診の後, 同日に外科でも別の傷病で初診を受けた場合

⑪	初診	時間外・休日・深夜	2回	437点		⑪	[複初] 外科		146×1

⑫					
	再　　　　診		×		回
	外来管理加算		×		回
再診	時　間　外		×		回
	休　　　　日		×		回
	深　　　　夜		×		回

　2つ目の診療科の同日の初診は摘要欄に[複初]と表示し, 当該診療科名および点数を記載することになっています。よって, 1つ目の診療科の初診料291点＋2つ目の診療科の初診料[複初]146点を算定します。

B. 再診料（A001）

1. 再診とは

　初診後に継続治療中の2回目以降の診察を再診といい, 診療所と一般病床数200床未満の病院の診察料を「再診料」といいます。一般病床数200床以上の病院の再診は外来診療料を算定します〔後述〕。

　あくまで医師が診察を行った場合の診察料ですから, 検査の結果のみを聞きに来た場合（診察をしていない場合）等では算定できません。

　患者や看護に当たっている家族等から電話で治療上の相談があり, 医師が電話等で指示をした場合は, 電話再診として再診料が算定できます（外来診療料では不可）。また, 再診時の治療で処置や手術, 麻酔, 生体検査の一部等, 特定の診療を行わなかった場合（例えば投薬や簡単な検査のみ等）は, 外来管理加算という加算点数が算定できます。

〔レセプト再診料欄・記載例〕

⑫					
	再　　　　診	75×	2 回	150
	外来管理加算	52×	2 回	104
再診	時　間　外	65×	1 回	65
	休　　　　日	×	回	
	深　　　　夜	×	回	

再診を2回, そのうち1回は時間外に行われた。2回とも診察と投薬のみだったので, 外来管理加算を算定。→それぞれに点数×回数と合計点数を記載

2. 再診料の費用の構成

　再診料は, 再診料（75点）と「注4」〜「注8」,「注10」〜「注20」の加算を合算した点数により算定します。

　情報通信機器を用いて再診を行った場合も, 再診料は所定点数（75点）で算定します。

　乳幼児加算, 時間外等加算, 小児特例加算, 夜間・早朝等加算は初診料と同様ですが, 加算点数が違うので注意します（図表1-3）。

　なお, 複数科再診料（「注3」）（後述「算定ポイント」の1. 参照）については, 38点を算定します。

〔未妥結減算〕

　「注2」（特定妥結率再診料）は, 初診料の「注4」と同様の扱いで, 妥結率が低い病院は, 再診料が55点（複数科再診料は28点）となります。

3. 加算点数

1. 外来管理加算（A001「注8」）

　再診時に医師が実際に直接診察を行った場合であって, 次の①〜⑧の診療を行わなかった場合に算定できます（電話再診では算定不可）。簡単な症状の確認等を行ったのみで継続処方を行った場合にあっては, 算定できません。

　①慢性疼痛疾患管理, ②処置, ③手術, ④麻酔,

　⑤厚生労働大臣が定める検査−〈超音波（エコー）検査等〉〈脳波検査等〉

〈神経・筋検査〉〈耳鼻咽喉科学的検査〉
〈眼科学的検査〉〈負荷試験等〉
〈ラジオアイソトープを用いた諸検査〉
〈内視鏡検査〉

⑥リハビリテーション，⑦精神科専門療法，⑧放射線治療

注　処置料を算定できない処置〔浣腸，吸入，導尿（尿道拡張を要しないもの）等〕を行った場合は外来管理加算が算定できます。

初・再診

〈小児特例加算，妊婦特例加算の場合〉

設定例　標榜診療時間：8:00〜19:00（土曜日は8:00〜15:00まで）　休診日：木曜日・日曜日・祝日

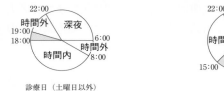
診療日（土曜日以外）

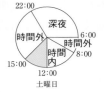
土曜日

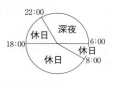
（日曜日を診療日とした場合）

※色アミ部分は診療時間内で，小児特例加算を算定可

図表1-3　再診料一覧

		一般	6歳未満
再　診　料		75点	113点（75＋38）
いずれか	時間外加算	65点	135点 ⎫
	休日加算	190点	260点 ⎬ 75点に加算
	深夜加算	420点	590点 ⎭
※時間外特例加算　180点〔6歳未満250点（75点に加算）〕			
・小児特例加算：時間外・休日・深夜加算と同じ点数 ・診療所の夜間・早朝等加算（施設基準適合）：50点			
外来管理加算	52点	○算定できない診療項目に注意 ☎電話再診の場合は算定不可	
診療所のみ加算	時間外対応加算（届出要）	「1」5点，「2」4点，「3」3点，「4」1点	
	明細書発行体制等加算（施設基準適合）	1点	
	地域包括診療加算（届出要）	「1」28点，「2」21点	
	認知症地域包括診療加算	「1」31点，「2」31点	
	薬剤適正使用連携加算（退院月の翌月までに1回に限り）	30点	
複数科再診料：再診料を算定した同一日に，他の傷病で別の診療科を再診で受診した場合，2つ目の診療科に限り　38点			
外来感染対策向上加算（月1回6点）〔発熱患者等対応加算（月1回20点）〕・連携強化加算（月1回3点）・サーベイランス強化加算（月1回1点）・抗菌薬適正使用体制加算（月1回5点）（以上，届出要）			
医療情報取得加算3（3月に1回2点），医療情報取得加算4（3月に1回1点）			
看護師等遠隔診療補助加算（50点）（届出要）			

2．時間外等加算（A001「注5」）

初診料と同様です。**時間外特例加算**（「注5」のただし書き），**小児科標榜医療機関での夜間，休日の6歳未満の乳幼児加算**（「注6」），**夜間・早朝等加算**（「注7」）についても初診料と同様です。

3．時間外対応加算（A001「注10」）

診療所において「患者からの休日・夜間等の問い合わせや受診に対応できる体制」がある場合に，すべての患者について算定できます（届出要）。

4．明細書発行体制等加算（A001「注11」）

電子レセプト請求を行っている診療所において，診療報酬の詳細な明細書を無料で患者に交付する体

制がある場合に，すべての患者について加算できます（届出は不要だが，施設基準を満たす必要あり）。

5．地域包括診療加算（A001「注12」）

診療所において，脂質異常症，高血圧症，糖尿病，慢性心不全，慢性腎臓病（慢性維持透析を行っていない），認知症のうち2以上の疾患を有する患者に対して指導および診療を行った場合に対象となります（届出要）（電話再診時は算定不可）。

6．認知症地域包括診療加算（A001「注13」）

診療所において，認知症の患者（他に1以上の疾患有）に指導および診療を行った場合に対象となります（電話再診時は算定不可）。

7．薬剤適正使用連携加算（A001「注14」）

地域包括診療加算や認知症地域包括診療加算を算定する医療機関で，他医療機関に入院または老人保健施設に入所した患者について，当該機関・施設と連携して当該機関・施設における処方薬剤数の減少を図った場合に対象となります。

8．感染防止対策に関する加算

（A001「注15」）外来感染対策向上加算（月1回6点），（「注15」のただし書）発熱患者等対応加算（月1回20点），（「注16」）連携強化加算（月1回3点），（「注17」）サーベイランス強化加算（月1回1点），（「注18」）抗菌薬適正使用体制加算（月1回5点）については，初診料における取扱いと同様です。

上記の加算は，初診料，医学管理等「通則3」，在宅医療「通則5」，I012においても規定されていますが，同一月に併算定はできません。

9．医療情報取得加算（A001「注19」）

初診料における取扱いと同様ですが，電子資格確認等を行う体制を有する医療機関において，診療情報取得等をオンライン資格確認によらない場合は**医療情報取得加算3**（3月に1回2点）を算定します。オンライン資格確認による場合，または他医療機関から情報提供を受けた場合は**医療情報取得加算4**（3月に1回1点）を算定します。

10．看護師等遠隔診療補助加算（A001「注20」）

へき地診療所やへき地医療拠点病院の医師が，看護師等といる患者に対して情報通信機器を用いて診療を行った場合に，前回の対面診療から3月以内に行った場合に限り50点を加算できます（届出）。

4．入院中の患者に対して初診・再診を行った場合

1．（入院中の同一医療機関内の他科受診）初診料・再診料は，入院料に含まれ，別に算定できません（この場合，入院明細書に他科診療分を含めて請求します）。

2．保険対象外の理由（人間ドック，労災など）で入院中に保険診療を行った場合，別に保険の初診料・再診料の算定は認められません（この場合の明細書は入院用を使用します）〔『早見表』p.32(4), (5)〕。

3．外来診察後に入院となったとき，初診の場合は，初診料を入院明細書で算定できます。再診の場合は，再診料（外来診療料含む）は算定できませんが，再診料に係る時間外等加算，小児特例加算（A001「注5」，「注6」，A002「注8」，「注9」）のみ算定できます。

算定ポイント【再診料】

1．同時に2以上の傷病について再診を行った場合は，再診料は1回として算定します。ただし，再診料を算定した同一日に他の傷病について別の診療科を再診で受診した場合は，2つ目の診療科に限り**「複数科再診料」**として38点が算定できます。その場合，乳幼児加算，時間外加算，外来管理加算，時間外対応加算，明細書発行体制加算等の加算は算定できません（「注3」）。

2．同一日に2回以上の再診を行った場合（一度受診して帰宅した後に，再び症状を訴えて受診したような場合。**「同日再診」**といいます）は，おのおのの再診料を算定できます。ただし，最初の再診に付随する一連の診療行為とみなされる場合は，再診料は算定できません。

すなわち，診察の後で，検査，画像診断等のみで，医師の診察を受けない場合は再診料を算定できません。

3．患者または看護に当たっている者から，電話などにより治療上の意見を求められ指示を与えた場合

（**電話再診**）は，再診料を算定できます。ただし，初診または再診に付随する一連の診療行為とみられる場合は算定できません。また，定期的な医学管理〔第2章（医学管理等）等〕を前提としている場合は算定できず，医学管理等とは併算定できません。

4．健保と労災の給付を同一日に受けた場合の再診料は，主たる疾病に係るものとして算定します。

5．外来栄養食事指導料，在宅患者訪問看護・指導料等を算定した日に医師の診療が行われない場合は，再診料の算定はできません（また明細書の実日数として数えません）。

＜算定例＞

次の場合の再診料をレセプトに記入してみましょう。

例1．25歳女性　6月4日（火）p.m. 9:30 診療所に再診で来院（診療時間外），投薬と注射を行った場合。

⑪	初診　時間外・休日・深夜		回		点			
⑫ 再 診	再　　　　診	75×	1回		75			
	外来管理加算	52×	1回		52			
	時　　間　　外	65×	1回		65			
	休　　　日	×	回					
	深　　　夜	×	回					

外来管理加算が算定できます。再診料は初診料と違い，時間外等加算は加算点数のみ記載します。

例2．3歳男児　6月10日（月）　午前中病院（30床）に再診で来院（時間内）（投薬のみ）。同日の p.m. 10:30 母親から電話があり，治療上の指示を与えた場合。

⑪	初診　時間外・休日・深夜		回		点	⑫	同日電話再診1回
⑫ 再 診	再　　　　診	×	2回		188		
	外来管理加算	52×	1回		52		
	時　　間　　外	×	回				
	休　　　日	×	回				
	深　　　夜	590×	1回		590		

1回目の再診は，（再診料）75点＋（乳幼児加算）38点＋（外来管理加算）52点を算定し，2回目の「同日電話再診」は，（再診料）75点＋（乳幼児深夜加算）590点を算定します。電話再診のときは時間外等加算，乳幼児加算は算定できますが，外来管理加算は算定できません。

同日再診は摘要欄に記載します。

C．外来診療料（A002）

初診後に継続治療中の2回目以降の診察を再診といいますが，一般病床数が200床以上の病院の診察料を「外来診療料」といいます。

外来診療料には一部の処置や検査の費用が含まれています。再診料と違い，外来管理加算や電話再診の点数の設定はありません。

外来診療料の費用の構成

外来診療料は，外来診療料（76点）と再診料の乳幼児加算，時間外加算等と同様の「注7」～「注11」の加算を合算した点数により算定します。

情報通信機器を用いて再診を行った場合は，75点で算定します。

なお，複数科外来診療料（「注5」）については，38点を算定します。

また外来診療料の所定点数には，特定の検査の費用や処置の費用が含まれる扱いです。

〔紹介率低減，未妥結減算〕

「注2」，「注3」（紹介率低減），「注4」（未妥結減算）（初診料の「注2」，「注3」，「注4」と同様）が適用される病院の外来診療料は56点（「注5」の複数科外来診療料は28点）となります。

紹介率低減の病院における外来診療料（「注2」「注3」）

紹介率や逆紹介率が一定以下の特定機能病院，地域医療支援病院，紹介受診重点医療機関や許可病床数400床以上の病院で，他の一般病床数200床未満の病院または診療所に対して文書による紹介を行う旨を申し出たにもかかわらず，当病院を受診する再診患者（緊急その他やむを得ない事情がある場合を除く）について，56点（複数科外来受診料は28点）の低減点数が適用されます。

備考 この場合は保険外併用療養「選定療養」の「一般病床数200床以上の病院において受けた再診（紹介を行う旨申し出た場合）」により，患者から特別の料金（実費）を徴収することが認められます（**第17章 B．保険外併用療養費制度「1．『選定療養』の種類」**参照）。

算定ポイント【外来診療料】

1．特定の検査の費用（実施料），処置の費用（手技料）は所定点数に包括されていますが，外来迅速検査加算，検体検査判断料，採血料，処置に伴う薬剤料，特定保険医療材料料は別に算定できます。包括されている検査に係る時間外緊急院内検査実施加算，「注」加算は別に算定できません。

2．乳幼児加算，幼児加算，時間外加算，小児特例加算等は再診料と同様に算定できます。なお，外来診療料については，再診料と異なり，外来管理加算，時間外対応加算，明細書発行体制等加算，地域包括診療加算，認知症地域包括診療加算，薬剤適正使用連携加算，外来感染対策向上加算・連携強化加算・サーベイランス強化加算・抗菌薬適正使用体制加算は算定できません。

3．電話再診の場合は，外来診療料を算定できません。

その他の取扱いは再診料に準じます（明細書の書き方含む）。

図表1-4 外来診療科一覧

	時 間 内	時 間 外	休 日	深 夜	時間外特例
一　般	76点	(76＋65) 141点	(76＋190) 266点	(76＋420) 496点	(76＋180) 256点
6歳未満	(76＋38) 114点	(76＋135) 211点	(76＋260) 336点	(76＋590) 666点	(76＋250) 326点
小児特例加算：時間外・休日・深夜加算と同じ点数					
複数科外来診療料：外来診療料を算定した同一日に，他の傷病で別の診療科を再診で受診した場合， 　　　　　　　　　　 2つ目の診療科に限り　38点					
医療情報取得加算3（3月に1回2点），**医療情報取得加算4**（3月に1回1点）					
看護師等遠隔診療補助加算（50点）（届出要）					

《外来診療料に含まれて（包括されて）別に算定できないもの》

　　検査：尿検査（D000〜D002-2）のすべて

　　　　　糞便検査（D003）の〔「9」カルプロテクチン（糞便）を除く〕すべて

　　　　　血液形態・機能検査（D005）の中で（「9」のHbA1c，「12」「13」「14」「15」）を除くすべての検査

　　処置：創傷処置の100cm²未満（52点），100cm²以上500cm²未満（60点）の範囲のもの

　　　　　皮膚科軟膏処置の100cm²以上500cm²未満（55点）の範囲のもの

膀胱洗浄	間接喉頭鏡下喉頭処置	義眼処置
腟洗浄	ネブライザ	矯正固定
眼処置	超音波ネブライザ	変形機械矯正術
睫毛抜去	介達牽引	腰部又は胸部固定帯固定
耳処置	消炎鎮痛等処置	低出力レーザー照射
耳管処置	爪甲除去（麻酔を要しないもの）	肛門処置
鼻処置	穿刺排膿後薬液注入	
口腔，咽頭処置	後部尿道洗浄（ウルツマン）	

（※　練習問題は p.244掲載）

第 $\mathcal{2}$ 章

⑬ 医学管理等

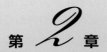
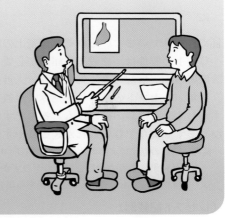

医学管理

p.00/p.00は，"本書ページ数／「診療点数早見表」2024年度版ページ数" です。

医学管理等の一覧

　「医学管理等」は，患者の療養上の計画的管理や医学的指導を行った場合に算定します。

　近年は生活習慣病等の慢性疾患が増加し，薬剤等による治療にのみ頼るのではなく，患者の生活習慣改善のための指導や医学的管理が重視されています。

　療養上の医学管理と一言でいっても様々な項目があります。特定の疾患（ウイルス疾患，悪性腫瘍，てんかん等）に対して行うものが多いです。医師が直接患者に指導を行う場合とコ・メディカル（看護師，薬剤師，管理栄養士等）が行う場合があります。そのほかに検査等が包括されている医学管理料もあります。また，患者が保険給付を受けるための医師の意見書や診断書の交付料も，この項

目に含まれています。それぞれ算定上の制限や重複算定不可の条件があり，確認が必要です。

　算定上の要件は，施設基準届出が必要なもの，特定の専門家の医師が行わなければならないもの，診療所のみ・病院のみ，外来のみ・入外共等，細かく分かれています。

　近年，レセプトの電算化が進み，点数算定も自動化が進んでいますが，医学管理料は自動算定がむずかしく，診療録の確認はもちろんですが，医療現場から情報を正しく伝達されていることが重要になります。実務で算定もれが起こりやすい診療項目といえます。

> **備考**　請求の際には実際の治療行為と結びつけにくいため，本来患者にとって有益な指導や管理を行っているにもかかわらず，患者の理解を得るのがむずかしい診療項目でもあります。患者の理解と承認が大切であり，医療スタッフとしても患者から問合せがある場合に備えて，各項目の算定要件の正しい理解が必要といえます。

〔レセプト記載例〕

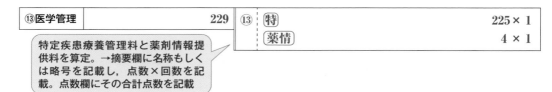

特定疾患療養管理料と薬剤情報提供料を算定。→摘要欄に名称もしくは略号を記載し，点数×回数を記載。点数欄にその合計点数を記載

| 通則 | **外来における感染防止対策に関する加算** |

　初・再診料を別に算定できない小児科外来診療料，外来リハビリテーション診療料等の医学管理料等を算定する場合，初・再診料における加算と同様の下記の加算が算定できます（併算定はできません。いずれか月1回のみの算定となります）。

1）外来感染対策向上加算（通則3）（月1回6点）：届出診療所における，外来診療時の感染防止対策に係る体制を評価するもの。ただし，発熱等がある感染症の疑い患者に対して感染防止対策を講じて特定の医学管理等を算定した場合は，さらに**発熱患者等対応加算**として，月1回に限り20点を加算できます（届出）。

2）連携強化加算（通則4）（月1回3点）：感染症対策に関する（A234-2感染対策向上加算を算定する）他医療機関との連携体制を有する届出診療所において，上記に加算します。

3）サーベイランス強化加算（通則5）（月1回1点）：感染防止対策に資する情報提供体制を有する届出診療所において，上記の外来感染対策向上加算に加算します。

4）抗菌薬適正使用体制加算（通則6）（月1回5点）：外来感染対策向上加算を算定する診療所で，抗菌薬使用状況をモニタリングするサーベイランスに参加等の施設基準を満たす場合に算定できます（届出）。

医学管理等の費用の構成

　医学管理等は，第1節医学管理料等，第3節特定保険医療材料料から構成されます。

　第1節医学管理料等は，B000からB015までの項目で構成されます。

算定ポイント【第1節医学管理料等】

1．外来でのみ算定する項目と，外来・入院ともに算定できる項目があるので留意します。

2．"1月につき1回算定"は，暦月につき（暦のうえで月が変わるごとに）1回算定の意味です。
　　したがって前回算定日から1カ月を経過していなくとも，月が変わり（算定の要件を満たす場合は）算定できます。
　　　例　2／12算定，2／25算定不可，3／5算定可
　　また，"週に1回算定"とある場合の「週」は，日曜日から土曜日を1週とします。

3．「医学管理等」等は同一月に併せて算定できない場合があります（『早見表』p.240「通則」，図表2-1）。

4．**特定疾患療養管理料**および特定疾患治療管理料のうち，**てんかん指導料，難病外来指導管理料，皮膚科特定疾患指導管理料，耳鼻咽喉科特定疾患指導管理料**等は，下記の(1)(2)の場合は算定できません。

(1)　初診料を算定した日および初診料を算定した日から1カ月以内

医学管理

(2)　入院中および退院の日から 1 カ月以内

　　すなわち，初診または退院から 1 カ月を経過した日以降に算定します。

　　たとえば， 2 ／20初診または退院の場合は， 3 ／20が 1 カ月を経過した日となります。

注　ただし，① 1 カ月を経過した日が休日である場合は，直前の休日でない日，② 1 カ月を経過した日が翌々月の 1 日となる場合は翌月の末日（翌月の末日が休日の場合は直前の休日でない日）に（要件を満たす場合は）算定できます。

例　 3 ／31初診（算定不可）， 4 ／15再診（算定不可）， 4 ／30再診（算定可）， 5 ／15再診（算定可）

　注 1 ） 3 ／31から 1 カ月を経過した日は 5 月 1 日となるため， 4 月の末日に算定できます。

　　2 ） 5 ／15は 5 月の 1 回目の受診日であり，（前回算定日より 1 カ月を経過していなくても）算定できます。

5 ．**小児科療養指導料，小児悪性腫瘍患者指導管理料**は下記(1)(2)の場合は算定できません。

(1)　初診料を算定した日および初診料を算定した日の同月内

(2)　入院中および退院の日から 1 カ月以内

　＊生活習慣病管理料（Ⅰ）（Ⅱ）は，初診料算定日の属する月は算定不可

6 ．**対象疾患が「主病」である場合に限り算定できるもの**

　　特定疾患療養管理料，小児科療養指導料，難病外来指導管理料，慢性疼痛疾患管理料，小児悪性腫瘍患者指導管理料，生活習慣病管理料（Ⅰ）（Ⅱ）等

7 ．特定疾患療養管理料または特定疾患治療管理料を算定する場合は，いずれも診療録に「指導内容の要点」などを記載しなければなりません。

8 ．情報通信機器を用いて下記の医学管理を行った場合は，別に点数が定められています。

　　B000，B001「 1 」「 4 」「 5 」「 6 」「 7 」「 8 」「 9 」「18」「22」「23」「25」「27」「31」「37」，B001- 2 - 3 ，B001- 3 - 2 ，B001- 3 - 3 ，B001- 9 ，B005- 6 ，B005- 6 - 4 ，B005- 8 ，B008- 2 等（届出要）

図表 2 - 1 「医学管理等」の同一月併算定の可否（主なもの）

医学管理等の分類	診　療　項　目	算定上の留意点
A　特定の疾患を対象とする医学管理等	①特定疾患療養管理料，ウイルス疾患指導料，てんかん指導料，難病外来指導管理料，皮膚科特定疾患指導管理料，慢性疼痛疾患管理料，耳鼻咽喉科特定疾患指導管理料（在宅療養指導管理料，心身医学療法）等 ②がん患者指導管理料，小児運動器疾患指導管理料　等	・①の項目と下記のCの＊は同一月**併算定不可**（B001「 7 」と C101「 2 」の併算定は可） ・②の小児運動器疾患指導管理料とC④の小児科療養指導料は同一月**併算定不可**
うち，測定や機材の費用を含むもの	③心臓ペースメーカー指導管理料＊＊，高度難聴指導管理料，喘息治療管理料，肺血栓塞栓症予防管理料，ニコチン依存症管理料　等	・③は医学管理に要する測定，器材の費用を含むものであり，**併算定可**。ただし，＊＊は特定疾患療養管理料と併算定不可
B　検査の費用等を包括する医学管理等	特定薬剤治療管理料，悪性腫瘍特異物質治療管理料，慢性維持透析患者外来医学管理料，手術前医学管理料，手術後医学管理料　等	・検体検査等の費用を含む医学管理等であり，**併算定可**
C　小児に対する医学管理等	④小児科療養指導料＊，小児悪性腫瘍患者指導管理料＊，小児科外来診療料，地域連携小児夜間・休日診療料　等 ⑤小児特定疾患カウンセリング料＊	・④は小児科を標榜する医療機関であれば小児科以外も算定可 ・⑤は小児科，心療内科のみ算定可
H　コ・メディカルが行う指導管理	栄養食事指導料（外来・入院・集団），在宅療養指導料，救急救命管理料，薬剤管理指導料（入院のみ），医療機器安全管理料　等	・**併算定可**

備考

1 ）一般に，**医師が医学管理を行うもの**（特定疾患療養管理料，てんかん指導料，難病外来指導管理料等＝表のA①，Cの＊）については，同一月に複数の医学管理料の併算定は認められていません。

　２）**医師以外が指導を行うもの**（在宅療養指導料，外来栄養食事指導料等＝**表のＨ**）や，**検査の費用等を含むもの**（特定薬剤治療管理料，悪性腫瘍特異物質治療管理料，慢性維持透析患者外来医学管理料等＝**表のＢ，Ａ②③**）については，一般に併算定が認められています。

　３）上記以外の「医学管理等」については，各項目ごとに併算定不可が規定されているものがあります──①がん性疼痛緩和指導管理料と外来緩和ケア管理料の併算定不可，②認知症療養指導料，認知症専門診断管理料，移植後患者指導管理料等はそれぞれ特定疾患療養管理料と併算定不可──等。

　※　Ａ，Ｂ，Ｃ，Ｈは後述する医学管理等の分類に対応

Check☞

　暦月とは暦（こよみ）の１月，２月，３月，…をいいます。

　"初診料を算定した日"は特定疾患等の初診日とは必ずしも同一日ではありません。「初診料を算定しない（特定疾患の）初診の日」については，（初診料を算定した日から１月を経過していれば）当該指導（管理）料を算定できます。

ヒント💡 ≪２以上の医学管理の併施≫

　医師が１人の患者に２以上の医学管理（料）を行う場合，医学管理料ごとに分けて医学管理を行うのでなく，"一体として医学管理を行うべき"という考え方で，上記（図表２−１「Ａ」の①と「Ｃ」の＊）の医学管理等は「主たる医学管理等のみを算定」となっています。

以下，医学管理等を下記のＡ〜Ｉに分類して説明します。

Ａ．特定の疾患を対象とする医学管理等
Ｂ．検体検査等の費用を包括する医学管理等
Ｃ．小児に対する医学管理等
Ｄ．退院に当たっての医学管理等
Ｅ．他医療機関等との連携
Ｆ．初診の時間外救急患者に対する医学管理等
Ｇ．初・再診の費用を包括する医学管理等
Ｈ．コ・メディカルが行う医学管理等
Ｉ．文書による情報提供，意見書等
Ｊ．プログラム医療機器等に係る指導管理

※以下，**外**は外来患者を，**入**は入院患者を対象に算定できることを示す。

Ａ．特定の疾患を対象とする医学管理等

1．特定疾患療養管理料（B000）**外**

　別に厚生労働大臣が定める特定疾患（『**早見表**』p.242，1493）を主病とする外来患者に対して，治療計画に基づき療養上必要な指導を行った場合に，１月に２回を限度として算定します。

　診療所および許可病床数が200床未満の病院に限り算定でき，200床以上の病院においては算定できません。また，初診料算定日または退院日から１月以内は算定できません。

Check☞

　特定疾患療養管理料の「許可病床数」は，再診料と異なり，一般病床に限るものではありません。生活習慣病管理料（Ⅰ）（Ⅱ）や在宅時医学総合管理料における「許可病床数」も同様です。

医療機関の区分	点　数
診療所	225
許可病床数が100床未満の病院	147
許可病床数が100床以上200床未満の病院	87

算定ポイント【特定疾患療養管理料】

1．「1月に2回算定する」とは同一暦月につき2回の意味です。
2．2以上の特定疾患により，2以上の診療科に受診している場合は，主病と認められる特定疾患の治療に当たっている診療科でのみ算定します。
3．看護に当たっている者を通して療養上の指導を行った場合は，特定疾患療養指導料を算定できます。
4．特定疾患の「術後」「後遺症」であっても，当該疾病が治癒せず，治療，指導を要する場合は，疾病の継続であるため算定の対象となります（ただし，特定疾患と同一疾患でなく，別の疾患とみなせる場合はこの限りではありません）。

2．ウイルス疾患指導料（B001「1」）外入

(イ)肝炎ウイルス疾患，成人T細胞白血病または(ロ)HIVウイルスに罹患している患者または家族に対して，療養上必要な指導および感染予防に関する指導を行った場合に算定します。

(イ)の疾患については1患者につき1回（1患者，外来・入院通して1回），(ロ)の疾患（HIV感染者を含む）については1月1回を限度とします。

3．てんかん指導料（B001「6」）外

小児科（小児外科含む），神経科，神経内科，精神科，脳神経外科または心療内科において，てんかんの患者に対し，必要な指導を行った場合に，月1回に限り算定します。

初診料算定日または退院日から1月以内は算定できません。

4．難病外来指導管理料（B001「7」）外

厚生労働大臣が定める疾患（指定難病，その他これに準ずる疾患，『**早見表**』p.251，1302）を主病とする外来患者に対して，治療計画に基づき療養上必要な指導を行った場合に1月に1回を限度として算定します。

初診料算定日または退院日から1月以内は算定できません。

対象患者は，①難病法による指定難病の受給者証交付者，②特定疾患治療研究事業（重症急性膵炎，劇症肝炎，スモン等の疾患のみ）の受給者証交付者，③先天性血液凝固因子障害等研究事業の受給者証交付者等です。

5．皮膚科特定疾患指導管理料（B001「8」）外

皮膚科又は皮膚泌尿器科等の標榜医療機関において，別に厚生労働大臣が定める疾患（『**早見表**』p.247）に罹患している患者に対して，皮膚科医・皮膚泌尿器科医が計画的な医学管理を継続して行い，かつ，療養上必要な指導を行った場合に1月に1回を限度として算定します。

初診料算定日または退院日から1月以内は算定できません。

6．心臓ペースメーカー指導管理料（B001「12」）外入

体内植込式心臓ペースメーカー等を使用中の患者に対し，ペースメーカー等の機能計測を行い，療養上の指導を行った場合に算定対象となり，1月に1回に限り算定します。

ペースメーカー移植術（K597，K598，K599，K599-3）から3カ月以内においては「注2」導入期加算が算定できます。

「イ」「ハ」は，外来患者・入院患者とも対象となりますが，「ロ」は外来患者のみ算定できます。「イ」については「注4」植込型除細動器移行期加算が算定でき，「ロ」「ハ」については「注5」遠隔モニタリング加算が算定できます。

7．高度難聴指導管理料（B001「14」）外入

施設基準を満たす医療機関において，K328人工内耳植込術を行った患者等の高度難聴の患者に対して，療養上必要な指導を行った場合に，人工内耳植込術を行った患者については1月に1回，その他の患者については1回に限り算定します。

8．喘息治療管理料（B001「16」）外

「1」は，喘息の外来患者に対して，ピークフローメーター，スパイロメーター等を給付して計画

的な治療管理を行った場合に，月1回に限り算定します。

　「注2」の「重度喘息患者治療管理加算」は，「1」を算定する前1年間に中等度以上の発作による緊急受診回数が3回以上ある20歳以上の重度喘息患者が対象となり，1秒量等計測用機器を患者に提供し，指導内容を文書で交付すること，常時問い合わせ等に対応できること等が要件となっています。

　「2」は，6歳未満または65歳以上の外来患者で吸入補助器具を用いたステロイド薬服薬指導等を行う場合に対象となり，初回のみ算定します。

　　備考　ピークフローメーター：ピークフロー（気道流量，PEF）値によって，喘息症状の程度を客観的に把握できます。正常に近い肺機能を維持できるのはPEFの変動が10％以内でかつ80％以上とされます。

9.　慢性疼痛疾患管理料（B001「17」）外

　診療所の外来患者で，慢性疼痛（変形性膝関節症，筋筋膜性腰痛症等）に係る疾患を主病とする患者に対して療養上必要な指導を行った場合に1月に1回を限度として算定します。なお，当該管理料には，J118介達牽引，J119消炎鎮痛等処置等の処置の費用が包括されます。

10.　糖尿病合併症管理料（B001「20」）外，糖尿病透析予防指導管理料（B001「27」）外

　糖尿病合併症管理料は，「糖尿病性足病変」のハイリスク要因を有する外来患者に対して，医師または看護師が指導管理を行った場合に月1回に限り算定できます。

　糖尿病透析予防指導管理料は，糖尿病の外来患者に対し，医師，看護師，管理栄養士等からなる「透析予防診療チーム」により透析予防指導を行うもので，月1回に限り算定できます。外来栄養食事指導料，集団栄養食事指導料との併算定は認められません。糖尿病合併症管理料との併算定は認められます。「注4」の**高度腎機能障害患者指導加算**は，腎不全に至っていない高度腎機能障害患者や腎不全期の患者に対して運動療法の指導を行った場合に対象となります（一定以上の成果が得られている医療機関に限ります）。

11.　慢性腎臓病透析予防指導管理料（B001「37」）外

　入院外の慢性腎臓病の患者〔透析状態になることの重点的指導管理を要する患者（糖尿病患者を除く）〕に対して，医師，看護師，管理栄養士等から構成される「透析予防診療チーム」により透析予防指導を行うものです。

12.　耳鼻咽喉科特定疾患指導管理料（B001「21」）外

　耳鼻咽喉科において「15歳未満の滲出性中耳炎」の外来患者に対して，指導管理を行った場合に月1回に限り算定できます。初診料算定日または退院日から1月以内は算定できません。

13.　アレルギー性鼻炎免疫療法治療管理料（B001「35」）外

　アレルギー性鼻炎の外来患者に対する「アレルゲン免疫療法」による計画的な医学管理を行った場合に月1回に限り算定します。

　　備考　アレルゲン免疫療法：治療用アレルゲンエキス（スギ花粉）（皮下注または舌下錠）を徐々に増量して投与することにより，アレルゲン（スギ花粉）が侵入しても防御反応（アレルギー症状）が起きないようにする療法。

　以下，14,15,16,17は，悪性腫瘍の患者に対する診療料です。

14.　がん性疼痛緩和指導管理料（B001「22」）外入，外来緩和ケア管理料（B001「24」）外

　がん性疼痛緩和指導管理料は，麻薬を処方している患者に対して，WHO方式に基づき「がん性疼痛」の治療管理を行った場合に，月1回に限り算定できます。入院，外来ともに対象となります。

　外来緩和ケア管理料は，症状緩和を目的として麻薬を投与している悪性腫瘍，後天性免疫不全症候群，末期心不全の外来患者に対して，医師，看護師，薬剤師等からなる「緩和ケアチーム」による診療を行うものです。月1回に限り算定できます。がん性疼痛緩和指導管理料との併算定はできません。

15.　がん患者指導管理料（B001「23」）外入

　「イ」は，がんの患者に対し，医師と看護師が共同して，診断結果および診療方針等を文書を提供して説明および相談を行った場合に，患者1人につき1回に限り算定できます。

医学管理

「ロ」は，医師または医師の指示を受けた看護師が，<u>患者の心理的不安を軽減するための面接を</u>行った場合に，患者1人につき6回を限度として算定できます。

「ハ」は，医師または医師の指示を受けた薬剤師が，<u>投薬・注射を行う抗悪性腫瘍剤の必要性等に</u>ついて文書により説明を行った場合に，患者1人につき6回を限度として算定できます。

「ニ」は，医師が遺伝性乳がん卵巣癌症候群が疑われる患者に対して，BRCA1/2遺伝子検査実施前に必要性，診断方法等について文書により説明を行った場合に，患者1人につき1回に限り算定できます。

16.　外来腫瘍化学療法診療料（B001-2-12）外

悪性腫瘍を主病とする外来患者に対して外来化学療法と治療管理を行った場合に算定します。

初診料，再診料，外来診療料，がん患者指導管理料「ハ」，在宅自己注射指導管理料等は併せて算定できません。

なお，外来で行う抗悪性腫瘍剤の注射の費用は，注射の部で算定します。

17.　がんゲノムプロファイリング評価提供料（B011-5）外 入

がんゲノムプロファイリング検査（D006-19）における検体提出時に当該検査料（44,000点）を算定し，検査結果の説明時にがんゲノムプロファイリング評価提供料を算定します。

　　備考　がんゲノムプロファイリング検査：100以上のがん関連遺伝子の変異等を包括的に検出する検査。

18.　移植後患者指導管理料（B001「25」）外

臓器移植や造血器幹細胞移植後の外来患者に対して，医師，看護師，薬剤師等が共同して専門的な外来管理を行う場合，月1回に限り算定できます。

19.　植込型輸液ポンプ持続注入療法指導管理料（B001「26」）外

脳脊髄疾患による「痙性麻痺（痙縮）」の治療のため，K190-3重症痙性麻痺治療薬髄腔内持続注入用植込型ポンプ設置術を行った外来患者に対して，療養上必要な指導管理を行った場合に，月1回に限り算定できます。

20.　乳腺炎重症化予防ケア・指導料（B001「29」）外

乳腺炎によって母乳育児が困難な外来患者に対して，医師または助産師が乳腺炎に係る包括的なケアおよび指導を行った場合に，算定できます。

21.　地域包括診療料（B001-2-9）外

許可病床数200床未満の在宅療養支援病院または在宅療養支援診療所である届出医療機関において，脂質異常症，高血圧症，糖尿病，認知症，慢性心不全，慢性腎臓病（慢性維持透析を行っていないものに限る）のうち，2以上の疾患を有する外来患者に対して，療養上必要な指導および診療を行った場合に，月1回に限り算定できます。

診療に係る費用は，「注2」に定める項目以外は，所定点数に包括されます。

地域包括診療料は，生活習慣病の患者に対する「全人的かつ継続的な医療」を評価するものです。

22.　認知症地域包括診療料（B001-2-10）外

許可病床数が200床未満の病院または診療所において，認知症以外に1以上の疾患を有する外来患者に対して，療養上必要な指導を行い，継続的かつ全人的な医療を行う場合に対象となります。

診療に係る費用は，「注2」に定める項目以外は，所定点数に包括されます。

23.　生活習慣病管理料（I）（B001-3）外

許可病床数が200床未満の病院または診療所において，脂質異常症，高血圧症または糖尿病を主病とする外来患者に対して，生活習慣に関する総合的な療養計画書を交付し治療管理を行った場合，月1回に限り算定できます。

また，（A245データ提出加算の届出を行っていない医療機関において）診療報酬の請求状況，診療内容に関するデータを継続して厚生労働省に提出している場合は，「注4」外来データ提出加算（50点）が算定できます。

医学管理等（B001「20」糖尿病合併症管理料，「22」がん性疼痛緩和指導管理料，「24」外来緩和

ケア管理料，「27」糖尿病透析予防指導管理料，「37」慢性腎臓病透析予防指導管理料を除く），検査，注射および病理診断の費用は所定点数に含まれます。

24. 生活習慣病管理料（Ⅱ）（B001-3-3）外

生活習慣病管理料（Ⅰ）と同様ですが，検査・注射・病理診断の費用は包括されず別に算定可能です。

> ---**ヒント**💡--- ≪生活習慣病管理料（Ⅰ）（Ⅱ）≫
> 高血圧症や糖尿病，脂質異常症等の生活習慣病は，病気になってから投薬や注射によって治療する前に，日常生活における運動，栄養，喫煙，体重管理などの生活習慣の改善，病気の予防が大切です。そのため，生活習慣に関する治療管理に重点をおいて生活習慣病管理料（Ⅰ）（Ⅱ）が設けられています。

25. ニコチン依存症管理料（B001-3-2）外

ニコチン依存症の患者に対し，「禁煙治療のための標準手順書」に沿った禁煙治療を行います。

禁煙治療の経験を有する医師および専任の看護師等の配置等が要件となっています。なお，「注1」ただし書により，「基準」（過去1年間の当管理料の平均継続回数が2回以上）を満たさない医療機関については減算とする扱いです。

また，2回目から4回目は，情報通信機器を用いて行うことも可能です。

「ニコチン依存症治療補助アプリ」を使用した場合は，B005-14プログラム医療機器等指導管理料およびB200特定保険医療材料料（材料価格基準／別表Ⅱ「226 ニコチン依存症治療補助アプリ」）を算定できます。

26. 肺血栓塞栓症予防管理料（B001-6）入

一般病床等の入院中の患者に対して，肺血栓塞栓症の予防を目的として弾性ストッキングや間歇的空気圧迫装置を用いて計画的な医学管理を行った場合に入院中1回に限り算定できます。

27. リンパ浮腫指導管理料（B001-7）外 入

鼠径部，骨盤部，腋窩部のリンパ節郭清を伴う悪性腫瘍に対する手術を行ったものまたは原発性リンパ浮腫と診断されたものに対して，手術当月または前後の月等に，医師，看護師，理学療法士または作業療法士が「四肢のリンパ浮腫の重症化を抑制するための指導管理」を行った場合に入院中1回に限り算定できます。退院後に外来で，退院月または退院翌月に再指導をした場合は，さらに1回に限り算定できます。

28. 外来排尿自立指導料（B005-9）外

尿道カテーテル抜去後に下部尿路機能障害を生ずるまたは見込まれる退院患者に対して，排尿ケアチームを設置し，包括的排尿ケアを行った場合に対象となり，週1回に限り，A251（入院）排尿自立支援加算を算定した期間と通算して，患者1人につき12週に限り算定します。

29. 婦人科特定疾患治療管理料（B001「30」）外

（産）婦人科を標榜する保険医療機関において，器質性月経困難症であってホルモン剤を投与している外来患者に対し，（産）婦人科の医師が計画的な医学管理を行った場合に，3月に1回に限り算定します。

30. 一般不妊治療管理料（B001「32」）外

不妊症の外来患者に対し，「一般不妊治療」（タイミング法や人工授精）を実施し，計画的な医学管理を継続して行い療養上必要な指導を行った場合に対象となります。

31. 生殖補助医療管理料（B001「33」）外

不妊症の外来患者に対し，「生殖補助医療」（排卵術，胚移植術等）を実施し，計画的な医学管理を継続して行い療養上必要な指導を行った場合に対象となります。

32. 腎代替療法指導管理料（B001「31」）外

腎機能が一定以下に低下している外来患者に対し，医師が看護師と共同して，腎代替療法について説明，指導を行った場合に，患者1人につき2回に限り算定します。なお，腎代替療法とは，血液透

析（人工腎臓），腹膜透析，腎移植等を指します。

33. 二次性骨折予防継続管理料（B001「34」）外 入

　大腿骨近位部骨折に対する手術を行った患者に対し，二次性骨折予防のための骨粗鬆症の計画的評価と治療を行った場合に対象となります（管理料1，2は入院患者，管理料3は外来患者が対象）。

34. 下肢創傷処置管理料（B001「36」）外

　下肢潰瘍の外来患者に対し，下肢創傷処置と併せて，計画的な医学管理を継続して行い，療養上必要な指導を行った場合に算定対象となります。

医学管理

B. 検体検査等の費用を包括する医学管理等

1. 特定薬剤治療管理料（B001「2」）外 入

　特定薬剤治療管理料1は，特定の薬剤（ジギタリス製剤，免疫抑制剤，テオフィリン製剤，不整脈用剤，抗てんかん剤等）について，薬物血中濃度を測定して計画的な治療管理を行った場合に算定します。

　また，特定薬剤治療管理料2は，サリドマイド製剤およびその誘導剤（レナリドミド，ポマリドミド）につき，安全管理手順を遵守して投与している患者に必要な指導等を行った場合に，月1回に限り算定します。

1．特定薬剤治療管理料1についての「注4」"4月目以降は所定点数の50/100で算定"で，算定を中断した場合の取扱い
　　同一疾病の継続の場合は，初回算定月から暦月で数えて4月目以降は50/100で算定します。
　　例　テオフィリン製剤の場合（4月，5月，7月に治療管理を実施）
　　　　4月初回（470点＋初回月加算280点），5月（470点），6月算定せず，7月算定（235点）
2．特定薬剤治療管理料1を算定した場合は，明細書に血中濃度を測定している薬剤名および初回算定年月等を記載します（『**早見表**』p.1650）。
3．対象薬剤の区分が異なる場合は，区分ごとに所定点数を月1回算定します。ただし，同一区分内の2以上の薬剤については別個に算定できません（抗てんかん剤を除きます）。
　　また，ジギタリス製剤の急速飽和またはてんかん重積状態の患者に対し抗てんかん剤の注射などを行った場合に740点を算定した月は，ジギタリス製剤または抗てんかん剤に係る所定点数は別に算定できません。
　　〔**参考**〕ジギタリス製剤：ジゴキシン，デスラノシド，メチルジゴキシン
4．特定薬剤治療管理料1は，薬物血中濃度を測定しない月は算定できません。
5．特定薬剤治療管理料算定の一覧表は，『**早見表**』p.244参照。

──── **ヒント**　≪特定薬剤治療管理料≫ ────

　薬剤によっては，有効量の幅が狭く，有効量を超えると副作用，毒性が強く出現するものがあります。そのため，有効領域と毒性領域がきわめて近い薬剤について，薬物血中濃度を調べて（TDMという），患者個々の投与量を精密に管理する必要があります。

　その薬物血中濃度測定および治療管理の費用です。

図表2-2　薬剤の投与量と作用

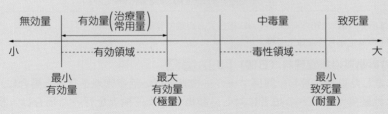

🧮 レセプト算定事例　1

特定薬剤治療管理料の算定(1)

　同一月にテオフィリン製剤と不整脈用剤（キニジンおよびアプリンジン）の各血中濃度を測定して治療管理を行った場合（テオフィリン製剤の初回算定月は2024年3月，不整脈用剤の初回算定月が2024年6月とした場合）

　2024年7月の算定は，次のようになります。

| ⑬ | 薬① （ニ）テオフィリン製剤） | 初回算定年月　令和6年3月 | 235×1 |
| | 薬① （ホ）不整脈用剤） | 初回算定年月　令和6年6月 | 470×1 |

薬剤名と初回算定年月を記載するのね

　注　明細書に薬剤名と，薬剤ごとの初回算定年月を記載します。

🧮 レセプト算定事例　2

特定薬剤治療管理料の算定(2)

　下記の事例の場合の2024年6月，7月，8月分の算定をしなさい。

　6月に，「ジギタリス製剤」の初回血中濃度を測定し，治療管理を行った。

　7月に，「ジギタリス製剤」の血中濃度測定と，「抗てんかん剤」（1種）の初回血中濃度を測定し，治療管理を行った。

　8月に，「ジギタリス製剤」と，「抗てんかん剤」（1種）の血中濃度測定を行い治療管理を行った。

［算定］

6月

| ⑬ | 薬①（イ）ジギタリス製剤（初回算定令和6年6月）初回月加算 | |
| | | 750×1　（470＋280） |

7月

| ⑬ | 薬①（イ）ジギタリス製剤（初回算定令和6年6月） | 470×1 |
| | （ロ）抗てんかん剤（初回算定令和6年7月）初回月加算 | 750×1　（470＋280） |

血中濃度を測定しない月は算定できないよ

8月

| ⑬ | 薬①（イ）ジギタリス製剤（初回算定令和6年6月） | 235×1　（470×50/100） |
| | （ロ）抗てんかん剤（初回算定令和6年7月） | 470×1 |

［算定の解説］

1．対象薬剤群が異なる場合は，別々に所定点数を算定できます。

2．同一対象薬剤群における2種以上の薬物血中濃度測定を行った場合は，所定点数は1回のみ算定します。ただし，抗てんかん剤については，同一月に2種以上の抗てんかん剤の血中濃度測定・管理を行った場合は，所定点数を2回に限り算定できます。

3．抗てんかん剤または免疫抑制剤を除き，4月目以降は所定点数の50/100（235点）とします。

明細書の記載例

　例　テオフィリン製剤を投与している喘息患者に対し，血中濃度を測定し，その結果に基づき，治療管理している。（4月目以降とする）

| ⑬医学管理 | 235 | ⑬ | 薬① （ニ）テオフィリン製剤） | 235×1 |
| | | | （初回算定○年○月） | |

注1） 4月目以降は所定点数（470点）の50/100に相当する点数で算定します。

　2） 薬剤名と初回の算定年月を記載します。

2．悪性腫瘍特異物質治療管理料（B001「3」）外 入

　悪性腫瘍と確定した患者に対し，腫瘍マーカー検査を行い治療管理を行った場合に，月1回に限り算定します。悪性腫瘍が疑われる患者に対し，腫瘍マーカー検査を行った場合は，検査の部の腫瘍

マーカー（D009）により算定します（第10章 ① 検査のHの「2．腫瘍マーカーの算定」を参照）。なお，腫瘍マーカー検査を行わない月は算定できません。

明細書の記載例

例 病名―乳癌の患者，B－CA15－3，NCC－ST－439（初回）

⑬医学管理	550	⑬ 悪 CA15-3，NCC-ST-439（初回） 550×1

注1） その他のもの（2項目以上）の点数400点に初回月加算150点を加算します。

  2） 行った腫瘍マーカーの検査名を，初回である場合はその旨を記載します。

3．慢性維持透析患者外来医学管理料（B001「15」）外

慢性維持透析患者（人工腎臓導入後3月以上経過し，定期的に人工腎臓を行う必要がある外来患者）に対し，特定の検査の結果に基づいて計画的な治療管理を行った場合に，1月に1回を限度として算定します。

この場合，特定の検査に係る検体検査実施料，検体検査判断料，また胸部の写真診断・撮影料は別に算定できません。画像診断の部の「通則」および節に規定している加算（電子画像管理加算，時間外緊急院内画像診断加算），「注」加算は算定できます。

4．手術前医学管理料（B001-4）外 入

手術前1週間以内に，特定の手術前検査項目を行った場合に所定点数を算定します（**図表2-3**）。外来患者，入院患者ともに算定対象となります（硬膜外麻酔，脊椎麻酔，閉鎖循環式全身麻酔による手術に限られます）。

なお，包括されている検査項目についての検体検査判断料は別に算定できません。

5．手術後医学管理料（B001-5）入

病院（一般病棟）または診療所に入院している患者について，入院日から10日以内に行われた閉鎖循環式全身麻酔を伴う手術後に，必要な医学管理が行われた場合に手術の翌日から3日を限度として所定点数を算定します（**図表2-3**）。この場合，「（注3に定める）手術後に行われる検査」の費用は所定点数に含まれます。

図表2-3　手術前医学管理料，手術後医学管理料の比較

	手術前医学管理料	手術後医学管理料
点数	病院・診療所 1,192点 （1回限り）	病院 （1日につき） 1,188点 診療所 （1日につき） 1,056点 ※同一月に同一手術に手術前医学管理料を算定した場合は95/100で算定
対象手術	硬膜外麻酔・脊椎麻酔・閉鎖循環式全身麻酔による手術	入院日から起算して10日以内に行われた閉鎖循環式全身麻酔による手術
算定日	手術当日	手術の翌日から起算して3日間
包括期間	手術前日を起算日とした1週間前から手術当日の手術実施まで（8日間）	手術の翌日から起算して3日間
包括される検査 画像診断	U－検 B－末梢血液一般，像，出血，凝固，PT，APTT 生（Ⅰ）の包括検査項目〔D007「4」（蛋白分画）～「6」，「8」の項目除く〕 B－STS定性，ASO定性・半定量・定量，ASK定性・半定量，梅毒トリポネーマ抗体定性，HIV－1抗体，肺炎球菌抗原定性（尿・髄液），Hib抗原定性（尿・髄液），単純ヘルペスウイルス抗原定性，RSウイルス抗原定性，淋菌抗原定性 B－HBs抗原定性・半定量，HCV抗体定性・定量，CRP定性，CRP	U－検，尿蛋白，尿グルコース B－末梢血液一般，像，ESR 生（Ⅰ）の包括検査項目〔D007「4」（蛋白分画）～「6」，「8」の項目除く〕 B－血液ガス分析 B－A 心電図検査 呼吸心拍監視 経皮的動脈血酸素飽和度測定 終末呼気炭酸ガス濃度測定 中心静脈圧測定 ◎算定月の尿，血，生（Ⅰ）の判断料

	ECG12 単純X－Pの頭部，躯幹の診断料と撮影料（1枚 　分）（フィルムは算定可） ★検査，単純X－P各1回分が包括される 　2回目以降は算定可となる。 ◎算定月の血，生（Ⅰ），免の判断料	★包括される検査を行わない日があっても算定可

明細書の記載例

　例　閉鎖循環式全身麻酔を伴う手術を施行した。手術前医学管理料および手術後医学管理料算定の
　　　場合（病院）。

⑬医学管理	4,579	⑬	手前 手後	1,192×1 1,129×3

注） 同一の手術について同一月に手術前医学管理料と手術後医学管理料を併せて算定する場合は，手術後医学管理料の
　　所定点数（病院1,188点）の95/100で算定します（小数点以下の端数は四捨五入）。

C．小児に対する医学管理等

　備考　2，3，5，6については，小児科標榜医療機関が対象ですが，小児科以外の診療科において
　　も算定できます。

1．小児特定疾患カウンセリング料（B001「4」）外

　小児科（小児外科含む）又は心療内科において18歳未満の気分障害，神経症性障害，ストレス関連
障害，身体表現性障害（喘息，周期性嘔吐症等の小児心身症を含む）等の外来患者に対して，医師ま
たは公認心理師が療養上必要なカウンセリングを行った場合に算定します。

　家族に対してカウンセリングを行った場合は患児を伴う場合に限り算定できます。第1回のカウン
セリングを行った年月日を明細書に記載します。

2．小児科療養指導料（B001「5」）外

　小児科を標榜する医療機関で，小児科医が作成する治療計画に基づき，脳性麻痺，先天性心疾患な
どの慢性疾患〔**早見表** p.250(2)〕であって，生活指導が特に必要なものを主病とする15歳未満の外
来患者に対し，必要な生活指導を行った場合に1月1回を限度として算定します。初診料算定日また
は退院日から1月以内は算定できません。

3．小児悪性腫瘍患者指導管理料（B001「18」）外

　小児科を標榜する医療機関で，15歳未満の悪性腫瘍を主病とする外来患者（小児科に限定されな
い）に対して計画的な治療管理を行ったときに，1月に1回を限度として算定します。

　初診料算定日または退院日から1月以内は算定できません。

4．小児運動器疾患指導管理料（B001「28」）外

　20歳未満の運動器疾患の外来患者について，当該小児運動器疾患に係る整形外科専門医が医学管理
および療養上必要な指導を行った場合に，6月以内は月1回，それ以降は6月に1回に限り算定でき
ます。

5．小児科外来診療料（B001-2）外

　小児科を標榜する医療機関において，6歳未満の外来患者に対して診療を行った場合に，1日につ
き医療機関単位で算定します。

　なお，小児科以外の診療科のみに受診した日，また急性増悪等の場合であっても，当診療料により
算定します。

　診療に係る費用は（一部を除き）所定点数に含まれます。

6．地域連携小児夜間・休日診療料（B001-2-2）外

　小児科を標榜する届出医療機関において，他医療機関を主たる勤務先とする医師と連携して当医療

機関において時間外に受診した 6 歳未満の外来患者（小児科に限定されない）の診療を行った場合に算定します。なお，小児以外に対する地域連携夜間・休日診療については，B001-2-4 地域連携夜間・休日診療料によります。

7．乳幼児育児栄養指導料（B001-2-3）外

小児科を標榜する医療機関において，小児科を担当する医師が，3 歳未満の乳幼児に対して初診時に，育児，栄養その他の療養上必要な指導を行った場合に算定します。

8．小児かかりつけ診療料（B001-2-11）外

小児科外来診療料を算定している等の要件を満たす医療機関において，未就学の外来患者（6 歳以上の場合は 6 歳未満から当該診療料を算定している者）に対し，かかりつけ医として継続的かつ全人的な医療を行う場合に対象となります。なお，診療時間外に患者・家族等からの電話等での照会への対応体制の違いにより，1 と 2 に分かれます。

診療に係る費用は（一部を除き）所定点数に含まれます。

9．臍ヘルニア圧迫指導管理料（B001-8）外入

1 歳未満の臍ヘルニアに罹患する乳児の家族に対し，臍ヘルニア圧迫療法に関する指導管理を行った場合に対象となります。

D．退院に当たっての医学管理等

退院時共同指導料 1，2（B004，B005），精神科退院時共同指導料（B015）については，次項（E）で説明します。

1．退院時リハビリテーション指導料（B006-3）入

退院時に，患者または家族等に対して，退院後の在宅における基本的動作能力もしくは応用的動作能力または社会的適応能力の回復をはかるための訓練等について，必要な指導を行った場合に算定します。

2．退院前訪問指導料（B007）入

入院が 1 月を超えると見込まれる入院患者の退院前に医師等が患家を訪問して，患者またはその家族等に，退院後の療養上の指導を行った場合に患者 1 人につき 1 回（入院後早期に退院前訪問指導の必要があると見込まれる場合は，2 回）を限度として算定します。

この場合の入院期間の取扱いは，入院基本料における取扱いと同様です。

3．退院後訪問指導料（B007-2）外

厚生労働大臣が定める状態の患者の円滑な在宅療養への移行，在宅療養の継続のため，患家等を訪問し，患者家族等に対し在宅療養に関する療養上の指導を行う場合に対象となります。退院日から 1 月以内に 5 回を限度として算定します。

E．他医療機関等との連携

近年，「医療機関の機能分担，連携」が重視されています。1 つの医療機関ですべての医療を行うのでなく，医療機関が「機能分担」をして，「連携」して医療を行うことが求められています。それに伴い，医療機関の連携を評価する点数がたくさん新設されています。

1．地域連携夜間・休日診療料（B001-2-4）外

外来救急患者に対し，地域の他の医療機関の医師と連携して夜間・休日診療を行う体制にある医療機関が，夜間・休日に診療を行った場合に算定します。

2．療養・就労両立支援指導料（B001-9）外

事業所で就労する悪性腫瘍，急性脳血管疾患，慢性肝疾患，指定難病，心疾患，糖尿病，若年性認知症に罹患する外来患者について，就労の状況を考慮した療養上の指導を行い，併せて当該事業所の

産業医，衛生管理者等に対し就労と療養の両立に必要な情報を提供した場合に算定対象となります。

> **備考** 産業医とは：職場における労働者の健康管理等を行うために，常時50人以上の労働者を使用する事業所においては産業医が選任されます。

3．開放型病院共同指導料（Ⅰ）および（Ⅱ）（B002，B003）（Ⅰ）外，（Ⅱ）入

診察に基づき患者が開放型病院に紹介され，入院した場合に対象となります。

1．開放型病院に赴いた主治医が，療養上必要な指導を開放型病院の医師と共同して行った場合
　→赴いた医師が（Ⅰ）を算定
2．開放型病院の医師が，診察した医療機関の医師と共同して療養上必要な指導を行った場合
　→開放型病院の医師が（Ⅱ）を算定

4．退院時共同指導料1および2（B004，B005）外，入

入院中の医療機関の医師，看護師等が，退院後の在宅療養を担う「在宅療養支援診療所」等の医療機関の医師，看護師等と共同で，患者に退院後の療養上必要な説明および指導を文書により情報提供した場合に対象となります。

1は退院後の療養を担う医療機関で，2は入院医療機関で算定します。

5．ハイリスク妊産婦共同管理料（Ⅰ）および（Ⅱ）（B005-4，B005-5）（Ⅰ）外，（Ⅱ）入

ハイリスク妊娠管理加算（A236-2）またはハイリスク分娩等管理加算（A237）の届出病院において，ハイリスク妊産婦（入院患者）を紹介した医療機関の医師と病院の医師が共同で医学管理等を行った場合に対象となります。

（Ⅰ）は紹介元医療機関，（Ⅱ）は紹介先病院で算定します。

6．ハイリスク妊産婦連携指導料1（B005-10），ハイリスク妊産婦連携指導料2（B005-10-2）外

精神疾患の妊婦や出産後の外来患者に対し，産（婦人）科を標榜する医療機関の産（婦人）科医師と，精神科または心療内科を標榜する医療機関の精神科または心療内科を担当する医師が連携して診療や療養上の指導を行った場合に，産（婦人）科標榜医療機関において「1」を，精神科・心療内科標榜医療機関において「2」を月1回に限り算定します。

7．介護支援等連携指導料（B005-1-2）入

医師，看護師，社会福祉士等が介護支援専門員（いわゆるケアマネジャー）と共同して，入院中の患者に対して退院後の介護サービス等について説明および指導を行った場合に対象となります。

8．介護保険リハビリテーション移行支援料（B005-1-3）外

医師または医師の指示を受けた看護師，社会福祉士等が介護支援専門員等と連携し，（H001，H001-2，H002各「注5」の）維持期のリハビリテーションを算定している外来患者を，介護保険による通所・訪問リハビリテーションに移行した場合に，患者1人につき1回算定できます。

9．がん治療連携計画策定料（B005-6），がん治療連携指導料（B005-6-2），がん治療連携管理料（B005-6-3）外入

いずれもがん診療連携拠点病院等において策定されたがん地域連携診療計画に基づき，がん診療を地域において切れ目なく提供しようとするものです。

がん治療連携計画策定料：「1」は，地域連携診療計画を策定し，入院中または退院直後に患者に説明すると共に他院に情報提供し，紹介した場合に算定します。「2」は，（「1」を算定した患者であって）他医療機関からの紹介患者に対し診療を行い，治療計画を変更した場合に対象となります。

がん治療連携指導料：（計画策定料を算定した）外来患者につき診療を行い，計画策定病院に対し情報提供した場合に，月1回を限度として算定します。

がん治療連携管理料：他医療機関から紹介された外来患者に対し，化学療法や放射線治療を行った場合に，患者1人1回に限り算定します。

10．外来がん患者在宅連携指導料（B005-6-4）外

外来で化学療法または緩和ケアを実施している進行がん患者を，在宅での緩和ケアを行う医療機関に紹介した場合に対象となります。1人につき1回に限り算定します。

11. 認知症専門診断管理料 （B005-7） 外 入

認知症専門診断管理料は，認知症疾患医療センターにおいて，他医療機関から紹介された外来患者または他医療機関の療養病棟に入院する患者に対し，認知症療養計画を策定し患者および当該他医療機関に対し情報提供するものです。「1」は，「認知症の疑い」のある患者に対し認知症の鑑別診断を行い，認知症の療養指針・療養計画を策定した場合に1人につき1回に限り算定できます。「2」は，他医療機関から紹介された「認知症の症状が増悪した」患者に対し，今後の療養計画を策定・提供した場合に3月に1回に限り算定できます。

なお，B009診療情報提供料（Ⅰ）の「注11」**認知症専門医療機関連携加算**は，外来で認知症の治療を行う医療機関が，認知症専門診断管理料を算定する専門医療機関に対し，診療情報を添えて患者を紹介した場合に算定します。

12. 認知症療養指導料 （B005-7-2） 外 入

「1」は，認知症専門診断管理料1を算定し認知症疾患医療センターから紹介された他医療機関において，外来患者または療養病棟入院患者に対し，認知症療養計画に基づいた治療や療養指導を行い，認知症疾患医療センターに対し情報提供を行った場合に，6月を限度に月1回に限り算定できます。

「2」は，認知症サポート指導料を算定した他医療機関から紹介された外来患者に関し，当該他医療機関に対し認知症治療に関する情報提供等を行った場合に対象となります。

「3」は，認知症サポート医において，新たに認知症と診断または病状の変化により認知症療養計画の再検討が必要な外来患者につき，療養計画を作成し治療を行った場合に対象となります。

13. 認知症サポート指導料 （B005-7-3） 外

認知症患者の支援体制に協力する医師（認知症サポート医）が，他医療機関から紹介された認知症の外来患者に対し療養上の指導を行い，併せて当該他医療機関の医師に対し療養方針に係る助言を行った場合に，6月に1回に限り算定します。

14. 肝炎インターフェロン治療計画料 （B005-8） 外 入

肝炎インターフェロン治療が必要な患者について治療計画を作成し，患者及び地域でインターフェロン治療を担う他の医療機関に対し情報提供を行った場合に，入院，外来を問わず患者1人につき1回算定します。

なお，B009診療情報提供料（Ⅰ）の「注13」**肝炎インターフェロン治療連携加算**は，外来でインターフェロン治療を行う医療機関が，肝炎インターフェロン治療計画料を算定する専門医療機関に対し，診療情報を添えて患者を紹介した場合に算定します。

15. 遠隔連携診療料 （B005-11） 外

難病やてんかんの診断や治療のため，対面診療の際に他の保険医療機関の医師と情報通信機器を用いて連携して診療を行った場合に，診断の確定までの間に3月に1回に限り算定します。

16. こころの連携指導料（Ⅰ）（B005-12），こころの連携指導料（Ⅱ）（B005-13） 外

精神疾患が増悪する恐れのある外来患者や，精神科や心療内科の医師による療養上の指導が必要な外来患者に対して，精神科や心療内科の医師と連携して指導を行う場合に対象となります。

精神科や心療内科の医師に紹介を行う場合に（Ⅰ）を，精神科や心療内科の医師が紹介元の医師に対して情報提供を行う場合に（Ⅱ）の対象となります。

17. 精神科退院時共同指導料 （B015）「1」外，「2」入

精神科の入院患者（措置入院患者や重点的な支援を要する患者）に対し，（入院）精神科標榜病院の多職種チームと，地域の外来・在宅担当の精神科または心療内科標榜医療機関の多職種チームが共同して，退院後の療養等について指導等を行った場合に，対象となります。

「1」は地域の外来・在宅担当の医療機関が，「2」は入院中の医療機関が，各入院中1回に限り算定できます。

医学管理

18. 栄養情報連携料（B011-6）入

　B001「10」入院栄養食事指導料を算定する，他の医療機関・介護保険施設等に転院・入所する患者について，双方の管理栄養士が連携して入院中の栄養管理に関する情報を共有した場合に，入院中1回に限り算定します。

F．初診の時間外救急患者に対する医学管理料

1．院内トリアージ実施料（B001-2-5）外

　夜間・休日・深夜に，初診料を算定する外来患者（救急用の自動車等により搬送された患者を除く）に対して，院内トリアージを行った場合に算定できます。

　院内トリアージとは，緊急度に応じた診療の優先順位づけをすることをいいます。

2．夜間休日救急搬送医学管理料（B001-2-6）外

　診療表示時間外（土曜日以外は夜間に限る）または休日，深夜に救急用の自動車等により，「時間外特例医療機関」（第1章A．初診料の項参照）に搬送された初診料を算定する外来患者に対し，必要な医学管理を行った場合に算定できます。

G．初・再診の費用を包括する医学管理料

　リハビリテーション，放射線治療を行う外来患者で，実施の都度の医師の診察を要しない場合に，医師による包括的な診察を評価するものです。いずれの場合も初・再診料（外来診療料含む）は算定できません。

1．外来リハビリテーション診療料（B001-2-7）外

　疾患別リハビリテーション（H000～H003）を，「1」は1週間に2日以上提供する場合に7日間に1回，「2」は2週間に2日以上提供する場合に14日間に1回に限り算定できます。

2．外来放射線照射診療料（B001-2-8）外

　1週間に概ね5日間の放射線照射を行う外来患者に対して，放射線治療医が診察を行った場合に，7日間に1回に限り算定できます。算定日から7日以内に4日以上の放射線治療を予定していない場合は，所定点数の**100分の50**で算定します。

H．コ・メディカルが行う医学管理等

1．外来栄養食事指導料，入院栄養食事指導料（B001「9」「10」）外，入

　特別食を必要とする患者，がん患者，摂食機能や嚥下機能が低下した患者，低栄養状態にある患者に対して，医師の指示に基づき管理栄養士が具体的な献立によって指導を行った場合に算定します（患者ごとの食事計画案等を交付した場合に限られます）。

　各「ロ」は，診療所において当該診療所以外の管理栄養士が指導を行った場合に対象となります。

　外来患者については，初回の指導を行った月にあっては1月に2回を限度とし，その他の月にあっては1月に1回を限度とします。入院患者については，入院中2回を限度とします。

2．集団栄養食事指導料（B001「11」）外入

　特別食を必要とする複数の患者に対して，医師の指示に基づき，管理栄養士が栄養指導を行った場合に，患者1人につき，月1回に限り算定します（入院患者は入院中2回を限度）。

　外来患者，入院患者ともに対象となります。

Check

　外来栄養食事指導料，入院栄養食事指導料，集団栄養食事指導料の算定の対象となる特別食は，入院時食事療養費の特別食の対象とは一部異なります。

3．在宅療養指導料（B001「13」）外 入

　来院した，在宅療養指導管理料を算定している患者，または外来患者で人工肛門等の器具を装着している患者等に対し，看護師または保健師が必要な指導を行った場合に，初回月は1月に2回，その他の月にあっては1月に1回を限度として算定します。

　備考　入院患者については，退院時に医師が在宅療養指導管理を行い在宅療養指導管理料を算定し，看護師または保健師が在宅療養指導を行った場合に限り，在宅療養指導料を算定できます。

4．救急救命管理料（B006）外

　保険医療機関の救急救命士が，患者の発生した現場において医師の指示に基づき必要な処置等を行った場合に指示を行った医師のいる医療機関で算定します。この場合行った処置等の費用は所定点数に含まれます。

─（ ヒント💡 ）─≪救急救命士≫─
「救急救命士法」に基づき，"救命率"を向上させるため，重度傷病者を医療機関に搬送するまでの間に，心肺停止状態の者に対して，救急救命士法に基づく救急救命士が①カウンターショック，（医師の指示の下で）②器具による気道確保（気管内挿管含む），③静脈路確保のための輸液等を行うことができます。

5．薬剤管理指導料（B008）入

　届出医療機関において，薬剤師が医師の同意を得て，入院患者に対し投薬または注射を行い薬学的管理指導を行った場合に，患者1人につき1週につき1回（月4回を限度として）算定します。

　備考　「1週」は「日曜日から土曜日」を指すため，たとえば木曜日に指導を行い，翌週の火曜日に指導を行った場合は，（月4回以内の場合）おのおのの所定点数を算定できます。

　薬剤管理指導料は，①特に安全管理を要する薬剤が投与されている患者，②その他の患者——の2区分に分けられています。

　なお，投薬の部の調剤技術基本料（院内製剤加算を含む）を併せて算定することはできません。

─（ ヒント💡 ）─≪薬剤管理指導の主旨≫─
『適正な医薬品の使用』は，①的確な処方②的確な使用③的確な評価という一連のサイクルにより実現されます。「薬剤管理指導」は②③を達するために行われます。すなわち，患者自身に服薬の意義を理解させ用法どおりに服用させ（有効性の向上），副作用のいち早い発見と対処または防止（安全性の向上），そしてそれらの情報を次の処方へフィードバックさせます。

6．薬剤情報提供料（B011-3）外

　外来患者に対して，処方した薬剤（院外処方の場合を除く）の名称，用法・用量，効能・効果および副作用・相互作用に関する情報を文書により提供した場合に，月1回に限り（処方変更があった場合はその都度）算定します。さらに，患者の『手帳』に薬剤の名称を記載し，文書で薬剤情報を提供した場合は加算が認められます。

〔留意事項〕
(1)　1処方のすべての薬剤について，投与する患者に係る効能・用法を情報提供します。
(2)　投薬日数のみの変更は「処方の変更」があったものとは見なしませんが，剤型の変更（錠をカプセルに），投与量の変更（3錠を6錠に），処方薬の追加等は「処方の変更」として算定の対象となります。

明細書の記載例

　例　外来で薬剤情報を手帳に記載するとともに文書で提供した場合

⑬医学管理		7	⑬ 薬情 手帳	7 × 1

注）薬剤情報の提供は患者に対し行いますが，手帳への記載は他医療機関等に対する情報提供の目的で行います。

医学管理

7．退院時薬剤情報管理指導料（B014）**入**

入院患者の退院時に，『手帳』に薬剤の名称等を記載し，退院後の服用に関する指導を行った場合に対象となります。

8．薬剤総合評価調整管理料（B008-2）**外**

外来患者で6種類以上の内服薬が処方されている場合に，処方内容を総合的に評価・調整し，2種類以上減少した場合に月1回に限り算定します。なお，医師が内服薬を調整した場合は，診療録に評価した内容や調整の要点を記載します。

備考 入院患者については，A250薬剤総合評価調整加算によります。

9．医療機器安全管理料（B011-4）**外****入**

「1」は，臨床工学技士配置医療機関で，生命維持管理装置を用いて治療を行った場合に，月1回に限り算定します。「2」は，放射線治療を専ら担当する医師および放射線治療に係る医療機器の安全管理等を専ら担当する技術者がいる医療機関において，放射線治療計画に基づく治療を行った場合に一連につき1回算定します。いずれも，入院，外来ともに算定できます。

Ⅰ．文書による情報提供，意見書等

1．診療情報提供料（Ⅰ）（B009）**外****入**

診療情報を示す文書を添えて患者の紹介を行った場合に算定します。

診療情報提供料は，他医療機関や保健福祉関係機関との有機的連携をはかることにより，①医療等の継続性の確保，②医療資源の効率的利用をはかろうとするものです。

算定ポイント【診療情報提供料】

1．所定の診療情報提供書，またはこれに準ずる様式の文書に記載して診療情報を提供します。

　診療情報の提供先によって，診療情報提供書の様式（『**早見表**』p.331～339参照）が異なるので留意します。

2．原則として紹介先医療機関ごとに患者1人につき月1回に限り算定します。たとえば，同時に，内科診療所と眼科診療所に紹介する場合は各々算定できます。なお，同一医療機関の内科と皮膚科へ別々に診療情報を提供した場合は，合わせて1回のみ算定します。

　なお，入院中の患者に係る（他医療機関への）検査等のための紹介については，診療情報提供料は算定できません（退院時は算定可）。

3．同一開設者による医療機関間の診療情報提供については算定できません。

4．「注1」から「注7」に情報提供先，情報提供の目的が定められています。また，「注8」から「注18」には要件を満たす場合に算定できる加算が設けられています（**図表2-4**参照）。

　「注8」退院時情報添付加算（200点）は，退院時の紹介に当たり，検査や画像診断等の情報および退院後の治療計画等必要な情報を添付して紹介を行った場合に加算ができます。

　なお，診療情報提供に際しエックス線フィルムをコピーした場合のフィルムコピー代は，（診療情報提供料に含まれ）患者から実費徴収は認められません。

5．診療情報の提供先が医療機関以外である場合は，明細書の摘要欄に「情報提供先」を記載します〔『**早見表**』p.1653〕。

2．診療情報連携共有料（B010-2）**外****入**

歯科医療機関の求めに応じて，検査結果，投薬内容等の情報提供を行った場合に，提供する歯科医療機関ごとに3月に1回を限度として算定できます。

3．電子的診療情報評価料（B009-2）**外****入**

別の医療機関から診療情報の提供を受け，当該診療記録等を電子的方法で閲覧・受診した場合に対象となります。

図表 2 - 4 診療情報提供料（Ⅰ）の情報提供先施設一覧（医療機関以外）

	情報提供先	目的
注2	**市町村，保健所，精神保健福祉センター，指定居宅介護支援事業者，指定介護予防支援事業者，地域包括支援センター，指定特定相談支援事業者，指定障害児相談支援事業者**	保健福祉サービスのため〔入院患者については退院日から2週間以内に紹介（家庭に復帰する場合に限る）〕
注3	**保険薬局**	在宅患者訪問薬剤管理指導のため
注4	**精神障害者施設，介護老人保健施設**（併設除く）	「入所している患者」等の医療機関での診療に基づく情報の提供
注5	**介護老人保健施設**（併設除く），**介護医療院**	入所等のため
注6	**認知症に関する専門の保険医療機関等**	認知症の鑑別診断，治療方針の選定等のため
注7	**保育所や学校等の学校医等**	小児慢性特定疾病患者，障害児，アレルギー患者等について，義務教育の学校生活等に必要な情報を提供

	加算の対象	加算点数
注8	退院月又はその翌月に，保険医療機関，精神障害者施設，介護老人保健施設，介護医療院に対し，**「退院時情報を添付」**した場合	200点
注9	**「ハイリスク妊産婦」**を共同管理料（Ⅰ）の医療機関から（Ⅱ）の医療機関に紹介	200点
注10	**「認知症の疑い」**あり，専門医療機関での鑑別診断等のため紹介	100点
注11	専門医療機関で**認知症と診断された患者を外来診療する医療機関**が，症状増悪のため専門医療機関に紹介	50点
注12	外来で**「うつ病等の精神障害の疑い」**あり，診断治療のため，他医精神科に紹介	200点
注13	治療計画に基づき**肝炎インターフェロン外来治療を行う医療機関**が，連携する専門医療機関に紹介	50点
注14	**口腔機能管理**（周術期等）の必要があり，他の歯科医療機関へ紹介	100点
注15	周術期の口腔機能管理のため，歯科医療機関の受診予約を行い紹介（注14との併算定可）	100点
注16	連携医療機関において**退院時に「地域連携診療計画加算」を算定した外来患者**の状況等を，当該連携医療機関に対し情報提供	50点
注17	在宅で療養を行う医療機関が，入院（入所）する医療機関，介護老人保健施設，介護医療院に対して，**訪問看護ステーションから得た情報**を添付して紹介	50点
注18	検査・画像情報等の**診療記録を電子的方法で送付した**場合　イ　退院患者　ロ　外来	200点　30点

医学管理

4．診療情報提供料（Ⅱ）（B010）外入

　セカンドオピニオンのための情報提供を行った場合に算定できます。

　なお，入院患者の場合や家族に対して情報提供した場合も算定できます。

5．連携強化診療情報提供料（B011）外入

　①再診料の地域包括診療加算等を算定する「かかりつけ医」から紹介された患者（注1），②「かかりつけ医」において他の医療機関から紹介された患者——について，継続的診療を行う場合に，紹介元の求めに応じて，（紹介元への患者の逆紹介はせず）診療情報提供を行った場合（注3）に，1月に1回に限り算定できます。

　また，③紹介受診重点医療機関で，許可病床200床未満の病院・診療所から紹介された患者の診療を行い紹介元に情報提供した場合（注2），④難病拠点病院やてんかん支援拠点病院で，他医療機関から紹介された患者の診療を行い紹介元に情報提供した場合（注4）は，月1回算定できます。

　妊娠患者に係る情報提供として，⑤他の医療機関から紹介された妊娠患者を診療し，紹介元に情報提供をした場合は3月に1回算定できます〔ただし，⑥妊娠患者の診療体制が整備された医療機関

で，他の産婦人科医療機関から紹介された妊娠患者，または，⑦産婦人科医療機関で，他の医療機関から紹介された妊娠患者について，頻回の情報提供の必要性を認め紹介元に情報提供した場合は，月1回算定できます〕（注5）。

6．傷病手当金意見書交付料（B012）外入

健康保険法に定める傷病手当金の給付を受けるため，医師が「意見書」を交付した場合に，1通につき所定点数を算定します。

1．交付時点において当該被保険者に対し療養の給付を行うべき者（保険者）に対し請求します。
 （1）例　3月10日に健康保険本人から国保に変更となり，傷病手当金意見書2通（1月21日～2月20日，2月21日～3月9日の期間）を3月20日に交付した場合。
 　　この場合，傷病手当金意見書交付料は100点×2（通）を算定し，国保に請求します。
 　　⑬　㉖（3／20交付）　100×2
 （2）被保険者死亡の場合は，交付を求めた遺族などの保険で請求します。
2．傷病手当金意見書交付料を算定した場合は，明細書の摘要欄に交付年月日を記載します。
3．健保法などの"出産育児一時金又は出産手当金"に係る証明書または意見書を交付した場合は，（保険で）交付料を算定できません。ただし，無償交付であることを要しないため，患者負担としても差し支えありません。
4．保険者でなく，職員互助組合などの「傷病見舞金」給付のための意見書は対象となりません（国保組合の傷病手当金給付のための意見書交付は対象となります）。

7．療養費同意書交付料（B013）外入

健康保険法に定める療養費の対象となる，はり・きゅう，あんま・マッサージの施術に係る給付を受けるために，医師の同意書または意見書を交付した場合に算定します。
上記以外の，健康保険の給付を受けるために必要な証明書，意見書については無償で交付しなければなりません（保険医療機関及び保険医療養担当規則第6条参照）（図表2-5）。

図表2-5　保険給付のための医師の「意見書」等の費用の扱い

	費用の扱い	文　書　の　種　類
A	保険（点数）	**傷病手当金**［意見書］，**療養費（あん摩・マッサージ，はりおよびきゅう）**［同意書］
B	有償可	**出産手当金**［分娩（予定）証明書］，**出産育児一時金**［出産証明書］
C	無償	**埋葬料**［死亡診断書］，**移送費**［意見書］，**療養費（柔道整復，治療用装具等）**［同意書］

注　保険給付を受けるために必要な証明書，意見書等は，A，Bを除き，無償で交付しなければなりません。

J．プログラム医療機器等に係る指導管理

プログラム医療機器等指導管理料（B005-14）

主に患者自らが使用する「ニコチン依存症治療補助アプリ」（材料価格基準「別表Ⅱ」226）や「高血圧症治療補助アプリ」（同227）等のプログラム医療機器に係る指導管理を行った場合に，月に1回算定します。初回の指導管理を行った月は**導入期加算**が加算できます。
なお，B001-3-2ニコチン依存症管理料，B001-3生活習慣病管理料（Ⅰ），B001-3-3生活習慣病管理料（Ⅱ）等の医学管理料を算定し，（上記の）特定保険医療材料料を算定する場合に限り算定できます。

（※　練習問題はp.245掲載）

医学管理

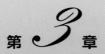

第 *3* 章

⑭ 在宅医療

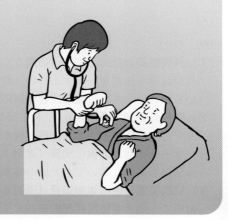

p.00/p.00は，"本書ページ数／「診療点数早見表」2024年度版ページ数" です。

　一般に医療は，医療機関の外来で，あるいは医療機関への入院により行われますが，入院する必要はないが，通院はできないなどの理由がある場合に，在宅での医療が行われます。「在宅医療」とは，在宅（自宅あるいは高齢者施設など）で診療や治療を受けられるように医師等が訪問したり，患者に在宅での療養の指導や管理を行うものです。

　主に医師をはじめ医療スタッフの訪問・指導を評価した「在宅患者診療・指導料」と，在宅での患者・家族が行う療養への指導を評価した「在宅療養指導管理料」とに区分されます。

　第1節「在宅患者診療・指導料」では主に医師が訪問しますが，医師以外のスタッフが訪問して指導する場合もあります。その場合，医師の診察はないので，診療実日数には加えられません。

　第2節「在宅療養指導管理料」は，患者自らによる在宅療養のため，十分な指導，緊急時の対応等患者および家族への注意等を行うものです。必要な薬剤や材料を支給した場合は，「在宅療養指導管理材料加算」や「特定保険医療材料」で算定します。

　在宅医療のほとんどは入院外の患者が対象ですが，第2節「在宅療養指導管理料」のC100退院前在宅療養指導管理料，退院時の指導管理は入院患者が対象となります。

　超高齢社会の我が国では，在宅医療のニーズは高まっています。そのため，患者対応24時間体制の在宅療養支援診療所や，病院でも在宅療養を支援する病院が増加している傾向にあります。

〔レセプト記載例〕

> 在宅療養支援診療所が夜間の往診を実施。点数欄に回数と点数を記載し，摘要欄に「在支援」と記載

⑭ 在 宅			
	往　　　　診	1回	720
	夜　　　　間	1回	1,500
	深夜・緊急	回	
	在宅患者訪問診療	2回	1,776
	そ　の　他		4,085
	薬　　　　剤		

⑭	
	＊在支援（6／18）
	＊（Ⅰ）1在宅（6／10，6／24）
	＊在医総管内

> 同一月に往診料と在宅患者訪問診療料を併せて算定する場合は，実施日を記載する

通則　外来における感染防止対策に関する加算

　初・再診料を別に算定できない在宅患者訪問診療料，在宅患者訪問看護・指導料等の在宅患者診療・指導料を算定する診療所については，初・再診料と同様の下記の加算が算定できます（併算定はできません。いずれか月1回のみの算定となります）。

　対象となる在宅患者訪問診療・指導料：C001，C001-2，C005，C005-2，C005-2，C006，C008，

C009，C011

1）**外来感染対策向上加算（通則5）**（月1回6点）：届出診療所における，外来診療時の感染防止対策に係る体制を評価するもの。発熱等がある感染症の疑い患者に対して感染防止対策を講じている場合は，さらに**発熱患者等対応加算**として，月1回に限り20点を加算します。

2）**連携強化加算（通則6）**（月1回3点）：感染症対策に関する（A234-2感染対策向上加算を算定する）他医療機関との連携体制を有する届出診療所において，上記に加算します。

3）**サーベイランス強化加算（通則7）**（月1回1点）：感染防止対策に資する情報提供体制を有する届出診療所において，上記の外来感染対策向上加算に加算します。

4）**抗菌薬適正使用体制加算（通則8）**（月1回5点）：外来感染対策向上加算を算定する診療所において，抗菌薬使用状況をモニタリングするサーベイランスに参加等の施設基準を満たす場合に加算できます（届出）。

1　在宅患者診療・指導料（第1節）

　在宅患者診療・指導料は，医療機関への通院が困難な者に対して，医師や看護師等が患家や居住系施設等を訪問して診療を行った場合の診療料です。

　訪問に係る診療料として，往診料，訪問診療料，訪問看護・指導料，訪問リハビリテーション指導管理料，訪問薬剤管理指導料，訪問栄養食事指導料等があります。

　介護保険の要介護被保険者等（認知症対応型グループホーム，特定施設，特別養護老人ホーム入所者等）に対する診療報酬各項目の算定の可否については，本書第17章「Ｃ」を参照してください。

在宅患者診療・指導料の費用の構成

　在宅患者診療・指導料は，往診や訪問診療，訪問看護などについての点数が定められたC000〜C015の項目から構成されます。

　薬剤料や特定保険医療材料料等の加算はありません。

　以下，「在宅患者診療・指導料」を下記のＡ，Ｂに分類して説明します。

　Ａ．在宅患者の診療に関するもの

　Ｂ．コ・メディカルが行う訪問指導等

A．在宅患者の診療に関するもの

1．往診料（C000）

　往診は患家の（緊急な）依頼により，必要に応じて行います。

　定期的な訪問診療については，在宅患者訪問診療料等により算定します。

1．初診料，再診料などの診察料と併せて算定できます。

2．緊急・夜間・休日・深夜・滞在時間などの加算があります（**図表3-1**）。

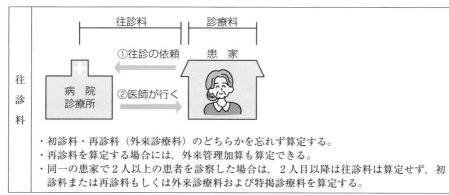

図表3-1　往診料の構成

項　　目	点　　数					留　意　事　項	明細書の記載
往診料	720点						在宅療養支援診療所の場合は在支援,在宅療養支援病院の場合は在支病と記載。同一月に在宅患者訪問診療料を併せて算定する場合は,実施日を記載
①緊急往診加算「注1」	イ(1)	イ(2)	ロ	ハ	ニ	・専ら診療に従事している時間(概ね a.m.8〜p.m.1)に緊急往診	
	850点	750点	650点	325点	325点		
②夜間・休日往診加算 深夜往診加算「注1」	1,700点 2,700点	1,500点 2,500点	1,300点 2,300点	650点 1,300点	405点 485点	・夜間:p.m.6〜a.m.8(深夜を除く) ・深夜:p.m.10〜a.m.6(標榜診療時間以外に限られる)	
③患家診療時間加算「注2」	1時間超の場合に30分又はその端数を増すごとに100点加算					・「実際に診療に当たっている時間」による	(診療時間を記載)
④在宅ターミナルケア加算「注3」 ・在宅緩和ケア充実診療所・病院加算 ・在宅療養実績加算1,2 ・(がん患者)酸素療法加算	1,000点 750点,500点 2,000点					・死亡日及び死亡日前14日以内にB004退院時共同指導料1を算定して往診を行った場合	(死亡年月日を記載)
⑤看取り加算「注4」	3,000点					・(上記を算定する場合に)在宅で患者を看取った場合に加算	
⑥死亡診断加算「注5」	200点加算					・患家で死亡診断をした場合	
⑦在宅緩和ケア充実診療所・病院加算 在宅療養実績加算1 在宅療養実績加算2「注8」届出	100点 75点 50点					・施設基準(緊急往診・看取り件数一定以上)届出の在支援,在支病 (在宅緩和ケア充実診療所・病院加算は機能強化型の場合) (『早見表』p.1326, p.1341参照)	
⑧往診時医療情報連携加算「注9」	200点加算					・在宅療養支援診療所・病院が,他医が訪問診療を行う患者に対し,連携して往診	
⑨介護保険施設等連携往診加算「注10」	200点加算					・介護保険施設等の入所者の急変時に,連携している協力医療機関の医師が往診	
⑩特別往診料「注6」	別に厚生労働大臣が定める					・16km超の場合または海路による往診等で特殊な事情がある場合	特 往診地域,海路距離等を記載

在宅

備考　①②中の「イ(1)」は機能強化型の在宅療養支援診療所・病院の「病床あり」,「イ(2)」は同「病床なし」,「ロ」はイ以外の在宅療養支援診療所・病院,「ハ」はその他の医療機関。「イ」〜「ハ」は「厚生労働大臣が定める患者」に対し行った場合,「ニ」は「それ以外の患者」に行った場合

*「厚生労働大臣が定める患者」:①往診医療機関で訪問診療等を行う患者,②往診医療機関と連携体制を構築する他医療機関で訪問診療等を行う患者,③往診医療機関の外来で継続的に診療を受ける患者,④往診医療機関と平時から連携体制を構築する介護保険施設等の入所患者——のいずれかに該当する患者
　　明細書の記載については『早見表』p.1620「オ」,p.1655参照(略称を◯枠で囲みます)。

在宅

2．在宅患者訪問診療料（Ⅰ）（C001），在宅患者訪問診療料（Ⅱ）（C001-2）

　通院が困難な在宅患者，同一建物居住者等に対し，計画的な医学管理の下に定期的に訪問して診療をした場合に算定します（**図表3-3**）。

　（Ⅰ）の「1」は，在宅での療養患者，有料老人ホーム等の入居者（C001-2の対象者を除く）への訪問診療を行った場合に対象となります。

　「2」は，在宅時医学総合管理料（C002），施設入居時等医学総合管理料（C002-2），在宅がん医療総合診療料（C003）の算定要件を満たす他医療機関からの依頼により訪問診療を行った場合に対象となります。

　（Ⅱ）は，（医療機関に）併設する有料老人ホーム等の入居者への訪問診療を行った場合に対象となります。

〔留意事項〕

1．再診料および往診料は別に算定できません。なお特定疾患療養管理料等は別に算定できます（緊急の場合の往診については，再診料・往診料により算定します）。

2．週3回を限度とします。ただし，厚生労働大臣が定める疾病等の患者については，週4回以上の訪問診療が認められます。

　　上記以外で，急性増悪等により一時的に頻回の訪問診療を行う必要性がある場合は，1月に1回に限り，診療を行った日から14日以内について14日を限度として算定できます（Bの1．在宅患者訪問看護・指導料の項の表の①②と同様）。

3．滞在時間などの加算については，往診料の加算に準じます。ただし，緊急・夜間・深夜についての加算点数は設定されていません。

4．同一の患家で2人以上の患者を診療した場合は，1人目は「1」（同一建物居住者以外）を算定しますが，2人目以降の患者については在宅患者訪問診療料は算定せず，再診料（外来診療料）を算定します。ただし，同一の患家ではない同一建物居住者について複数の患者の診療を行った場合は，末期の悪性腫瘍の患者等であるか否か等によって，算定の仕方が異なります。（『早見表』p.363「参考」参照）。

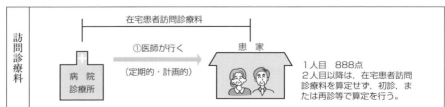

3．在宅時医学総合管理料（C002），施設入居時等医学総合管理料（C002-2）

　施設基準の届出をした診療所，許可病床数が200床未満の病院または在宅療養支援病院において，

図表3-2　在宅患者訪問診療料（Ⅰ）（Ⅱ）

C001　在宅患者訪問診療料（Ⅰ）	1	明細書略号	2	明細書略号
イ　同一建物居住者以外の場合	888点	（Ⅰ）1在宅	884点	（Ⅰ）2在宅
ロ　同一建物居住者の場合	213点	（Ⅰ）1同一	187点	（Ⅰ）2同一
C001-2　在宅患者訪問診療料（Ⅱ）	150点〔明細書略号：（Ⅱ）〕			

図表3-3　在宅患者訪問診療料（Ⅰ）の算定期間および加算点数

週4回以上可の場合および加算対象	算　　定	明細書の記載
①　「注1」「注2」厚生労働大臣が定める疾病等（別表第7）：末期癌，神経難病，HIV，人工呼吸器装着	週4日以上可	**難病**
②　「注3」病状の急性増悪，終末期等により一時的に週4日以上の頻回の訪問看護が必要	月1回に限り，当該診療日から14日以内の期間において14日を限度として算定	**急性**（その必要性，必要を認めた診療日及び当該訪問診療を行った日を記載）

	「注4」　**乳幼児加算**	6歳未満の場合，400点	**乳**
	「注5」　**患家診療時間加算**（診療時間が1時間超の場合）	30分またはその端数を増すごとに，100点加算	（診療時間を記載）

加算

「注6」　**在宅ターミナルケア加算**（死亡日および死亡前14日以内に2回以上の往診又は訪問診療を実施した場合）			

イ．有料老人ホーム等入居患者以外（Ⅰ）タ在			
(1) 機能強化型の在支診又は在支病		(2) (1)以外の在支診又は在支病	(3) (1)及び(2)以外
①病床有	②病床無		
+6500	+5500	+4500	+3500

ロ．有料老人ホーム等入居患者（Ⅰ）タ施			
(1) 機能強化型の在支診又は在支病		(2) (1)以外の在支診又は在支病	(3) (1)及び(2)以外
①病床有	②病床無		
+6500	+5500	+4500	+3500

（右欄記載）**（Ⅰ）タ在**　**（Ⅰ）タ施**（死亡日，死亡日前14日以内に行った往診又は訪問診療の日を記載）

・施設基準届出の場合（追加）：**在宅緩和ケア充実診療所・病院加算**（1,000点），**在宅療養実績加算1**（750点），**在宅療養実績加算2**（500点），**酸素療法加算**（2,000点）

「注7」　**看取り加算**（在宅で患者を看取った場合）	3,000点	**看取**
「注8」　**死亡診断加算**	200点（「注7」の看取り加算を算定した場合を除く）	
「注13」**在宅医療DX情報活用加算**	月1回に限り10点	**在DX**

備考　在宅患者訪問診療料（Ⅱ）についても同様。
　　　明細書への記載については『**早見表**』**p.1621**「オ」（ウ），**p.1655**参照（略称を◯枠で囲みます）。

在宅

通院が困難な在宅患者，施設入所者等に対して，計画的な医学管理の下に，月2回以上の定期的な訪問診療を行っている場合に，月1回に限り算定します。

　在宅患者訪問診療料（Ⅰ）（Ⅱ）は別に算定できますが，医学管理等の一部，在宅寝たきり患者処置指導管理料，処置の一部等〔『**早見表**』**p.374**(9)参照〕は所定点数に含まれます。

4．在宅がん医療総合診療料（C003）

　施設基準届出在宅療養支援診療所，在宅療養支援病院において，在宅で療養を行っている末期の悪性腫瘍患者であって通院が困難な者に対して，計画的な医学管理の下に総合的な医療を提供した場合に，1週を単位として所定点数（×日数）を算定します。

　施設基準は，①定期的な訪問診療および訪問看護を実施できる体制があること，②患者の病状急変等に常時対応できる体制があること等です。

　診療に係る費用は，緊急往診の場合等を除き，すべて所定点数に含まれています。

図表 3-4　在宅時医学総合管理料

区分	項目名，点数，備考										
C002	**在宅時医学総合管理料**：（明細書の記載）処方箋交付「**在医総管外**」，交付なし「**在医総管内**」										

在宅時医学総合管理料

	（月1回算定）		(1) 別に定める状態の患者かつ月2回以上の訪問診療			(2) 月2回以上の訪問診療			(3) 月1回の訪問診療		
			①単一建物診療患者1人	②単一建物診療患者2～9人	③単一建物患者10～19人 ④同上20～49人 ⑤上記以外の場合（省略）	①単一建物診療患者1人	②単一建物診療患者2～9人	③単一建物患者10～19人 ④同上20～49人 ⑤上記以外の場合（省略）	①単一建物診療患者1人	②単一建物診療患者2～9人	③単一建物患者10～19人 ④同上20～49人 ⑤上記以外の場合（省略）
1	機能強化型の在支診・在支病	有床	5,385	4,485		4,485	2,385		2,745	1,486	
		無床	4,985	4,125		4,085	2,185		2,505	1,365	
	在宅緩和ケア充実診療所・病院加算		+400	+200		+400	+200		+400	+200	
2	在支診・在支病（1を除く）		4,585	3,765		3,685	1,985		2,285	1,265	
	在宅療養実績加算1		+300	+150		+300	+150		+300	+150	
	在宅療養実績加算2		+200	+100		+200	+100		+200	+100	
3	1および2以外		3,435	2,820		2,735	1,460		1,745	980	

区分											
C002-2	**施設入居時等医学総合管理料**：（明細書の記載）処方箋交付「**施医総管外**」，交付なし「**施医総管内**」										

	（月1回算定）		(1) 別に定める状態の患者かつ月2回以上の訪問診療			(2) 月2回以上の訪問診療			(3) 月1回の訪問診療		
			①単一建物診療患者1人	②単一建物診療患者2～9人	③単一建物患者10～19人 ④同上20～49人 ⑤上記以外の場合（省略）	①単一建物診療患者1人	②単一建物診療患者2～9人	③単一建物患者10～19人 ④同上20～49人 ⑤上記以外の場合（省略）	①単一建物診療患者1人	②単一建物診療患者2～9人	③単一建物患者10～19人 ④同上20～49人 ⑤上記以外の場合（省略）
1	機能強化型の在支診・在支病	有床	3,885	3,225		3,185	1,685		1,965	1,065	
		無床	3,585	2,955		2,885	1,535		1,785	975	
	在宅緩和ケア充実診療所・病院加算		+300	+150		+300	+150		+300	+150	
2	在支診・在支病（1を除く）		3,285	2,685		2,585	1,385		1,625	905	
	在宅療養実績加算1		+225	+110		+225	+110		+225	+110	
	在宅療養実績加算2		+150	+75		+150	+75		+150	+75	
3	1および2以外		2,435	2,010		1,935	1,010		1,265	710	

区分		
C002, C002-2 共通	処方箋を交付しない場合の加算　+300，在宅移行早期加算　+100（3月以内，月1回），頻回訪問加算　初回 +800・2回目以降　+300，（「3」のみ）在宅療養移行加算 「1」+316，「2」+216，「3」+216，「4」+116，〔別表8の3の患者（別表8の2の患者で月2回訪問の場合を除く）〕包括的支援加算　+150，在宅医療専門診療所であって，在宅療養支援診療所の基準を満たさない場合の減算　×80／100，在宅データ提出加算 +50，在宅医療情報連携加算　+100	
	備考「情報通信機器を用いた診療を行っている場合」の点数は省略した。	

図表 3-5　在宅がん医療総合診療料

区分	項目名，点数	備考	
C003	**在宅がん医療総合診療料**（1日につき） 		1（イ）*	1（ロ）*	2*
院外処方あり	1,798	1,648	1,493
院外処方なし	2,000	1,850	1,685		*1（イ）は，機能強化型の在宅療養支援診療所・病院の「病床あり」，1（ロ）は，同「病床なし」，2は，1以外の在宅療養支援診療所・病院	在宅療養支援診療所，在宅療養支援病院に限る。1週につき（所定点数×日数）算定。診療に係る費用を含む。（届出） ・死亡診断加算　200点（注2） ・在宅緩和ケア充実診療所・病院加算　150点 ・在宅療養実績加算1　110点 ・在宅療養実績加算2　75点 ・小児加算（週1回）　1,000点 ・在宅データ提出加算（月1回）50点 ・在宅医療DX情報活用加算（月1回）10点 ・在宅医療情報連携加算（月1回）100点

5．救急搬送診療料（C004）

　患者を救急用の自動車等で医療機関に搬送する際，診療上の必要から，医師が同乗して診療を行った場合に算定します。下記のいずれかの場合に算定できます。

（1）　患者の発生した現場から保険医療機関に搬送する場合

（2）　患者を別の保険医療機関に搬送する場合

　　なお，医療機関の所有する"ドクターズカー"により搬送する場合も対象となります。

　入院患者を他の保険医療機関に搬送した場合は，（搬送元医療機関以外の医師が同乗して診療を行った場合や人工心肺補助装置や人工呼吸器を装着して搬送する場合などを除き）救急搬送診療料は算定できません。

　なお，ドクターヘリ搬送促進事業に係るドクターヘリにより搬送する患者についても，"ドクターヘリ内"で診療を行った場合は，救急搬送診療料を算定できます。

6．救急患者連携搬送料（C004-2）

　第3次救急医療機関など救急搬送受入れの実績を有する届出医療機関において，救急外来を受診した患者または入院3日目までの患者について，医師，看護師または救急救命士が同乗して連携医療機関に転院搬送する場合に対象となります。

7．介護職員等喀痰吸引等指示料（C007-2）

　介護職員等による喀痰吸引等（喀痰吸引，経管栄養）は，実施にあたっては，医師が介護関連施設，障害者支援施設，在宅（訪問介護事業者），特別支援学校等に対して「（喀痰吸引等）指示書」を交付することによって，特定の研修を受けた介護職員等が，喀痰吸引および経管栄養を施設や在宅等で実施することができます。当指示料は，医師が指示書を交付した場合に3月に1回算定できます。

8．在宅患者連携指導料（C010）

　訪問診療を実施している保険医が，他機関の医療関係職種者と診療情報を文書等により共有し，指導を行った場合に対象となります。対象は診療所や在宅療養支援病院，許可病床数200床未満の病院に限られます。初診から1月以内は算定不可です。

　備考　訪問看護・指導料（C005，C005-1-2）においては，「注8」，「注9」により，連携指導加算，緊急時等カンファレンス加算が設定されています。

9．在宅患者緊急時等カンファレンス料（C011）

　訪問診療を実施している保険医が，患者の急変等に伴い，患家において他機関の医療関係職種者と，共同してカンファレンスを行った場合に対象となります。

10．在宅患者共同診療料（C012）

　在宅療養後方支援病院が，当病院を緊急時の搬送先として希望する在宅患者に対して，在宅医療を提供する連携医療機関からの求めに応じて共同で往診や訪問診療を行った場合に算定できます。

11．在宅患者訪問褥瘡管理指導料（C013）

　重点的な褥瘡管理を必要とする在宅患者に対して，医師，管理栄養士，看護師等が在宅褥瘡対策チームを作り，共同して計画的な指導管理を行った場合に対象となります。初回訪問から6月以内に3回を限度として算定します。

12．外来在宅共同指導料（C014）

　外来医療を継続的に行っている患者が在宅医療に移行するに当たり，患家等において，在宅医療を担う医師が外来医療を担う医師と連携して指導等を実施した場合に対象となります。在宅医療を担う医療機関で「1」を，外来医療を担う医療機関で「2」を，各患者1人につき1回に限り算定できます。

13．在宅がん患者緊急時医療情報連携指導料（C015）

　在宅療養を行う通院困難な悪性腫瘍の末期患者の病状急変等時に，訪問診療を行う医師が，ICT活用により連携医療機関の医師等が記録した最終段階の医療ケアに係る情報を取得し，それを踏まえて療養上の指導をした場合に対象となります。

B．コ・メディカルが行う訪問指導等

1．在宅患者訪問看護・指導料（C005），同一建物居住者訪問看護・指導料（C005-1-2）

　通院が困難な在宅患者，同一建物居住者等に対し，保健師，助産師，看護師または

准看護師を訪問させ，看護または療養上必要な指導を行った場合に（厚生労働大臣が定める疾病等の患者の場合を除き）週3日を限度として算定します。

再診料・往診料は別に算定できません。

2．訪問看護指示料（C007）

主治医が「指定訪問看護」の必要を認め，指定訪問看護事業者や指定地域密着型サービス事業者である訪問看護ステーション等に対して，「訪問看護指示書」を交付した場合に，1月に1回を限度として算定します。なお，入院中に指示書を交付した場合は，入院明細書で算定します。

患者の急性増悪等により一時的に頻回の指定訪問看護を行う必要がある場合に「特別訪問看護指示書」を交付した場合は，原則1月1回に限り特別訪問看護指示加算（注2）100点を加算します。

また，「特定行為手順書」を交付した場合は，手順書加算（注3）150点を，6月に1回に限り算定できます。

在宅療養において必要とする衛生材料等を支給した場合は，月1回に限り，衛生材料等提供加算（注4）80点が算定できます。

備考 訪問看護指示書の様式は，『**早見表**』p.395，396に掲載。

在宅

図表3−6　在宅患者訪問看護・指導料（1日につき）

看護者の種別	週3日目まで			週4日目以降		
	在宅	同一建物居住者		在宅	同一建物居住者	
		同一日2人	3人以上		同一日2人	3人以上
1．保健師・助産師・看護師	580	580	293	680	680	343
(注16) 専門管理加算（月1回 250点）（届出）：「イ」悪性腫瘍の鎮痛・化学療法，真皮を超える褥瘡，人工肛門・人工膀胱の皮膚障害その他合併症の患者に対し，緩和ケア，褥瘡・人工肛門・人工膀胱ケアの専門研修を受けた看護師が，「ロ」特定行為に係る管理対象となる患者に対して，特定行為研修を受けた看護師が──それぞれ行った場合						
2．准看護師	530	530	268	630	630	318
3．専門看護師（緩和ケア・褥瘡ケア・人工肛門ケア・人工膀胱ケア）（届出）	1,285点（月1回）・悪性腫瘍の鎮痛療法・化学療法実施患者，褥瘡患者，人工肛門や人工膀胱を造設した患者が対象・他医療機関または訪問看護ステーションの看護師等と共同指導する					

図表3−7　在宅患者訪問看護・指導料の算定期間および加算点数

（「注3」〜「注13」の加算は「3」専門看護師による場合は対象外）

週4回以上可の場合および加算対象	算　　　定	明細書の記載
①厚生労働大臣が定める疾病等（『**早見表**』p.392「別表第7，第8」）：末期癌，神経難病，HIV，人工呼吸器装着等　　　　「注1」	週4日以上可	**訪問看護難病**
②診療に基づき，病状の急性増悪，終末期等により一時的に頻回の訪問看護が必要*（気管カニューレ使用の状態または真皮を越える褥瘡の状態にある者は1月2回）　　　「注1」 * 当該診療の日から14日以内に限る	1月1回（2回）に限り，週4日以上可	**訪問看護急性**
「注3」**難病等複数回訪問加算**：①又は②の場合で，「1日2回又は3回以上訪問」の場合	各450点，800点（1日につき）	**複**，診療日，訪問看護日，必要理由
「注4」**緊急訪問看護加算**：在宅療養支援診療所等の保険医の指示により，緊急に訪問看護・指導を行った場合	（月14日目まで）265点（月15日目以降）200点	**訪問看護緊急**，回数
「注5」**長時間訪問看護・指導加算**：長時間の訪問を要する患者（「**早見表**」p.393「第4・4（3）」「イ」）に対し，1回の訪問看護の時間が90分を超える場合	520点〔週1回，（「第4・4（3）」「ロ」）15歳未満の（准）超重症児等は週3回限度〕	**訪問看護長時****訪問看護別定長時**
「注6」**乳幼児加算**：6歳未満の場合	130点（別に定める者180点）	**訪問看護乳**

算	「注7」**複数名訪問看護・指導加算**：厚生労働大臣が定める者（『**早見表**』p.393「4の2」：①，②，「注11」の対象者，暴力をふるう患者等）に対して，複数名で訪問看護・指導を行った場合	イ　他の看護師等と450点（週1日限度） ロ　他の准看護師と380点（週1日限度） ハ　他の看護補助者と300点（週3日限度） ニ　他の看護補助者と（厚労大臣が定める場合） 1日に1回　　　300点 1日に2回　　　600点 1日に3回以上1,000点	**複訪看看** **複訪看准** **複訪看補ハ** **複訪看補ニ**
	「注8」**在宅患者連携指導加算**：他機関の医療関係職種者との間で診療情報等を文書により共有し，連携して指導	300点（月1回）	**訪問看護連携**
	「注9」**緊急時等カンファレンス加算**：患者の急変，診療方針の変更等に際し，患家において，他機関の医療関係職種者と緊急カンファレンスを施行	200点（月2回限度）	**訪問看護カン**
	「注10」**在宅ターミナルケア加算**：死亡日および死亡日前14日以内に2回以上訪問看護・指導を実施し，かつ死亡前24時間以内にターミナルケア実施	在宅で死亡：2,500点 特養等で死亡：1,000点	訪問看護日時，死亡日時
	「注11」**在宅移行管理加算**：下記等の特別な管理を要する場合で，退院日から1月以内に4回以上算定する場合：（『**早見表**』p.393「別表第8」）在宅療養指導管理料算定，ドレーンチューブ，気管カニューレ等使用，人工肛門等設置他	250点（1人1回）ただし，「重症度等の高い場合（別表第8『1』）」は，500点	**移**，退院日，訪問看護日等 **移重症**
	「注12」**夜間・早朝・深夜訪問看護加算**：夜間・早朝・深夜に訪問看護・指導を行った場合	夜間・早朝　210点 深夜　　　　420点	**夜早**，日時 **深**，日時
	「注13」**看護・介護職員連携強化加算**：特別行為事業者が「喀痰吸引等」を行うための支援	250点（月1回）	**訪問看護看介**
	「注14」**特別地域訪問看護加算**：特別地域にある患家への移動時間が1時間以上である場合	50／100加算	**訪問看護特地**
	「注15」**訪問看護・指導体制充実加算**：訪問看護・指導に係る十分な体制があり，相当の実績を有する医療機関（届出）	150点（月1回）	
	「注17」**訪問看護医療DX情報活用加算**：電子資格確認により診療情報を取得し訪問看護を管理	5点（月1回）	**在訪DX**
	「注18」**遠隔死亡診断補助加算**：離島等居住者に，情報通信機器を用いて医師の死亡診断を補助	150点	**遠診**

備考　1．同一建物居住者訪問看護・指導料についても同様です。
　　　2．介護保険の要介護者等の認定を受けた場合は，介護保険の訪問看護の給付を受けますが，①，②の状態にある場合は，医療保険の訪問看護の対象となります。〔明細書への記載は『**早見表**』p.1621（20）「オ」（カ），p.1658参照（略称を◯枠で囲みます）〕

3．在宅患者訪問点滴注射管理指導料（C005-2）

　訪問看護を受けている外来患者に週3日以上の点滴注射を行う必要がある場合に，医師が看護師等に点滴注射に際しての留意事項を記載した文書を交付して必要な管理指導を行った場合に週1回に限り算定します。

　なお，点滴注射に必要な薬剤の明細書への記載は，「在宅」欄ではなく，「注射」の項に薬剤料のみを記載します。

　　備考　"診療日以外に保険医の指示に基づき，訪問看護ステーション等の看護師等が，点滴または処置等を実施した場合，薬剤料，特定保険医療材料料を算定できる"規定があります〔『**早見表**』p.351在宅医療の部の通則に係る通知(2)〕。なお，支給した場合は「支給した日」を明細書の「摘要」欄に記載します。

4．在宅患者訪問リハビリテーション指導管理料（C006）

　通院が困難な在宅患者，同一建物居住者等に対し，理学療法士，作業療法士または言語聴覚士を訪問させ，基本的動作能力または応用的動作能力もしくは社会的適応能力の回復を図るための訓練等について必要な指導を行った場合に，週6単位（退院の日から起算して3月以内は週12単位）を限度として算定します（急性増悪等で頻回の訪問リハが必要な場合は，14日を限度に1日4単位算定可）。

在宅

5．在宅患者訪問薬剤管理指導料（C008）

通院が困難な在宅患者，同一建物居住者等に対し，医療機関の薬剤師が訪問して患者に薬学的管理指導を行った場合に，原則として月4回（末期悪性腫瘍の患者，中心静脈栄養法の対象患者については週2回かつ月8回）を限度として算定します。

6．在宅患者訪問栄養食事指導料（C009）

通院が困難な在宅患者，同一建物居住者等の「厚生労働大臣が定める特別食」を必要とする患者，がん患者，摂食機能や嚥下機能が低下した患者，低栄養状態にある患者に対して，管理栄養士が訪問して具体的な献立によって実技を伴う指導を行った場合に，1月に2回を限度として算定します。

2　在宅療養指導管理料（第2節）

在宅療養指導管理は，来院した患者に対し（または訪問診療の際に），在宅療養についての指導管理を行った場合に算定し，併せて在宅療養に必要な薬剤や材料を支給（または貸与）した場合は，在宅療養指導管理材料加算，薬剤料，特定保険医療材料料を加算します。

算定ポイント【在宅療養指導管理料】

1．**C100退院前在宅療養指導管理料は**，入院中の患者が退院後の（C101～C121の）在宅療養に備えて一時的に外泊した場合に算定します（1泊2日の外泊で入院料上は外泊としての算定とならない場合であっても認められます）。

　　所定点数に第3節薬剤料，第4節特定保険医療材料料は加算できますが，第2款　在宅療養指導管理材料加算は算定できません。

2．**同一月に2以上の指導管理**（退院前在宅療養指導管理を除く。以下同）**を行った場合は**，主たる指導管理の所定点数のみを算定します（通則2）。ただし，従たる指導管理についても，在宅療養指導管理材料加算，特定保険医療材料料，薬剤料は算定できます。

3．**2以上の医療機関で同一の患者に対し同一の在宅療養指導管理料は併算定できません。**

　　ただし，異なる疾患に対する在宅自己注射指導管理を行った場合は，各医療機関において在宅自己注射指導管理料を算定できます。

4．**在宅療養指導管理を行っている在宅療養支援診療所・病院から患者の紹介を受けた医療機関において**は，紹介月は当該支援診療所・病院において行っている在宅療養指導管理料に関連する在宅療養指導管理料は算定できません（通則3）。

　　また，人工呼吸器を装着している15歳未満の患者等に在宅医療を担う医療機関と在宅療養後方支援病院においては，同一患者に関連する指導管理料を双方で算定することはできません。

5．**在宅療養指導管理料は，1月につき1回算定します**（通則1）。これは暦月につき1回算定するという意味です。前回算定日から1カ月を経過していなくとも月が変わり（算定の要件を満たす場合は）算定できます。

6．**在宅療養指導管理料を退院時に算定した場合は**，退院する日の属する月に行った指導管理の費用は別に算定できません（通則4）。

　　また，退院時の指導管理料は，他医療機関に入院するために転医する場合は算定できません。

　　なお，退院日に算定した医療機関と異なる医療機関において在宅療養指導管理を行った場合は，退院する日の属する月であっても，当該指導管理料を算定できます。

7．**在宅療養指導管理料と下記の「医学管理等」は同一月に併せて算定できません**（『早見表』p.350「通則」）。

　　特定疾患療養管理料，ウイルス疾患指導料，小児特定疾患カウンセリング料，小児科療養指導料，てんかん指導料，難病外来指導管理料，皮膚科特定疾患指導管理料，慢性疼痛疾患管理料，小児悪性腫瘍患者指導管理料，耳鼻咽喉科特定疾患指導管理料，第8部精神科専門療法の心身医学療法。

ただし，在宅自己注射指導管理料「2」と難病外来指導管理料は併せて算定できます。

8．在宅療養指導管理料を算定している患者に対して，当該在宅療養に関連する自己注射，特定の処置等を，外来受診時または往診（訪問診療）の際に医療機関が行った場合は別に算定できません（『**早見表**』p.413の表参照）。

9．在宅療養指導管理料（退院前在宅療養指導管理料を含む）を算定する場合は，いずれも当該在宅療養を指示した根拠，指示事項などを診療録に記載しなければなりません。

A．在宅療養指導管理料の費用の構成

在宅療養指導管理の費用は次のように構成されます。

(1) （第2節）第1款　在宅療養指導管理料
　　（C100）退院前在宅療養指導管理料
　　（C101～C121）各指導管理料
(2) （第2節）第2款　在宅療養指導管理材料加算
(3) （第3節）薬剤料
(4) （第4節）特定保険医療材料料

1．在宅療養指導管理に伴う薬剤料

1．「在宅療養指導管理に伴う薬剤」とは

「在宅療養指導管理に係る薬剤」とは，在宅成分栄養経管栄養法指導管理に係る人工栄養剤（内服薬），在宅寝たきり患者処置指導管理に係る軟膏薬（外用薬）など，また，「注射薬」は，在宅自己注射指導管理にあたり自己注射を行うインスリン製剤，在宅中心静脈栄養法指導管理に係る在宅中心静脈栄養法用輸液等があります。

なお，患者に投与（支給）できる注射薬は「厚生労働大臣の定める注射薬」に限られます（C200に関する通知参照）。

2．「在宅療養指導管理に伴う薬剤」を投与した場合の処方（箋）料等

在宅療養指導管理に係る薬剤を投与した場合は，在宅医療の部で算定します〔調剤料，処方料，（院外）処方箋料，調剤技術基本料は算定できません〕。

したがって，在宅療養指導管理に係る薬剤（のみ）を院外処方箋により支給する場合は，F400処方箋料は算定できません。

3．薬剤の投与日数

在宅療養指導管理に用いる薬剤の投与日数は「投薬」と同様であり，本書の第4章投薬の「Ⅰ．その他の留意事項」1．を参照してください〔『**早見表**』p.1540「療養担当規則」第20条「2」ヘ，ト，p.437「厚生労働大臣の定める注射薬」(2)参照〕。

4．薬剤料（第3節）

薬剤の価格	点　　数
(1)　15円以下の場合	→算定しない
(2)　15円を超える場合 　　薬価を10円で除し，1点未満の端数が 　　(a)　0.5を超える場合 　　(b)　0.5以下の場合	 1点未満の端数を →切り上げて得た点数 →切り捨てて得た点数

2．在宅療養指導管理に伴う材料料

在宅療養指導管理に伴う材料の費用は，「第2款　在宅療養指導管理材料加算」と「第4節　特定保険医療材料料」により算定します。

1．在宅療養指導管理材料加算

(1) 「在宅療養指導管理材料加算」は，原則として各指導管理に伴い当該材料を医療機関が支給（または貸与）し，使用させている場合は，新たに材料を支給しない月にあっても算定できます。ただし，C151注入器加算，C153注入器用注射針加算については，処方（支給）した場合に限り算定できます。

(2) ここに定める材料は，支給した数量にかかわらず，1月につき当該加算点数により算定します。

(3) ただし，在宅療養指導管理材料加算を1月に複数回算定できる場合があります。

　　　2月に2回：C152（間歇注入シリンジポンプ加算），C152-2，C152-3，C152-4，C161

　　　3月に3回：C150（血糖自己測定器加算），C157，C158，C159，C159-2，C171（以上は酸素療法関連），C165，C171-2（以上は持続陽圧呼吸療法関連），C163，C172，C174

　　（例）1月に1，2，3月分として，在宅自己注射指導管理料×1，血糖自己測定器加算×3を算定（次回は4月来院し，指導管理を予定）

　　これは，病態が安定している在宅患者については，複数月に1回の指導管理でよいとし，1回に複数月分の材料加算を可とするものです。

(4) 6歳未満の乳幼児に対しC103在宅酸素療法指導管理料，C107在宅人工呼吸指導管理料またはC107-2在宅持続陽圧呼吸療法指導管理料を算定し，専用の経皮的動脈血酸素飽和度測定器その他付属品を貸与または支給した場合は，第2款在宅療養指導管理材料加算の「通則3」により，乳幼児呼吸管理材料加算（1,500点）を3月に3回に限り加算できます。

2．特定保険医療材料料

(1) C300の「材料価格基準」別表I（在宅療養指導管理に伴う特定保険医療材料及びその材料価格）に定める材料を，医療機関が支給した場合に算定できます。

(2) ここに定める材料は，支給した数量に応じて算定できます。

3．院外処方により材料を支給する場合

(1) 院外処方により支給できる材料は，投薬の部のF300（特定保険医療材料）に定める材料〔**『早見表』p.437**，「Ⅷ　調剤報酬点数表に規定する特定保険医療材料及びその材料価格」〕です。

　　注　院外処方により，（薬剤を伴わずに）注射器，注射針のみを支給することは認められていません（**『早見表』p.586**，「処方箋料」(9)参照）。

(2) 院外処方により材料を支給した場合は，F400処方箋料は算定できません（在宅療養指導管理に伴う材料・薬剤以外の薬剤を処方した場合は，処方箋料を算定できます）。

(3) 院外処方により材料を支給した場合（月）は，同一の材料にかかる「第2款　在宅療養指導管理材料加算」は算定できません（第2款「通則2」）。

　　たとえば，在宅自己注射指導管理に伴い院外処方により「インスリン等自己注射用ディスポ注射器」を支給した場合は，同一月にC151注入器加算は算定できません（在宅療養指導管理に伴う「材料加算」，「特定保険医療材料」等については，**『早見表』p.436**の表を参照）。

3．在宅療養指導管理料の明細書への記載

1．在宅医療⑭の"その他の項"に略称〔田囲など（◯枠で囲みます）〕および所定点数を記載します〔**『早見表』p.1621**（20）「オ」（キ）以降，**p.1660**参照〕。

2．材料加算を算定した場合は，略称（囚画など）を表示し，当該加算を加算して得られた点数を記載します。

3．薬剤を支給した場合は，"薬剤の項"に総点数を記載し，摘要欄に総支給単位数，薬剤の総点数，所定単位当たりの薬剤名，支給量および支給日数を記載します。特定保険医療材料を支給した場合は，総点数，名称および本数等を記載します。

4．併せて算定できない在宅療養指導管理料についても，材料加算は算定できます。

〔併算定の例〕

在宅酸素療法指導管理と在宅人工呼吸指導管理の併施

　　　　人陽呼　　10,280……在宅人工呼吸指導管理料（C107）と気管切開口を介した陽圧
　　　　　　　　　　　　式人工呼吸器使用加算（C164「1」）
　　　　　　　濃　　　4,000……（在宅酸素療法指導管理料の）酸素濃縮装置加算（C158）

5．入院患者の退院時に在宅指導を行った場合は，「退院時在宅指導」と記載して，上記例と同様に
　記載します。

🖩 レセプト算定事例　3

在宅療養指導管理料の算定例①

　3月に2回来院（3／2，3／30）し，各々在宅自己注射指導管理を行う。皮下注射用にノボラピッド
注100単位1mLバイアル1瓶（10mL）を各投与し（各1日2回朝20単位，夜15単位28日分），インスリ
ン注射用ディスポーザブル注射器（17円）を各56本支給した場合（院内投与）の算定はどうなるか。

〔レセプト記載〕

⑭	往　　　診	回		⑭	注 入 （1以外の場合）（月28回以上）　　1,050 × 1
	夜　　　間	回			ノボラピッド注100単位1mLバイアル10mL
在	深夜・救急	回			28日分　　　　　　　　　　　　　　　　230 × 2
	在宅患者訪問診療料	回			
宅	そ の 他	1,050			
	薬　　　剤	460			

注
(1)　注は在宅自己注射指導管理料，入は注入器加算の略称。
(2)　C101「1　複雑な場合」は間歇注入ポンプ使用の場合（C152算定可）であり，本事例ではディスポーザブ
　　ル注射器使用のため，「2」（「1」以外の場合）「ロ」で算定します。
(3)　インスリン注射用ディスポ注射器は，支給本数に関係なく，支給した場合は，月1回に限り「注入器加算」
　　300点を算定します。
(4)　薬剤の端数処理は1回の総支給量単位で行います。
(5)　薬剤を支給した場合は，「総支給量，支給日数」を記載します。

🖩 レセプト算定事例　4

在宅療養指導管理料の算定例②

　入院患者の退院時に，在宅自己腹膜灌流指導管理を行い，ダイアニールーN　PD—2　1.5　1.5L120
袋，およびトラベノールCAPD交換キット（腹膜透析液交換セット）120個（30日分）を支給した（院内
投与）の場合の算定はどうなるか。

〔レセプト記載〕

⑭在宅	16,432		⑭	灌 退院時在宅指導　　　　　　　　　　4,000 × 1
				トラベノールCAPD交換キット
				（腹膜透析液交換キット　554円）120個　6,648 × 1
				ダイアニールーN　PD−2　1.5　1.5L
				120袋（30日分）　　　　　　　　　　5,784 × 1

注
(1)　特定保険医療材料については，商品名および告示名称，購入価格を記載します。
(2)　支給した薬剤の名称，支給量，支給日数を記載します。
(3)　端数処理は薬剤，器材ごとの1回の総支給量単位で行います。

B. 各在宅療養指導管理（料）の概念と算定上の要点

在宅療養指導管理は，身体の代謝上の障害がある場合に，その代謝機能を代替または補完する以下のようなものが主な対象となっています。

(1) 特定の物質の欠乏（補充療法）：在宅自己注射
(2) 呼吸機能：在宅酸素療法，在宅人工呼吸，在宅持続陽圧呼吸療法，在宅気管切開患者等
(3) 栄養摂取機能：在宅中心静脈栄養法，在宅成分栄養経管栄養法，在宅小児経管栄養法等 **（図表3-13）**
(4) 排泄機能：在宅自己腹膜灌流，在宅血液透析，在宅自己導尿等

> **ヒント** ≪在宅療養指導管理料≫
>
> 　在宅療養指導管理料は1981年に，最初に「在宅自己注射指導管理料」が保険適用となりました（インスリン製剤とヒト成長ホルモン製剤のみ）。それまでは，患者が医療機関に注射のために通院を余儀なくされ，経済的・肉体的な負担が多大であったため，患者への指導管理を要件として，在宅自己注射が認められたものです。
>
> 　診療は，なるべく（通院，入院しないで）在宅で日常生活を送りながら行うほうが，好ましいという考え方があり，近年，在宅療養の種類が拡大されてきています。

在宅療養指導管理料を下記の（A）〜（I）に分類して説明します。
(A) 薬剤の自己注射等に関するもの
(B) 血糖管理に関するもの
(C) 呼吸機能に関するもの
(D) 循環機能に関するもの
(E) 栄養摂取機能に関するもの
(F) 排泄機能に関するもの
(G) 特定の処置に関するもの
(H) その他の指導管理

（A）薬剤の自己注射等に関するもの

1．在宅自己注射指導管理料（C101）

　在宅自己注射とは，特定の物質を間歇的または持続的に長期間にわたり必要とし，注射により補充する必要がある場合に，患者自らが在宅で注射するものです。在宅自己注射に当たっては，医師により指導・管理を行い，必要な薬剤・器材を患者に支給します。

　在宅自己注射指導管理料は，「1」複雑な場合（間歇注入シリンジポンプ使用）と「2」1以外の場合——に分かれ，「2」は「医師が指示した，月の自己注射の総回数」に応じて算定します。製剤，病態により注射回数が定められます。

1．使用製剤

　下記の製剤の自己注射を行う患者に対し，在宅自己注射に関する指導管理を行った場合に1月について1回算定します（対象薬剤は，『**早見表**』p.412「別表第9」参照）。

図表3-8　（C101）在宅自己注射指導管理料の対象薬剤　　　　　　2024年6月1日現在

薬理作用／対象疾患（主なもの）		対象注射薬（一般名）	販売名（例）	用法（注射回数）
1	**インスリン補充**：インスリン依存型糖尿病（IDDM）	インスリン製剤	ノボラピッドミックス注	1日1〜2回
			トレシーバ注	1日1回

	低血糖発作治療：IDDM の低血糖発作	グルカゴン製剤	グルカゴンGノボ注 1 mg	頓用
	インスリン分泌促進：2型糖尿病で他療法で効果不十分な場合	グルカゴン様ペプチド−1（GLP−1）受容体アゴニスト	ビクトーザ皮下注 パイエッタ皮下注 ウゴービ皮下注（肥満症）	1日1回
	インスリン補充・インスリン分泌促進：2型糖尿病で他療法で効果不十分な場合	インスリン・グルカゴン様ペプチド−1受容体アゴニスト配合剤	ゾルトファイ配合注フレックスタッチ	1日1回皮下注
	インスリン分泌促進：GIP 受容体・GLP−1受容体のアゴニスト	チルゼパチド製剤	マンジャロ皮下注	通常週1回
2	**成長促進**：成人成長ホルモン分泌不全症（低身長）	ヒト成長ホルモン製剤	ノルディトロピン	1週間に6〜7回
		ヒトソマトメジンC製剤	ソマゾン注射用	1日1〜2回皮下注
	成長抑制：先端巨大症，下垂体性巨人症	ソマトスタチンアナログ	サンドスタチン皮下注	1日2〜3回
		ペグビソマント製剤	ソマバート皮下注	1日1回
	思春期早発抑制：中枢性思春期早発症	ゴナドトロピン放出ホルモン誘導体	セトロタイド注射用 ガニレスト皮下注	1日1回皮下注
3	**性腺機能低下に対する①②③** ①**排卵誘発**（視床下部−下垂体機能障害または多嚢胞性卵巣症候群），②**精子形成の誘導**（低ゴナドトロピン性男子性腺機能低下症），③**生殖補助医療**	性腺刺激ホルモン製剤		
		販売名（例）：uFSH，HCG モチダ注射用，HCG「F」，HMG注，ゴナールエフ，ゴナトロピン注用5000単位，フォリスチム注，フォリルモンP，オビドレル皮下注，レコベル皮下注		略
	視床下部性腺機能低下症	性腺刺激ホルモン放出ホルモン剤	ヒポクライン注射液	1日12回皮下注，12週投与
4	**ヒト副甲状腺ホルモン補充**：骨折の危険の高い骨粗鬆症	テリパラチド製剤	フォルテオ皮下注	1日1回
		アバロパラチド酢酸塩製剤	オスタバロ皮下注	1日1回皮下注
5	**血液凝固因子補充**：血友病	血液凝固（Ⅶ，Ⅷ，Ⅸ）因子製剤	ベネフィクス，クロスエイトMC，クリスマシンM	症状に応じて適宜
		血液凝固第Ⅷ因子機能代替製剤（エミシズマブ製剤）	ヘムライブラ皮下注	1週間間隔で皮下注
	出血時の止血治療	血液凝固第Ⅹ因子加活性化第Ⅶ因子製剤	バイクロット配合静注用	静注，追加投与は8時間以上空ける
	血液凝固因子（Ⅷ，Ⅸ）インヒビター保有患者の出血傾向抑制	コンシズマブ製剤	アレモ皮下注	1日1回
6	**VW 因子補充**：von Willebrand 病の出血傾向の抑制	遺伝子組換えヒト von Willebrand 因子製剤	ボンベンディ静注用1300	出血時緩徐に静脈内投与
	VW 因子抑制：後天性血栓性血小板減少性紫斑病	カプラシズマブ製剤	カブリビ注射用	1日1回皮下注
7	**顆粒球形成**：再生不良性貧血，先天性好中球減少症	顆粒球コロニー形成刺激因子製剤	グラン注射液 ノイトロジン注	1日1回皮下注または静注
8	**免疫グロブリン補充**：無または低ガンマグロブリン血症	pH 4 処理酸性人免疫グロブリン（皮下注射）製剤	ハイゼントラ皮下注 キュービトル皮下注	注入ポンプにより週1回皮下注
9	**レプチン補充**：脂肪萎縮症	メトレレプチン製剤	メトレレプチン皮下注	1日1回
10	**酵素補充療法**：低ホスファターゼ症	アスホターゼアルファ製剤	ストレンジック皮下注	週6回または週3回皮下注
11	**抗凝固作用**：血栓症を伴う流産を繰り返す妊婦（不育症，抗リン脂質抗体症候群合併妊娠患者）	ヘパリンカルシウム製剤	ヘパリンカルシウム皮下注	1日2回

在宅

12	**抗ウイルス作用**：C型慢性肝炎，C型代償性肝硬変，B型慢性肝炎，HTLV-1関連脊髄症（HAM）	インターフェロンアルファ製剤	スミフェロン注 DS	1日1回連日または週3回
	真性多血症（既存治療薬不奏功の場合）	（ロペグインターフェロンアルファ2b製剤）	ベスレミ皮下注	2週に1回
	免疫調節作用：多発性硬化症	インターフェロンベータ製剤	ベタフェロン皮下注	皮下に隔日投与
13	**関節破壊抑制，関節炎の進行抑制**：関節リウマチ ＊1は，さらに若年性特発性関節炎，尋常性乾癬他の乾癬，強直性脊椎炎，ベーチェット病，クローン病，潰瘍性大腸炎，化膿性汗腺炎，ぶどう膜炎等 ＊2は，さらに尋常性乾癬他の乾癬，乾癬性紅皮症 ＊3は，さらに高安動脈炎，巨細胞性動脈炎 ＊4は，さらに潰瘍性大腸炎	エタネルセプト製剤	エンブレル皮下注	1日1回週1，2回
		アダリムマブ製剤	ヒュミラ皮下注＊1	2週に1回
		セルトリズマブペゴル製剤	シムジア皮下注＊2	2週に1回
		トシリズマブ製剤	アクテムラ皮下注＊3	2週に1回
		アバタセプト製剤	オレンシア皮下注	週1回
		ゴリムマブ製剤	シンポニー皮下注＊4	4週に1回皮下注
		サリルマブ製剤	ケブザラ皮下注	2週間隔で皮下注
		オゾラリズマブ製剤	ナノゾラ皮下注	4週間隔で皮下注
14	**皮膚および関節の炎症抑制**：関節症性，尋常性または膿疱性の難治性乾癬等（＊1は，さらに乾癬性紅皮症，＊2は，さらに強直性脊椎炎）	ブロダルマブ製剤	ルミセフ皮下注＊1	初回と1，2週後皮下注，以降は2週間隔で皮下注
		セクキヌマブ製剤	コセンティクス皮下注＊2	初回と1，2，3，4週後皮下注，以降4週間隔で皮下注
		イキセキズマブ製剤	トルツ皮下注＊2	初回，2週後から12週後までは2週間隔で皮下注，以降は4週間隔で皮下注
		メトトレキサート製剤	メトジェクト皮下注	週1回皮下注
	尋常性乾癬，囊胞性乾癬，乾癬性紅皮症の炎症抑制	ビメキズマブ製剤	ビンゼレックス皮下注	初回から16週は4週間隔，以降は8週間隔
15	**肝機能異常改善**	グリチルリチン酸モノアンモニウム・グリシン・L-システイン塩酸塩配合剤	強力ネオミノファーゲンシー静注	1日1回
16	**頭痛治療**：片頭痛，群発頭痛	スマトリプタン製剤	イミグラン注，キット	頓用
	CGRP活性の阻害作用：片頭痛発作の発症抑制	ガルカネズマブ製剤	エムガルティ皮下注	通常，初回。以降1月間隔で皮下注
		エレヌマブ製剤	アイモビーグ皮下注	通常，4週に1回
		フレマネズマブ製剤	アジョビ皮下注	4週に1回皮下注に限り対象
17	**アナフィラキシー**（蜂毒，食物等に起因）**の補助治療**	アドレナリン製剤	エピペン注射液	頓用
18	**パーキンソン病の**（レボドパ効果切れに伴う）**オフ症状の改善**	アポモルヒネ塩酸塩製剤	アポカイン皮下注	頓用
	パーキンソン病の日内変動の改善	ホスレボドパ・ホスカルビドパ水和物配合剤	ヴィアレブ配合持続皮下注	24時間持続皮下注
19	**多発性硬化症の再発予防**	グラチラマー酢酸塩製剤	コパキソン皮下注	1日1回皮下注
	多発性硬化症の再発予防および身体的障害の進行抑制	オファツムマブ製剤	ケシンプタ皮下注	初回と1，2，4週後。以降は4週間隔

20	全身型重症筋無力症（ステロイド剤，免疫抑制剤が不奏功の場合）	ジルコプランナトリウム製剤	ジルビスク皮下注	1日1回
		エフガルチギモド　アルファ・ボルヒアルロニダーゼ　アルファ配合剤	ヒフデュラ配合皮下注	1週間隔で4回皮下投与
21	LDLコレステロール低下作用：高コレステロール血症	エボロクマブ製剤	レパーサ皮下注	2週間に1回または4週間に1回皮下投与
		アリロクマブ製剤		
22	全身性エリテマトーデスの活性の抑制	ベリムマブ製剤	ベンリスタ皮下注	1週間間隔で皮下注
23	遺伝性血管性浮腫の急性発作治療	イカチバント製剤	フィラジル皮下注	頻用。効果不十分，症状再発は追加投与可
	遺伝性血管性浮腫の急性発作の発症抑制	乾燥濃縮人C1－インアクチベーター製剤	ベリナート皮下注	週2回皮下投与
		ラナデルマブ製剤	タクザイロ皮下注	初回投与後，2週間隔。症状安定後は4週間隔
24	アトピー性皮膚炎，気管支喘息に対するインターロイキンの働き抑制	デュピルマブ製剤	デュピクセント皮下注	2週間隔で皮下注
	アトピー性皮膚炎に伴うそう痒に対するIL-31受容体結合阻止	ネモリズマブ製剤	ミチーガ皮下注（バイアル対象外）	4週間隔
	アトピー性皮膚炎	トラロキヌマブ製剤	アドトラーザ皮下注	2週間隔で皮下注
25	気管支喘息（難治），好酸球性多発血管炎性肉芽腫症	メポリズマブ製剤	ヌーカラ皮下注	4週間ごとに皮下注射
	気管支喘息（重症又は難治）	テゼペルマブ製剤	テゼスパイア皮下注	4週間隔で皮下注
	気管支喘息，特発性慢性蕁麻疹（季節性アレルギー性鼻炎除く）	オマリズマブ製剤	ゾレア皮下注，同シリンジ，ペン	通常，2または4週間ごとに皮下注射
26	急性副腎皮質機能不全（副腎クリーゼ）時の救急処置	ヒドロコルチゾンコハク酸エステルナトリウム製剤	ソル・コーテフ注射用	緊急時に筋注
27	FGF23関連：低リン血症性くる病，骨軟化症	ブロスマブ製剤	クリースビータ皮下注	通常，4週に1回
28	視神経脊髄炎スペクトラム障害の再発予防	サトラリズマブ製剤	エンスプリング皮下注	初回，2週後，4週後。以降4週間隔で皮下注射
29	GLP-2ホルモンの補充：短腸症候群	テデュグルチド製剤	レベスティブ皮下注	初回，2週後，4週後。以降4週間隔で皮下注射
30	骨端線閉鎖を伴わない軟骨無形成症	ボソリチド製剤	ボックスゾゴ皮下注	1日1回皮下注
31	フェニルケトン尿症	ペグバリアーゼ製剤	パリンジック皮下注	1日1回
32	発作性夜間ヘモグロビン尿症	ペグセタコプラン製剤	エムパベリ皮下注	注入ポンプにより週2回又は3日に1回皮下注
33	①中～重症の潰瘍性大腸炎，②中～重症の活動性クローン病の維持療法若しくは寛解導入療法	ベドリズマブ製剤（①②）	エンタイビオ皮下注	2週間隔で皮下注
		ミリキズマブ製剤（①のみ）	オンボー皮下注	4週間隔で皮下注

他の区分での自己注射可能薬剤

	（区分）目的	対象注射薬	対象疾患
①	（区分C108） 在宅麻薬等注射	ブプレノルフィン製剤，モルヒネ塩酸塩製剤，フェンタニルクエン酸塩製剤，複方オキシコドン製剤，オキシコドン塩酸塩製剤，フルルビプロフェンアキセチル製剤，ヒドロモルフォン塩酸塩製剤	①悪性腫瘍（末期の患者） ②筋萎縮性側索硬化症，筋ジストロフィー ③（緩和ケアを要する）心不全，呼吸器疾患
②	（C108-2）腫瘍化学療法	抗悪性腫瘍剤，インターフェロンアルファ製剤	悪性腫瘍
③	（C108-3） 在宅強心剤持続投与	ドブタミン塩酸塩製剤，ドパミン塩酸塩製剤，ノルアドレナリン製剤	心原性ショックからの離脱が困難な心不全の患者
④	（C111）肺動脈拡張	プロスタグランジンI₂製剤	肺高血圧症
⑤	（C104）中心静脈栄養	「在宅中心静脈栄養法用輸液」	腸管大量切除例，腸管機能不全例等

備考 　在宅療養指導管理に当たって患者に支給できる注射薬として，上記以外の特定の注射薬についても認められています（『**早見表**』p.437，C200に係る通知参照）。

Check☞

> インターフェロンアルファ製剤は，「**悪性腫瘍の化学療法**」を目的として自己注射させる場合は，在宅自己注射指導管理料の対象ではなく，C108在宅悪性腫瘍等患者指導管理料の対象となります。

2．在宅麻薬等注射指導管理料（C108）

　①末期の悪性腫瘍の患者，②筋萎縮性側索硬化症や筋ジストロフィーの患者，または③緩和ケアを要する心不全，呼吸器疾患の患者に対して，在宅にて，麻薬等の自己注射を行う場合に対象となります。

1）①②の対象となる麻薬等

（1）　ブプレノルフィン製剤（レペタン等）　　　　（5）　オキシコドン塩酸塩製剤

（2）　モルヒネ塩酸塩製剤　　　　　　　　　　　　（6）　フルルビプロフェンアキセチル製剤（ロピオン等）

（3）　フェンタニルクエン酸塩製剤　　　　　　　　（7）　ヒドロモルフォン塩酸塩製剤

（4）　複方オキシコドン製剤

　（1）～（7）を注射，または携帯型ディスポーザブル注入ポンプや輸液ポンプを用いて注入する療法です。後者は各C166携帯型ディスポーザブル注入ポンプ加算（①③のみ）またはC161注入ポンプ加算の対象となります。

　注1.（2）～（5），（7）については，「バルーン式ディスポーザブルタイプの連続注入器」による場合に限られます。

　　　2. 連続注入器を院内で支給した場合はC166を算定しますが，1月に7個以上支給した場合は，7個目以降は，特定保険医療材料「携帯型ディスポーザブル注入ポンプ」として算定します（院外処方により支給することもできます）。

2）③の対象となる麻薬

　モルヒネ塩酸塩製剤〔上記(2)〕

3．在宅腫瘍化学療法注射指導管理料（C108-2）

　悪性腫瘍の患者で，在宅で患者自ら，抗悪性腫瘍剤やインターフェロンアルファ製剤の自己注射（注入）を行う必要があると医師が認めた場合に対象となります。

　下記の(1)または(2)を行います。

（1）　インターフェロンアルファ製剤（多発性骨髄腫，慢性骨髄性白血病，ヘアリー細胞白血病または腎癌に対するもの）を筋注します。

（2）　抗悪性腫瘍剤を下記の方法により注射（注入）します。

　　　携帯型ディスポーザブル注入ポンプまたは輸液ポンプを用いて，(a)中心静脈注射または(b)埋込型カテーテルアクセス……各C166「携帯型ディスポーザブル注入ポンプ」またはC161「注入ポンプ」使用加算を算定

在宅

注1．「携帯型ディスポーザブル注入ポンプ」を1月に7個以上支給した場合は，7個目以降は特定保険医療材料「携帯型ディスポーザブル注入ポンプ」として算定します（院外処方として支給することもできます）。

　2．カテーテル植込は，手術の部の「抗悪性腫瘍剤動脈，静脈又は腹腔内持続注入用植込型カテーテル設置」（K611）により算定します。

　3．主として外来で化学療法を行う場合は，在宅悪性腫瘍等患者指導管理料および携帯型ディスポーザブル注入ポンプ加算は算定できませんが，在宅で使用する携帯型ディスポーザブル注入ポンプの費用は，材料価格基準「別表Ⅱ」の019携帯型ディスポーザブル注入ポンプの(1)化学療法用，(2)標準型の費用を特定保険医療材料料として算定できます（『早見表』p.601事務連絡「問3」）。

ヒント ≪携帯型ディスポーザブル注入ポンプ（加算）≫

「携帯型ディスポーザブル注入ポンプ」として市販される「バルーンリザーバー」（図表3-9）は，バルーン（合成ゴム）の収縮力により**自動的に規則的に収縮して，一定の速度で一定の時間微量持続注入を行う**ことができます。

外来受診時に麻薬性鎮痛剤または抗悪性腫瘍剤をリザーバーに充填し，患者に支給すると，（在宅で）一般に**最大で7日間まで**の微量持続注入ができます。当注入ポンプは携帯が可能で日常生活も制限されません。

図表3-9　バルーンリザーバー（例）

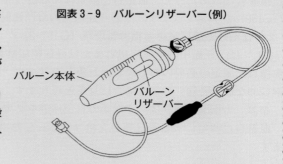

バルーン本体
バルーンリザーバー

4．在宅悪性腫瘍患者共同指導管理料（C108-4）

C108「1」またはC108-2の指導管理を受けている悪性腫瘍の患者に対して，在宅医療を担う医療機関と他医療機関の緩和ケアの研修を受けた医師が，同一日に連携して麻薬等または抗悪性腫瘍剤等の注射に関する指導管理を行った場合に，後者の医師が算定します。

5．在宅強心剤持続投与指導管理料（C108-3）

心原性ショックからの離脱が困難な心不全の患者に対し，患者自らが行う輸液ポンプを用いた強心剤の持続投与に関する指導管理を行った場合に対象となります。

対象となる注射薬

　ドブタミン塩酸塩製剤（販売名「ドブトレックス」等）

　ドパミン塩酸塩製剤（販売名「イノバン」「ドパミン」等）

　ノルアドレナリン製剤（販売名「ノルアドリナリン」等）

注）輸液ポンプを用いる場合，C161注入ポンプ加算の対象となります。

6．在宅肺高血圧症患者指導管理料（C111）

肺高血圧症の治療として，プロスタグランジンI_2製剤の自己注射（フローラン注の持続静注療法），トレプロスト吸入液の携帯型精密ネブライザ（C168-2算定可）を用いた投与により，血管拡張作用等の薬効による病態の改善をはかります。

ヒント ≪肺高血圧症≫

肺の血管が細くなって血液が通りにくくなり呼吸困難や心不全を引き起こす病気で，対象となる「肺動脈性肺高血圧症」は難病法の指定難病となっています。

7．在宅経腸投薬指導管理料（C117）

パーキンソン病の症状の日内変動の改善を目的として，レボドパ・カルビドパ水和物製剤の経胃瘻空腸投与を患者自らが行った場合に対象となります。

当療法に当たっては，K664-3薬剤投与用胃瘻造設術を行い，胃瘻カテーテルの交換は，J043-4経管栄養・薬剤投与用カテーテル交換法によります。

在宅

8．在宅抗菌薬吸入療法指導管理料（C121）

　MAC による肺非結核性抗酸菌症であって，抗生剤の注射療法での効果が不十分な患者に対して，超音波ネブライザによるアミカシン吸入療法を在宅で行う場合に対象となります。

（B）血糖管理に関するもの

1．在宅小児低血糖症患者指導管理料（C101-2）

　12歳未満の小児低血糖症の患者で，薬物療法，経管栄養，手術療法を行っているものまたはそれらの終了後 6 月以内の者が対象となり，血糖自己測定（値）による療養指導を行います。

　指導管理にあたって，血糖自己測定に係る器具等を支給（貸与）した場合は，血糖自己測定器加算（C150）が算定できます。なお，注射薬の自己注射（注射薬の支給）等は行いません。

2．在宅妊娠糖尿病患者指導管理料（C101-3）

　「1」は，妊娠中の糖尿病患者または妊娠糖尿病の患者で周産期における合併症の危険性が高く，血糖自己測定の必要のある患者が対象となります。「2」は，「1」を算定した患者に対して分娩後の継続的な血糖管理を行った場合に対象となります。

　なお，当指導管理料は，注射薬の自己注射を必要としない患者が対象となります。

　血糖自己測定に係る器具等を支給（貸与）した場合は，血糖自己測定器加算（C150）が算定できます。

（C）呼吸機能に関するもの

1．在宅酸素療法指導管理料（C103）

　高度慢性呼吸不全例，肺高血圧症，慢性心不全またはチアノーゼ型先天性心疾患の患者で，在宅酸素療法を医師が必要と認めた場合に対象となります。

1．酸素の供給は，①酸素濃縮装置（空気中の酸素を濃縮）による方法（**図表 3 -10**），②酸素ボンベによる方法および③液化酸素装置による方法があります。

　　備考　呼吸同調式デマンドバルブ（加算）（C159- 2 ）は，携帯用の酸素ボンベまたは液化酸素装置と接続して，呼気時のみ酸素を供給し，使用時間の延長を図るものです。

2．必要があって動脈血酸素濃度分圧または動脈血酸素飽和度測定を行った場合は，明細書の摘要欄に測定値を記載します（月 1 回程度の測定が必要であるとされます）。

2．在宅人工呼吸指導管理料（C107）

　筋萎縮性疾患などで，長期にわたり持続的に人工呼吸に依存せざるを得ず，かつ安定した病状にある患者について，在宅で患者自ら人工呼吸を行う必要があると医師が認めた場合に対象となります。

　在宅酸素療法指導管理と併せて行った場合は，一方は材料使用加算のみを算定します。

　また，在宅人工呼吸を行っている神経筋疾患の患者に対して，「喀痰補助装置」を使用させた場合は，「排痰補助装置加算」（C170）が算定でき，さらに「横隔神経電気刺激装置加算」（C173）があります。

　　　図表 3 -10　酸素濃縮装置とその原理

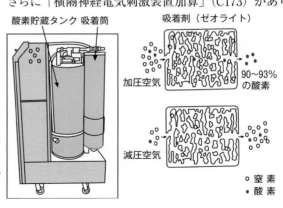

酸素貯蔵タンク　吸着筒　　　　　　　　吸着剤（ゼオライト）

加圧空気　　　90～93%の酸素

減圧空気

吸着剤（ゼオライト）に加圧した空気を流すと窒素が吸着され，逆に減圧した空気を流すと吸着した窒素が放出される。その繰り返しにより酸素を分離し高濃度の酸素を半永久的に供給する装置です。

○ 窒素
● 酸素

3．在宅持続陽圧呼吸療法指導管理料（C107-2）

　睡眠時無呼吸症候群または慢性心不全である患者に対し，「在宅持続陽圧呼吸療法用治療器」（C165）を医療機関が貸与し，在宅持続陽圧呼吸療法に関する指導管理を行った場合に算定します。

　「1」は，慢性心不全の患者に対し，マスクを装着して呼吸に合わせて空気を送る「ASV療法」を行う患者が対象となります。

　「2」は，睡眠時無呼吸症候群の患者に対し，マスクを装着して空気を送る「CPAP療法」を行う場合や，「1」の基準の対象とならない心不全患者に対し「ASV療法」を行う場合が対象となります。

　備考　「鼻マスク式補助換気法」（J026-2）を在宅にて実施するものです。

> **ヒント** ≪睡眠時無呼吸症候群≫
>
> 　睡眠時無呼吸症候群（閉塞型）とは，睡眠時に気道の閉塞（咽頭部虚脱等による）により気道での気流の停止が起こり，そのため睡眠中30回以上の無呼吸を来すものをいいます。当呼吸障害により低酸素・高炭酸ガス血症を起こし，全身の代謝に重大な影響を及ぼします。
>
> 　閉塞型睡眠時無呼吸症候群の治療法として，鼻マスク式補助換気法（CPAP）が行われます。これは，睡眠時に鼻孔から一定の圧力（陽圧）を持続的に加え，咽頭部気道の開存性を維持するものです。

4．在宅ハイフローセラピー指導管理料（C107-3）

　慢性閉塞性肺疾患の患者に対し，在宅で鼻カニューレを介した高流量の酸素ガスを吸入する「ハイフローセラピー」を行う場合に対象となります。

5．在宅舌下神経電気刺激療法指導管理料（C110-5）

　CPAP療法を行っても有効な治療効果を得られない閉塞性睡眠時無呼吸症候群の患者が対象となります。在宅舌下神経電気刺激療法とは，手術で舌下神経電気刺激装置を植込み，在宅で舌下神経刺激を行い，気道の開存性を維持するものです。

6．在宅気管切開患者指導管理料（C112）

　諸種の原因により，気管切開を行った患者のうち，安定した病態にある外来患者が対象となります。気管切開患者用人工鼻加算（C169）が設定されていますが，「人工鼻」は，吸気の湿度，温度を調節する目的で使用されます。

7．在宅喉頭摘出患者指導管理料（C112-2）

　喉頭摘出患者に対し，在宅における人工鼻材料の使用に関する指導管理を行う場合に対象となります。喉頭摘出患者の呼吸は「気管孔」を通して行いますが，その場合，吸気に加湿・加温する機能をもつ「人工鼻」を必要とします。人工鼻の費用は，特定保険医療材料料として算定します。

（D）循環機能に関するもの

在宅植込型補助人工心臓（非拍動流型）指導管理料（C116）

　植込型補助人工心臓（非拍動流型）を使用している患者に対し，駆動状況の確認等を行い，療養上必要な指導管理を行った場合に算定します。

（E）栄養摂取機能に関するもの

1．在宅中心静脈栄養法指導管理料（C104）

　腸管機能不全や腸管大量切除例で経腸栄養によっては十分な栄養確保が見込めない安定した病態にある退院患者で，在宅において患者自らが中心静脈栄養法を行う必要があると医師が認めた場合に対象となります（**図表3-11**）。

　備考　在宅中心静脈栄養のための埋込型カテーテル設置は，手術の部の「中心静脈注射用植込型カテーテル設置」

図表 3-11　栄養補給方式の選択基準

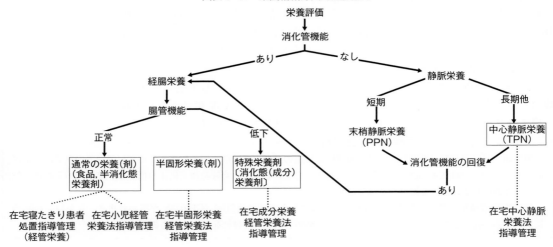

（K618）により算定します。なお，植込型カテーテルを留置した後で，薬剤を注入する際には注入ポンプ，輸液セットを使用するため，各材料加算は可能です。

　なお，投与できる薬剤は，高カロリー輸液，ビタミン剤，高カロリー輸液用微量元素製剤，血液凝固阻止剤等です。

2．在宅成分栄養経管栄養法指導管理料（C105）

　腸管機能不全（クローン病，潰瘍性大腸炎など）等により，消化・吸収能力が著しく低下している患者であって，在宅にて経腸成分栄養剤による経管栄養法を患者自ら行う必要があると医師が認めた場合に対象となります（図表 3-11）。

　当指導管理（料）は腸管機能の著しく低下した患者を対象とするため，未消化態タンパクを含まない人工栄養剤〔具体的にはエレンタール，エレンタール P，ツインライン NF（2024年 7 月現在）〕（消化態栄養剤）を用いる場合に限られます。

　経鼻チューブを自己挿管する方法と，腸瘻を作成してそこから注入する方法があります。

　備考　栄養管セット加算は，経鼻チューブ，注入用バッグ（イルリガートル），延長チューブ等の費用を含みます。

> **Check ☞**
> 　意識障害，嚥下障害などにより経口摂取困難な場合で，腸管機能が正常な場合〔消化態栄養剤（上記 3 剤）を使用しない場合〕は，（C109）在宅寝たきり患者処置指導管理料（鼻腔栄養）や（C105- 2 ）在宅小児経管栄養法指導管理料の対象となります。
> 　この場合は，食品（濃厚流動食）や半消化態栄養剤が用いられます。

3．在宅小児経管栄養法指導管理料（C105-2）

　経口摂取が著しく困難であり経管栄養法を必要とする，15歳未満の患者または15歳以上であって経口摂取が著しく困難な状態が15歳未満から継続している体重20kg未満の患者が対象となります。消化態（成分）栄養剤を使用せず，半消化態栄養剤を用いる場合も対象となります。

4．在宅半固形栄養経管栄養法指導管理料（C105-3）

　経口摂取が著しく困難な患者で胃瘻を造設している患者に対して，「半固形状の栄養剤等」を用いて経管栄養法を患者自ら行う場合に対象となり，最初に算定した日から 1 年に限り算定できます。

　「半固形栄養」は通常の食塊に近い形状のため，胃が本来有する貯留能や排泄能が発揮され，短時間の注入が可能とされます。

　栄養管セットを使用した場合は，C162在宅経管栄養法用栄養管セット加算が算定できます。

（F）排泄機能に関するもの

1．在宅自己腹膜灌流指導管理料（C102）

1．慢性腎不全などで人工透析を必要とする場合，血液透析（人工腎臓）による方法と，腹膜灌流による方法があります。腹膜灌流による方法は，連続携行式腹膜灌流（CAPD）によって，在宅で患者自身が行うことができます（**図表3-12**）。

2．医療機関において連続携行式腹膜灌流を行った場合は処置の部の腹膜灌流（J042）により算定します。

　連続携行式腹膜灌流用カテーテル腹腔内留置術（K635-3）に伴って使用した腹腔内留置カテーテルおよび接続チューブの費用は手術の部の特定保険医療材料料（材料価格基準052，051）として算定します（外来患者，または入院患者の退院時に腹膜透析液交換セットを支給した場合は，在宅医療の部の特定保険医療材料料として算定します）。

3．1月に2回以上自己腹膜灌流指導管理を行った場合は，明細書の摘要欄に回数および1月に2回以上必要と認めた理由を明記します。

図表3-12　連続携行式腹膜透析（CAPD）

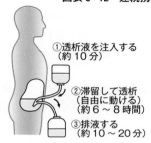

①透析液を注入する
（約10分）

②滞留して透析
（自由に動ける）
（約6～8時間）

③排液する
（約10～20分）

①～③を1日4回繰り返します。
CAPDを行うにあたっては，前もって留置カテーテルの設置術（K635-3）を行います。

> **ヒント**　≪「自動腹膜灌流装置」，「紫外線殺菌器」使用加算≫
>
> 「自動腹膜灌流装置」（C155）（サイクラー等）を使用することにより就寝中に機械で自動的に灌流液の出し入れを行うことができます。これにより，日中，透析液の交換をする必要がなくなり，患者の負担が軽減されます。
>
> 「紫外線殺菌器」（C154）は，回路の接続部分に紫外線を照射して滅菌するもの（UVフラッシュシステム）で，視力低下などにより透析液交換手技に問題があり，感染の危険性が大きい患者が適応となります。

2．在宅血液透析指導管理料（C102-2）

　"維持血液透析"を必要とし，かつ，安定した病状にあるものについて，在宅において実施する場合に対象となります。「人工腎臓（J038）」を在宅において実施するものです。

1．「透析液供給装置」（C156）は医療機関が貸与します。

2．「在宅血液透析用特定保険医療材料（ダイアライザー，吸着型血液浄化器）」を支給した場合は，（在宅医療の部で）特定保険医療材料料を加算します。

3．「人工腎臓用透析液，血液凝固阻止剤，生理食塩液」については，「厚生労働大臣が定める注射薬」として投与できます。

3．在宅自己導尿指導管理料（C106）

　尿路障害，神経因性膀胱などにより自然排尿が困難な患者について，在宅で患者自ら導尿を行う必要があると医師が認めた場合に対象となります。

　「導尿用カテーテル」は洗浄・消毒して繰り返して使用するものについては，C163特殊カテーテル加算「1」により，ディスポーザブル（1回ごとに使い捨て）のものを使用する場合は，「2」によります。なお，「3」間歇バルーンカテーテルは，一時的に留置できるもので，自己導尿がしにくい外出時や夜間多尿等の場合に使用されます。

在宅

4．在宅仙骨神経刺激療法指導管理料（C110-4）

　便失禁，過活動膀胱のコントロールのため，植込型仙骨神経刺激装置を植え込み，電気刺激を加える治療法を行う患者に，当該治療に係る指導管理を行った場合に算定します。

5．在宅経肛門的自己洗腸指導管理料（C119）

　脊髄障害を原因とする排便障害の患者であって，経肛門的自己洗腸用の器具を用いて患者自ら洗腸を行う場合に対象となります。経肛門的自己洗腸用材料を患者に支給し使用させた場合は，C172在宅経肛門的自己洗腸用材料加算を算定できます。

（G）特定処置に関するもの

1．在宅寝たきり患者処置指導管理料（C109）

　在宅で寝たきりの状態（またはこれに準ずる状態）にあり，患者自ら次の処置を行う必要があると医師が認めた場合に対象となります（→はC300特定保険医療材料料として算定できる主なもの）。
- (1)　創傷処置（熱傷処置を除く。気管切開後留置用チューブ交換を含む）
- (2)　皮膚科軟膏処置
- (3)　留置カテーテル設置（→004膀胱留置用ディスポーザブルカテーテル）
- (4)　膀胱洗浄，(5)　導尿（尿道拡張を要するもの），(6)　ストーマ処置，(7)　喀痰吸引
- (8)　介達牽引，(9)　消炎鎮痛等処置，(10)　鼻腔栄養（→005栄養用ディスポーザブルカテーテル）

2．在宅難治性皮膚疾患処置指導管理料（C114）

　「表皮水疱症患者」または「水疱型先天性魚鱗癬様紅皮症患者」であって，難治性の皮膚病変に対する特殊な処置が必要な者に対して，薬剤や被覆材の選択等について療養上の指導を行った場合に対象となります。

　「皮膚欠損用創傷被覆材」，「非固着性シリコンガーゼ」を患者に支給した場合は，特定保険医療材料料として算定します。当材料はその他の在宅療養指導管理料を算定する場合も算定できます。

（H）その他の指導管理

　〔以下，1～3に掲げる指導管理料は，体内に電気刺激装置を植え込み，脳・脊髄神経を電気刺激することにより，疼痛，振戦（ふるえ），てんかん等の改善を図る治療法の指導管理料です〕

1．在宅自己疼痛管理指導管理料（C110）

　慢性難治性疼痛を有し，植込型脳・脊髄電気刺激装置を植え込み，疼痛管理を行っている患者のうち，在宅自己疼痛管理を行うことが必要と医師が認めた場合に対象となります。

　なお，「脳・脊髄刺激装置植込術」（K181またはK190）の対象は，薬物療法，他の外科療法および神経ブロック療法の効果が認められない慢性難治性疼痛です。

2．在宅振戦等刺激装置治療指導管理料（C110-2）

　パーキンソン病や本体性振戦に伴う振戦等の軽減を目的とした，脳・脊髄電気刺激装置植込み（K181，K190の手術）を行った後に，当該治療に係る指導管理を行った場合に算定します。

3．在宅迷走神経電気刺激治療指導管理料（C110-3）

　てんかん治療のため，頸部の迷走神経に電気刺激装置を植え込み（K181-4迷走神経刺激装置植込術），電気刺激を加える治療法があり，その治療に係る指導管理を行った場合に算定します。

4．在宅腫瘍治療電場療法指導管理料（C118）

　初発膠芽腫の治療を目的として，頭皮に電場電極を貼付して脳内に治療電場を作り出し，膠芽腫の細胞分裂を阻害して腫瘍細胞を抑える治療法を患者自ら行った場合に対象となります。

　なお，患者に支給した「電場電極」は，材料価格基準／別表Ⅱ「195体表面用電場電極」を在宅医療の部で特定保険医療材料料として算定できます。

在宅

5．在宅中耳加圧療法指導管理料（C120）

　メニエール病や遅発性内リンパ水腫の患者に対し，在宅中耳加圧療法に関する指導管理を行った場合に対象となります。

C．在宅療養指導管理材料加算

　在宅自己注射指導管理料に関連する「在宅療養指導管理材料加算」について説明します。

1．血糖自己測定器加算（C150）

　インスリン製剤またはヒトソマトメジンC製剤の自己注射を行っている者，12歳未満の小児低血糖症患者，妊娠中の糖尿病患者または妊娠糖尿病の患者に対し，血糖自己測定の結果に基づく指導を行うため，血糖自己測定器を使用させた場合に算定します。血糖試験紙，固定化酵素電極（バイオセンサー），穿刺器，穿刺針，測定機器など血糖測定に係る器材の費用は所定点数に含まれます（なお尿糖試験紙は対象外）。

　なお，固定化酵素電極による測定は，試験紙を使用することなく当該酵素電極（センサー）に直接血液を吸引させることにより，血糖値を測定するものです。

　1型糖尿病の患者，膵全摘後の患者，12歳未満の小児低血糖症の患者，妊娠中の糖尿病患者または妊娠糖尿病の患者であって周産期における合併症の危険性が高い患者については，月90回以上測定の点数が設定されています。

　血糖自己測定器加算は，インスリン製剤等を2月分，3月分以上まとめて処方（支給）した場合は，血糖自己測定器加算を1月に2回，3回分算定することができます。

> **備考**　持続皮下インスリン注入療法を行う患者に対し**持続血糖測定器**を使用した場合は，C152-2持続血糖測定器加算により算定します。

> ──**ヒント💡**──≪糖尿病の分類（型）≫
> 　糖尿病は，1型，2型，その他特定の型，妊娠糖尿病に大別されます。1型糖尿病は，膵臓β細胞の破壊によるインスリンの絶対的な不足による糖尿病をいい，大部分はインスリン治療が不可欠です（若年に発病が多い）。
> 　2型糖尿病は，インスリン分泌の低下とインスリン抵抗性が共存し，日本における糖尿病の9割以上を占め（中年以降が多い），インスリン治療が必要な場合があります。

2．注入器加算（C151），注入器用注射針加算（C153）

　ディスポーザブル注射器，自動注入ポンプ，携帯用注入器（万年筆型インスリン注入器等），針無圧力注入器を医療機関が処方した（支給した）場合は「注入器加算」（300点）を算定します（支給しない月は算定できません）。

　なお，インスリンまたは性腺刺激ホルモン放出ホルモン剤を間歇的かつ自動的に注入するため**間歇注入シリンジポンプ**を使用した場合は，C152間歇注入シリンジポンプ加算により算定します。

━ ヒント☀ ━ ≪万年筆型注入器≫

　万年筆型インスリン注入器（ノボペン等）はペンの形をしていて繰り返して使用できます（非ディスポ）。本体に「インスリン入りカートリッジ」（トレシーバ注ペンフィル等）および「注入器用注射針」（ペンニードル等）をセットして使用します。（インスリン入りカートリッジは中身がなくなるまで使えるため）1回ごとにインスリン注射液を詰める作業が軽減されます。なお，「注射針」は1回ごとに廃棄し，交換します。

図表3-13　万年筆型インスリン注入器（ノボペン等）の例

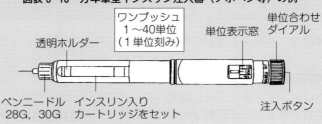

透明ホルダー　　ワンプッシュ1〜40単位（1単位刻み）　単位表示窓　単位合わせダイアル

ペンニードル28G, 30G　インスリン入りカートリッジをセット　注入ボタン

　万年筆型注入器用注射針を医療機関で処方した場合は，（注入器加算と別に）「注射針加算」を算定します。
　また，「注入器一体型キット製剤」（図表3-15）については，注入器加算は算定できませんが，注射針を医療機関が処方した場合は「注入器用注射針加算」を算定できます。

　備考　「注入器一体型キット製剤」とは，あらかじめ万年筆型注入器に製剤を装填してキットとして販売されます（万年筆型注入器の費用は当製剤の薬価に含まれています）。

図表3-14　在宅自己注射指導管理に伴う「注入器」「注射針」の費用の算定

注入器の種別		医療機関が支給		院外処方による支給の可否等	対象となる薬剤の単位（例）
		注入器加算	注射針加算		
A	ディスポーザブル注射器	○	×	・「ディスポーザブル注射器」院外・院内いずれも支給可	40単位1mLバイアル
B	万年筆型注入器	○	○	・「注射針」は，院外・院内いずれも支給可 ・「注入器」は，院内でのみ支給可	300単位1筒
C	注入器一体型キット製剤	×	○	・「注射針」は，院外・院内いずれも支給可 ・「注入器」の費用は薬価に含まれている	300単位1キット

　備考　1．院外処方で支給できる器材は，調剤報酬点数表に定める「ディスポーザブル注射器」「万年筆型注入器用注射針」のみです。
　　　　2．院外処方により，ディスポーザブル注射器，注射針を支給した場合は，「注入器加算」「注射針加算」は算定できません。
　　　　3．「注入器加算」の対象となるA，B以外の器材は省略しました。
　　　　4．「針付注入器一体型キット」（エンブレル皮下注シリンジ等）については，注入器加算，注射針加算のいずれも算定できません。

図表3-15　注入器一体型キット製剤（ヒューマリン3/7注ミリオペン等）の例

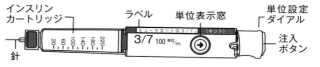

インスリンカートリッジ　ラベル　単位表示窓　単位設定ダイアル

針　　3/7 100単位/mL　注入ボタン

　なお「注入器用注射針加算」は，医療機関が処方した（支給した）とき（月）のみ算定できます。

（※練習問題はp.247掲載）

第 **4** 章

⑳ 投　薬

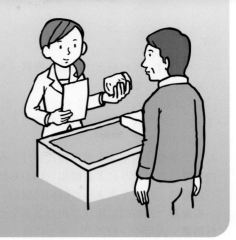

p.00/p.00は，"本書ページ数／「診療点数早見表」2024年度版ページ数" です。

　病気の治療のため，医薬品（内用薬，外用薬）を患者に渡して使用させることを「投薬」といい，「投薬料」として算定します。

　備考　処置や手術などに伴い医療者が患者に薬剤を使用した場合は，処置，手術等の部の薬剤料として算定します。

　院内処方（医療機関で薬剤を渡す）と院外処方（調剤薬局に処方箋をもっていって薬剤を購入する）があります。院内処方の場合は，薬剤料（薬価）のほかに処方料や調剤料，各種加算が算定できます。院外処方の場合は投薬料は発生せず，処方箋料のみの算定になります。

　薬剤には「薬価」という公定価格が「薬価基準」として定められており，薬価の計算は薬剤の種類（内服薬，屯服薬，外用薬）ごとに行います。患者がどのように服用するかにより分類し，経口投与（口から飲むこと）の場合，決まった時点に継続的に服用する内服薬は1日分を1単位，臨時に服用する屯服薬は1回分を1単位，外用薬（点眼薬，塗り薬など経口投与以外）は1処方分を1単位として，それぞれ合計した金額を点数に換算していきます。

　入院患者にも同じように投薬料の算定がありますが，その場合は処方料は発生しません。入院料に含まれます。

〔レセプト記載例〕

外来

⑳投薬	㉑内服	薬剤	28単位	112
		調剤	11×1回	11
	㉒屯服	薬剤	単位	
	㉓外用	薬剤	単位	
		調剤	×　回	
	㉕処	方	×1回	98
	㉖麻	毒	回	
	㉗調	基		14

> 薬剤名・規格単位・投与量・投与日数を記載する

㉑　＊ミカルディス錠20mg　　1錠，
　　　ノルバスク錠5mg　　　1錠　　4×28

㉕　＊[特処]　　　　　　　　　　　56×1

入院

⑳投薬	㉑内	服	3単位	48
	㉒屯	服	単位	
	㉓外	用	単位	
	㉔調	剤	1日	7
	㉖麻	毒		
	㉗調	基		

㉑　＊ケフラールカプセル250mg　3C　16×3

> ㉑，㉒，㉓にかかわらず1日につき7点を算定する
> 外泊期間中と入院実日数を超えた部分については調剤料は算定不可

投薬の費用の構成

1．院内処方の場合

　薬剤料＋調剤料＋処方料＋調剤技術基本料

　「院内処方」とは，医薬品を医療機関で患者に渡すことをいいます。

　この場合は，薬剤料と，投薬技術料（処方料，調剤料，調剤技術基本料）を合わせて算定します。

２．院外処方の場合

　「院外処方」とは，処方箋を交付し，医療機関の外の「保険薬局」で医薬品を患者に渡すことをいいます。この場合，⑳投薬料は算定できず，⑧処方箋料のみの算定となります。

３．薬剤の種類

　投薬の薬剤は内用薬と外用薬に分けられ，内用薬は服用方法で，内服薬と屯服薬に分けられます。

　内用薬：経口投与による服用（口から飲むこと）により，胃・腸などから吸収される薬。

　　内服薬：定量を決まった時間に服用。

　　屯服薬：臨時的に症状が出たときなどに服用。

　外用薬：内用や注射以外，おもに体の外側から作用する薬。

　投薬料算定の際は，この㉑内服薬，㉒屯服薬，㉓外用薬の３種類に分けて算定します。

　本書では，投薬の費用の算定の基本となる「薬剤料」の算定のしかたを最初に説明します。

A．投薬に関する用語

　投薬でよく出てくる用語，略語を**図表４−１**に，種類と単位を**図表４−２**にまとめました。

図表４−１　投薬でよく出てくる用語・略語一覧

用語・略語	意味
(1)処方に使われる略語	
Rp（レシピ）	処方（ラテン語），Rx…処方（英・米語）
T（タブレット）	錠剤（Tab とも書く。３Ｔは３錠）。Tablet の略
C（カプセル）	Cap，K，Kap とも書く。Capsule の略
mL	液体の容量の単位（cc と書くこともある）
（×10）	10倍散…レセプトには10％と書く
（×100）	100倍散…レセプトには１％と書く
分服	何回かに分けて服用することを分服という
分３，分４，３×，４×	いずれも１日３回または４回に分けて服用ということ
4 hr	４時間おきに服用
6 st × 4	６時間おきに１日４回服用
v. d. E.	食前に（vor dem Essen の略）〔３×ｖ（毎食前に）〕
n. d. E.	食後に（nach dem Essen の略）
z. d. E.	食間に（zwischen dem Essen の略），食間とは食事と食事の間の意で，食事中ではない
h. s.	就眠時に服用（hora somni の略）
TD（T）	何日分（TD は Tagedosen の略）
P（パック）	何回分，何包ということ，屯服薬の処方の際に書かれている
do	この「do」はカルテの中にしばしば出てくる（ditto の略，同上という意味である）投薬以外でも使われる。前回と同じの意
Weg	引く
Add	加える
(2)剤形に関する用語	
散剤	粉末状の粒子，細粒ともいい，単位はグラム（g）。Pulb，Powd
顆粒剤	顆粒状　粒子がそろっている　単位はグラム（g）。Gr（Granule の略）
錠剤	（タブレット剤）一定の形に圧縮して製剤したもの　単位は錠（T）
カプセル剤	ゼラチンでできた筒型の容器の中に詰めたもの。単位は（C）
チュアブル錠	かみ砕いて飲む薬剤
舌下錠	舌の下の粘膜から吸収される錠剤（ニトログリセリンなど）
口腔内崩壊錠（OD 錠）	唾液のみで溶ける錠剤。飲み込むことが難しい人，水分摂取制限の人でも服用できる
徐放錠	徐々に解け，血中濃度を長く持続できるもの
浸煎薬	湯で煎じて飲む薬剤
腸溶錠	胃で溶けず腸で溶けるようにしたもの
液剤　内用液剤	内用水剤，乳剤，シロップ剤，浸剤，煎剤，芳香剤等
外用液剤	含嗽剤，点眼剤，点耳剤，点鼻剤，洗浄剤等，単位は（mL），（瓶）等

坐剤，坐薬（サポ）	肛門から直腸に挿入し，直腸の粘膜から徐々に吸収される。痔や便秘の局所治療に使われるだけでなく，解熱剤や鎮痛剤，制吐剤等にも用いられる。薬剤が胃を通らないため，胃に対する副作用がなく，薬が口から飲めない乳幼児や高齢者，また，けいれんや吐き気を起こした人に用いられる。単位は個
トローチ剤	口腔で溶かして喉頭などに作用する外用薬である。単位は錠（T）
軟膏剤	主に塗り薬　単位はグラム（g）。Salve，Ointment
硬膏剤	固形の医薬品を紙，布またはプラスチックフィルム等に伸ばして皮膚に粘着させる。単位は枚，もしくはg
ドライシロップ	シロップにする目的でつくられた粉薬。ds

図表 4 - 2　薬剤の種類と単位

表　記	意　味	表　記	意　味
○mg　1 T（錠）	1 T（錠）の中に○mgの有効成分が含まれている	○mg　1 C（カプセル）	1 C（カプセル）の中に○mgの有効成分が含まれている

投薬

B. 薬剤料の算定

　保険診療で使われる薬剤は「薬価基準」に収載されており，その数は1万種以上です。薬剤料（薬の代金）を算定する場合はこの「薬価基準」の価格で算定します。

1．1単位の薬剤価格を計算する

　1単位が薬剤料算定の基本単位ですが，㉑内服薬，㉒屯服薬，㉓外用薬でそれぞれ異なります。

㉑内服薬は	1剤1日分が1単位
㉒屯服薬は	1回分が1単位
㉓外用薬は	1調剤分が1単位

　内服薬の算定の際の「1剤」とは，服用時刻（服用時点）および服用回数が同じであるものをいいます。薬品1種類で「1剤」という場合と，2種類以上の薬品を一緒にして「1剤」という場合があります。1回の処方で2種類以上の内服薬を調剤する場合，服用時刻（服用時点および服用回数）が同じであれば，たとえ別々の薬包に調剤しても，必ず1剤として計算します。
　ただし次の場合には，それぞれ別剤として算定します。
　①配合不適等調剤技術上の必要性から個別に調剤した場合
　②内服用固型剤と内服用液剤の場合
　③内服錠とチュアブル錠等のように服用方法が異なる場合

2．1単位の薬剤価格を点数に直す

> **Check☞**
> 投薬料では1単位の薬剤価格15円以下（15円を含む）は1点とします。

●15円以下の場合　　　　　　　　　　　　　　　＝1点
◎15円を超える場合（15.01円以上）〜25円まで＝2点
　25円を超える場合（25.01円以上）〜35円まで＝3点
　35円を超える場合　　　　　　　〜45円まで＝4点
　診療報酬点数は常に整数で小数点が生じた場合，普通は四捨五入する決まりですが，薬価を点数に直す場合のみ四捨五入ではなく，**五捨五超入**となります。

> **Check☞**
> 薬剤価格を10で割って（10円は1点なので）小数点以下が0.5以下は切り捨て，0.5を超えていたら切り上げます。

例　薬剤価格75円→7.5点→7点

　　　薬剤価格75.1円→7.51点→8点

◇薬剤点数の算定例			《解答》
①	24.50円	→ 　　　点	① 24.50円÷10＝2.45　→　小数点以下五捨五超入　→　2点
②	85.00円	→ 　　　点	② 85.00円÷10＝8.5　→　小数点以下五捨五超入　→　8点
③	35.10円	→ 　　　点	③ 35.10円÷10＝3.51　→　小数点以下五捨五超入　→　4点
④	6.40円	→ 　　　点	④ 6.40円　→　15円以下は1点とする　→　1点

3．計算式にする

㉑	**内服薬（1剤1日分）**	**点×○日分**
㉒	**屯服薬（1回分）**	**点×○回分**
㉓	**外用薬（1調剤の総量）**	**点×1**

◎この計算式は薬剤の名称，規格，数量とともにレセプトの摘要欄に記載しなければなりません。ただし，レセプト手書きの医療機関（要届出）に限り，所定単位が17点（175円）以下の場合は薬剤の名称，規格，数量を省略して点数・回数（日数）のみ記載すればよいことになっています。

4．内服薬の算定例

①

処方	ケフレックスカプセル	250mg	4 C	分4	2日分
	薬剤名	規格	1日分の服用量	分服回数	投与日数

☆内服薬の処方では必ず分服回数と最後に投与日数が記載されます（何回かに分けて服用することを「分服」といいます）。1日量を記載する場合は，（1日量を何回に分けて服用するか）「分服回数」が記載されます。

Check ☞

　何日分（投与日数）と処方されていたら内服薬であると判断します。

　まず，1単位の点数を算出します。

　内服薬の1単位は（1剤1日分）なので，この処方の「ケフレックスカプセル250mg 4 Cが1剤1日分」となり，ケフレックスカプセル250mg 1 Cの薬価は31.5円です。

　31.5円×4＝126円→13点

　1単位13点，2日分なので，13点×2日分。レセプト摘要欄には以下のように記載します。

㉑	ケフレックスカプセル250mg　4 C	13×2

②

Rp	コランチル配合顆粒 3.0		
	プリンペラン錠5　6 T	3×n．d．E．	14TD
処方	薬剤名と1日分の服用量	服用時点，分服回数	投与日数

　まず，14TD（14日分）と処方されているので内服薬です。次にコランチル配合顆粒 3.0（単位がない場合はg）とプリンペラン錠5　6 Tはともに3×n.d.E.，（1日3回毎食後服用）と服用時点，分服回数が同じ1剤なので，合計薬価を点数に直して計算式にします。

　コランチル配合顆粒1 gの薬価は6.3円です。6.3円×3＝18.9円

　プリンペラン錠5　1 Tの薬価は6.5円です。6.5円×6＝39円

　18.9円＋39円＝57.9円→6点

> **Check** ☞
>
> 　1剤のなかに，薬が何種類あっても必ず薬価の合計金額を出してから点数に直すこと。1種類ずつ点数に直してから合計したのでは点数が違ってくるので注意！

　1単位6点，14日分なので，6点×14日分。レセプト摘要欄には以下のように記載します。

㉑	コランチル配合顆粒　3 g	
	プリンペラン錠5　6 T	6×14

③

Rp	①マーズレンS配合顆粒2.0	
	ケフラールカプセル250mg 3 C	3×7 T*
	②2 mg セルシン錠 1 T	1×7 T*
	マーズレンS配合顆粒とケフラールは2種類で1剤	1日3回服用7日分
	セルシンは1種類で1剤，別々の計算式にします	1日1回服用7日分

　　＊7 TのTはTab（錠）のTではなく何日分の略号です（処方記録の末尾に書かれているため）

　内服薬2剤の処方です。

　マーズレンS配合顆粒1 gの薬価は10.5円です。10.5円×2＝21.0円

　ケフラールカプセル250mg 1 Cの薬価は54.7円です。54.7円×3＝164.1円

　21.0円＋164.1円＝185.1円→19点

　1単位19点7日分なので，計算式は19×7

　2 mg セルシン錠1 Tの薬価は6円です。6円×1＝6円→1点

　1単位1点，7日分なので，1点×7日分。レセプト摘要欄は以下のように記載します。

㉑	マーズレンS配合顆粒　　2 g	
	ケフラールカプセル250mg　3 C	19×7
	2 mg セルシン錠　1 T	1×7

5．屯服薬の算定例

①

Rp	ブスコパン錠10mg	2 T	×	5回分
	薬剤名	1回分の服用量		5 Pとも書かれる

　屯服薬の処方は1回分の服用量が示され，何回分と書かれます。

> **Check** ☞
>
> 　何回分（何P）と処方されていたら屯服薬であると判断します。

　屯服薬の1単位は1回分なので1回分の点数を算出します。

　1回分＝ブスコパン錠10mg 2 T

　ブスコパン錠10mg 1 Tの薬価は5.9円です。5.9円×2＝11.8円→1点

　1単位1点，5回分なので，1点×5回分。レセプト摘要欄は以下のように記載します。

㉒	ブスコパン錠10mg　2 T	1×5

6．外用薬の算定例

①

Rp	リンデロン－VG クリーム0.12%	5 g 2本
	薬剤名	総量

　外用薬の処方は総量で書かれます。（単位はg，mL，個，本，枚等）

投薬

> **Check☞**
> 処方の末尾が総量のみの場合は外用薬であると判断します。

外用薬の１単位は総量なので総量の点数を算出します。

総量＝リンデロン–VG クリーム0.12％ 5 g 2 本

リンデロン–VG クリーム0.12％の薬価は，１ g 27.7円です。

　５ g 2 本ということは10 g であるので，１ g 27.7円×10＝277円→28点

　外用薬は総量×１で表すので，28点×１。レセプト摘要欄は以下のように記載します。

㉓	リンデロン－VG クリーム0.12％10 g	28×1

②	Rp　　SP トローチ　　　6 T　分3×5 T 　　　薬剤名	

> **Check☞**
> トローチは外用薬ですが，このように内服薬のように処方されることもあるので注意します。外用薬はあくまで
> 総量が１単位ですから，総量（１日６ T が５日分＝６×５で30錠）で算定します。

総量＝SP トローチ　30 T

SP トローチの薬価は１ T 5.7円です。5.7円×30 T ＝171円→17点

外用薬は総量×１で表すので，17点×１。レセプト摘要欄は以下のように記載します。

㉓	SP トローチ　30 T	17×1

C. 投薬技術料の算定

1. 調剤料

「調剤」とは医師の処方に基づいて，薬剤師が個々の医薬品を配合して１つのまとまった薬に仕上げ，それを袋または容器に入れることをいいます。

a．外来の調剤料算定	内用薬（内服薬，浸煎薬，屯服薬）	1回 11点
	外用薬	1回 8点
b．入院の調剤料算定	内用薬（内服，屯服），外用薬の別なく，㉔調剤料欄に	1日 7点

１．外来の調剤料

　１回の処方に係る調剤につき，薬の種類，量にかかわらず，内用薬（内服薬と屯服薬）は11点，外用薬は８点を算定します。内服薬と屯服薬が両方処方されていても内用薬１回11点です。

２．入院の調剤料

　入院患者に対して投薬が行われた場合は薬剤の種類，数量に一切関係なく，使用した日１日につき７点算定する。内服，屯服，外用薬を併せて調剤しても７点です。

　翌月にまたがって服用する場合は，翌月分の調剤料は翌月に算定します。薬剤料は当月分にまとめて算定するので，翌月は調剤料のみとなることもあります（この場合，調剤技術基本料は算定不可）。

　外泊期間中や入院実日数を超えた日数は算定できません。

３．麻薬・向精神薬・覚せい剤原料・毒薬加算

　麻薬・向精神薬・覚せい剤原料・毒薬を調剤した場合，以下のように加算します。

　　外来の場合　　１処方につき１点

　　入院の場合　　１日につき１点

加算の対象となる薬剤は薬価基準（本）の薬価欄に各「麻」,「向」,「覚」,「毒」の表示があります。

Check ☞
麻毒加算は調剤料の加算点数なので調剤料を算定できない場合は加算できません。

麻毒加算のレセプト記載

調剤料，処方料におのおの加算される麻薬・向精神薬・覚せい剤原料・毒薬加算はレセプトの㉖麻毒の欄に，1回につき外来は，調剤料1点，処方料1点の合わせて2点，入院は1日につき調剤料1点（処方料はない）を記載します。

🖩 レセプト算定事例 5

入院調剤料の算定：下記①〜④を処方した場合，調剤料はどのように算定するか。
①1／21 L－ケフレックス顆粒 1.5g 　　5日分
②1／24 ブラダロン 200mg 3T 　　4日分
③1／24 タリビット点眼液 5mL 1本 　　（3日分）
④1／28 ブラダロン 200mg 3T 　　7日分

（調剤料）

使用	1／21	22	23	24	25	26	27	28	29	30	31	2／1	2	3
①		1	1	1	1	1								
②				1	1	1	1							
③				1	1	1								
④								1	1	1	1	1	1	1
調剤料	1	1	1	1	1	1	1	1	1	1	1	1	1	1

　　　　　　　1月 7点×11　　　　　　　　　2月 7点×3

> 入院の場合は，種類や量に関係なく1日7点で計算するよ

2．処方料（外来患者のみ）

「処方」とは，患者に与える薬剤の名称，使用量，使用法などを医師が決定することをいいます。一般には，処方を「処方箋」（処方を記した伝票）に記載して，薬剤師に指示します。

なお，外部の保険調剤薬局で調剤するため，「院外処方箋」を患者に交付した場合は，処方料でなく「処方箋料」（F400）を算定します（後述の「G．処方箋料」参照）。

1回の処方につき，薬剤の種類・数量にかかわらず下記の点数を1回算定します。

1	3種類以上の抗不安薬，3種類以上の睡眠薬，3種類以上の抗うつ薬，3種類以上の抗精神病薬または4種類以上の抗不安薬および睡眠薬を投薬した場合（臨時の投薬および3種類の抗うつ薬または抗精神病薬をやむを得ず投与するものを除く）[向精神薬の多剤処方]	18点
2	（1以外の場合で）7種類以上の内服薬を投薬した場合（投薬日数2週間以内の臨時の投薬を除く）または不安若しくは不眠の症状を有する患者に対して1年以上継続して別に厚生労働大臣が定める薬剤の投薬を行った場合[特定の抗不安薬・睡眠薬の長期処方]	29点
3	1および2以外の場合	42点

備考1 「2」の"種類数"の考え方は，H「2．内服薬投与の薬剤料減額」の項を参照。
　　2 臨時の投薬とは連続する投与期間が2週間以内で，かつ投与中止期間が1週間超のものをいう。
　　3 「1」は「向精神薬の多剤処方」，「2」の後段は「特定（ベンゾジアゼピン系）の抗不安薬・睡眠薬の長期処方」の各是正を目的とします。

《処方料の加算点数》

a．乳幼児加算「注4」

3歳未満の患者に処方した場合は1処方につき3点加算します。

b．麻薬・向精神薬・覚せい剤原料・毒薬加算「注2」

麻薬・向精神薬・覚せい剤原料・毒薬を処方した場合，薬剤の種類，数量にかかわらず1処方につき1点加算します。

投薬

ｃ．特定疾患処方管理加算「注5」

　診療所または許可病床数200床未満の病院において，特定疾患〔医学管理等の部の特定疾患療養管理料（点数表Ｂ000）の「別に厚生労働大臣が定める疾患」と同一〕を主病とする外来患者に対して処方を行った場合は，処方期間が28日以上の場合は特定疾患処方管理加算として1月に1回に限り56点を加算します。

ｄ．抗悪性腫瘍剤処方管理加算「注6」

　許可病床数200床以上の病院において，抗悪性腫瘍剤の投薬の必要性，危険性等について文書により説明を行った上で抗悪性腫瘍剤を処方した場合に，月1回に限り，70点を加算します。

ｅ．外来後発医薬品使用体制加算「注8」

　院内処方を行う診療所において，後発医薬品の使用割合が一定以上の場合に，使用割合に応じて，「イ」8点，「ロ」7点，「ハ」5点を加算します（施設基準届出）。

ｆ．向精神薬調整連携加算「注9」

　向精神薬多剤投与（「1」）または向精神薬長期処方（「2」）の該当患者について，「抗不安薬等」の種類数または1日当たり用量を減少させたうえで，薬剤師または看護職員に症状の変化等の確認を指示した場合に，月1回に限り12点を加算します。

算定ポイント【処方料】

① 同じ医療機関内の異なる診療科でそれぞれに処方した場合は，診療科ごとに処方料が算定できます（調剤についてもそれぞれ算定できます）。
② 特定疾患処方管理加算は，特定疾患にかかる処方を行った場合に限られます。

3．調剤技術基本料（㉗調基）

　薬剤師が常時勤務する医療機関で，薬剤師の管理のもとに調剤が行われた場合に，患者1人につき月1回に限り算定します。診療所・病院ともに，以下の点数です。

1	入院中の患者	42点	2	その他（外来患者）	14点

算定ポイント【調剤技術基本料】

1．複数の診療科において調剤を行った場合であっても，主たる診療科でのみ，算定します。
2．入院・外来通して，1月に1回のみの算定です。同一月に「1」「2」の調剤技術基本料が共に該当する場合は，点数の高いほうの調剤技術基本料を算定します。
3．調剤が行われなかった月には算定できません。

《院内製剤加算》　……　10点（入院の場合のみ）
　ａ．医薬品に溶媒，基剤等の賦形剤を加えて異なる剤型の医薬品とした場合
　　注　賦形剤：薬剤に所要の形態を与えるために添加するもの。
　ｂ．添加剤を加えて調剤した場合
　ｃ．ろ過，加湿，滅菌行為を行った場合
　ただし，院内製剤した医薬品と同一規格のものが薬価基準に収載されていれば算定できません。

Check ☞

　調剤技術基本料は⑬医学管理等の薬剤管理指導料（Ｂ008）または⑭在宅医療の在宅患者訪問薬剤管理指導料（Ｃ008）を算定した月は算定できません。

D.　レセプト記載

　レセプトへの薬剤の記載は，なにを（薬品名，規格単位），どのくらい（投与量）使用したかわかるように記載します。記載方法の原則は下記のとおりです。

1．同一薬品名で2種類以上（剤型，規格単位が）ある場合は，どれを使用したかわかるように書く。

　　例　┌× セルシン錠30mg
　　　　└○ セルシン錠**10mg 3 T**

　　セルシン錠は2mg錠，5mg錠，10mg錠の3種類あります。

2．投与量の記載は薬価基準の薬価の単位に合わせて記載する。

　　例1）　┌× タリビット点眼液　2本
　　　　　└○ タリビット点眼液　**10mL**

　　　薬価基準の記載：タリビット点眼液1mL107.40円

　　　タリビット点眼液は，1本5mL入り。

　　例2）　× インドメタシン坐剤　250mg
　　　　　○ インドメタシン坐剤　50（mg）　**5個**

E.　倍散（10％1 g，100mg1 gなど）の算定

　薬の規格には，10％1 g，1％1 g，100mg1 gなどと記されたもの（**倍散**といいます）があります。それらの倍散の算定の仕方について説明します。

1．倍散とは

　必要とする薬剤量が微量の場合，調剤や服用の便のため，原末に賦形剤（増量剤）を加えて，10倍，100倍，1,000倍に増量します（おおむね1日量0.1〜10 gの範囲内に増量）。

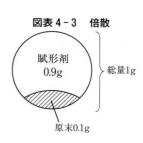

図表4-3　倍散

賦形剤
0.9g

総量1g

原末0.1g

2．アドナ散10％1 gの例

　総量1 gにつき，その10％の原末（0.1 g，100mg）を含有するということです。そのためアドナ原末100mgの処方は，総量1 gを調剤します。

（図表4-3）

3．総量（製剤量）と原末の量の関係

規格	総量（調剤する量）	原末の量	呼　称
10％	1 g	0.1 g　（100mg）	10倍散
1 ％	1 g	0.01 g　（ 10mg）	100倍散
0.1％	1 g	0.001 g　（ 1mg）	1000倍散
50％	1 g	0.5 g　（500mg）	2倍散

Check ☞
① 100mg1 gは1 g中に原末100mgを含むという意味です（10％1 gと同意）。
② 1 g＝1,000mg，10％は10/100，1％は1/100，0.1％は1/1000。
　┃簡易式：（A）％×10＝（B）mg…原末の量┃　例　1％×10＝10mg

4．倍散算定での留意事項

　以下は，**処方に薬品の「総量（g）」が記されていない**（原末量mgが記されている）**場合**の対応です（現在，処方箋の記載方法については，「原末量でなく製剤量（g）〔＝総量〕を記載すること」が推奨されています）。

レセプトの記載は，原末の量（mg）でなく，総量（g）を書きます（薬価基準は，総量1gの薬価が記載されているため）。

例　┌ × 　ホリゾン散7mg……原末の量
　　└ ○ 　ホリゾン散1％0.7g……総量

🖩 レセプト算定事例　6

倍散の算定①

トランサミン酸（50％）を，原末750mg[*1]出す。
　① 　50％1gは，原末何ミリグラムを含有するか。
　　1,000mg ×（50/100）＝**500mg**[*2]（別の方法50％×10＝**500mg**[*2]）
　　注　1％は1/100
　② 　原末750mgは，総量何グラム出せばよいか。
　　1g ×（750/500）＝**1.5g**
　　注　50％1gは原末500mgのため，原末750mgは比例計算。

$$\frac{750\text{mg（処方の原末の量）}^{*1}}{500\text{mg（1g中の原末の量）}^{*2}}=1.5\text{g（総量）}$$

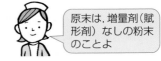

原末は，増量剤（賦形剤）なしの粉末のことよ

🖩 レセプト算定事例　7

倍散の算定②

ケフレックスシロップ用細粒100（100mg1g）を，原末350mg出す。
　① 　100mg1gは，原末100mgを含有する。
　② 　原末350mgは，総量何グラム出せばよいか。
　　1g ×（350/100）＝**3.5g**

🖩 レセプト算定事例　8

倍散の算定④

下記(1)～(4)の（原末量の）処方において，調剤・請求量はそれぞれ何gか。
(1)　アドナ散 100mg　　　　　　　　　　　　→ 10％（　　）g
(2)　メチエフ散 150mg　　　　　　　　　　　→ 10％（　　）g
(3)　レセルピン散 0.3mg　　　　　　　　　　→ 0.1％（　　）g
(4)　ミノマイシン顆粒 50mg　　　　　　→ 20mg1gを（　　）g

答　1.0 1.5 0.3 2.5

F．投薬の算定例（調剤料，処方料を含む）

算定例(1)　※薬剤師常勤の医療機関（病院）とします。

Rp	①ケフラールカプセル250mg　　　4C　　6st×4　　　4TD
	②5mg セルシン錠　　　　3T
	マーズレンS配合顆粒　　3.0　　3×n　　4TD
	③バファリン配合錠A81　　1T　　1×4P
	④インドメタシン坐剤50mg 4個

①，②は4TD，（4日分投与）なので内服薬2剤
③は4P（4回分投与）なので屯服薬
④は外用薬です。

《薬剤点数》
①ケフラールカプセル250mg　　　4C　　　1C＝54.7円　54.7円×4＝218.8円→22点　22点×4日分

②5mg セルシン錠　　3 T　　　1 T＝9.4円（※セルシンは向精神薬）

　マーズレンS配合顆粒　　3.0　　　1 g＝10.5円

　　9.4円×3＋10.5円×3＝59.7円→6点，　6点×4日分

③バファリン配合錠A81　　　1 T＝5.7円　5.7円→1点　　1点×4回分

④インドメタシン坐剤50mg　4個　1個＝19.7円　19.7円×4＝78.8円→8点　　8点×1

　まず，外来レセプトの場合，薬剤料と技術料は，⑳投薬料欄に記載すると次のようになります。

⑳投薬	㉑内服	薬剤	8単位	112	㉑	ケフラールカプセル250mg	4 C	22×4
		調剤	11×1回	11		5mg セルシン錠	3 T	
	㉒屯服	薬剤	4単位	4		マーズレンS配合顆粒	3 g	6×4
	㉓外用	薬剤	1単位	8	㉒	バファリン配合錠A81	1 T	1×4
		調剤	8×1回	8	㉓	インドメタシン坐剤50mg	4個	8×1
	㉕処	方	42×1回	42				
	㉖麻	毒	1回	2				
	㉗調	基		14				

Check☞
　セルシン錠は向（向精神薬）のため，麻毒加算が算定できます。よって，調剤料と処方料について各1点加算して，2点を算定します。

　次に入院のレセプトの場合，4日間服用したものとして，算定，記載すると次のようになります。

⑳投薬	㉑内	服	8単位	112	㉑	ケフラールカプセル250mg	4 C	22×4
	㉒屯	服	4単位	4		5mg セルシン錠	3 T	
	㉓外	用	1単位	8		マーズレンS配合顆粒	3 g	6×4
	㉔調	剤	7×4日	28	㉒	バファリン配合錠A81	1 T	1×4
	㉖麻	毒	1×4日	4	㉓	インドメタシン坐剤50mg	4個	8×1
	㉗調	基		42				

Check☞
　入院の場合，処方料はなく，調剤料は1日7点，調剤技術基本料（薬剤師常勤）は42点になるので注意します。

算定例(2)　※薬剤師常勤の医療機関とします。

```
5／7　Rp ①アダラート CR 錠10mg　2 T
　　　　　　 ペルジピン LA カプセル20mg　2 C　分2朝，夕14TD
　　　　 ②コニール錠2　2 mg　1 T　分1朝14TD
　　　　 ③PL 配合顆粒　3.0　分3　　4 TD
　　　　 ④セルタッチパップ70　14枚
5／21　Rp ①②前回と Do　14TD
　　　　 ③セルタッチパップ70　7枚
　　　　 ④リンデロンV軟膏0.12%　10 g
```

※　5／7，5／21の2回（2日）分の投薬をまとめて記載します。

《内服薬》

①アダラート CR 錠10mg　1 T＝8.4円

　ペルジピン LA カプセル20mg　1 C＝9.5円

　　8.4円×2＋9.5円×2＝35.8円→4点

　5／7に14日分，5／21に14日分，併せて28日分投与になります。　4点×28日

②コニール錠2　2 mg　1 T＝13.9円→1点

　5／7に14日分，5／21に14日分，併せて28日分投与になります。　1点×28日

③ＰＬ配合顆粒　　１ｇ＝6.5円

　　6.5円×３＝19.5円→２点　　５／７に４日分　　2点×4日

《外用薬》

④５／７　セルタッチパップ70　14枚　　１枚＝17.1円

　　17.1円×14＝239.4円→24点　　24点×1

　　５／21　セルタッチパップ70　　７枚

　　17.1円×７＝119.7円→12点　　12点×1

⑤リンデロンＶ軟膏0.12%　10ｇ　　１ｇ＝18.6円

　　18.6円×10＝186円→19点　　19点×1

Check☞

① 同じ処方は処方日が違っても１つの計算式にまとめて書きます。

② セルタッチは５／７，５／21ともに処方されていますが，１回の量が違います（５／７・14枚，５／21・7枚）。外用薬の計算式は，「総量×１」です。１単位は総量なので，総量の点数が違う場合は計算式は別に記載しなければなりません（まとめて「セルタッチ21枚」とは書きません）。

③ セルタッチとリンデロンＶ軟膏は用法が異なるため，別々に１調剤として算定します。

　２日分を外来レセプトの⑳投薬料欄に記載すると次のようになります。

⑳投薬	㉑内服	薬剤	60単位	148	㉑	アダラートＣＲ錠10mg　　　２Ｔ	4×28
		調剤	11×2回	22		ペルジピンＬＡカプセル20mg 2 Ｃ	
	㉒屯服	薬剤	単位			コニール錠２　　2mg　　１Ｔ	1×28
	㉓外用	薬剤	3単位	55		PL 配合顆粒　　　　3 ｇ	2×4
		調剤	8×2回	16	㉓	セルタッチパップ70　14枚	24×1
	㉕処　　方		42×2回	84		セルタッチパップ70　　7 枚	12×1
	㉖麻　　毒		回			リンデロンＶ軟膏0.12%　　10 ｇ	19×1
	㉗調　　基			14			

G．処方箋料（F 400）

　院外処方箋を交付した場合に算定します。レセプトでは⑧その他欄に記載します。

　保険薬局（院外薬局）において調剤を受けるための院外処方箋を交付した場合は，交付１回につき，処方箋料の所定点数を１回算定します。

1	３種類以上の抗不安薬，３種類以上の睡眠薬，３種類以上の抗うつ薬，３種類以上の抗精神病薬または４種類以上の抗不安薬および睡眠薬を投薬した場合（臨時の投薬および３種類の抗うつ薬または抗精神病薬をやむを得ず投与するものを除く）　　　［向精神薬の多剤処方］	20点
2	（１以外の場合で）７種類以上の内服薬の投薬を行った場合（投薬日数２週間以内の臨時投薬を除く）または不安若しくは不眠の症状を有する患者に対して１年以上継続して別に厚生労働大臣が定める薬剤の投薬を行った場合［特定の抗不安薬・睡眠薬の長期処方］	32点
3	１および２以外の場合	60点

備考１　「２」の"種類数"の数え方は，Ｈの「２．内服多剤投与の薬剤料減額」の項を参照。

　　２　臨時の投薬とは連続する投与期間が２週間以内，かつ投与中止期間が１週間超のものをいう。

一般名処方加算（注６）：（施設基準を満たす医療機関において）処方箋の交付１回につき

　イ　一般名処方加算１　10点　　　ロ　一般名処方加算２　8点

後発医薬品のある医薬品について，「一般名」を記載した処方箋を交付した場合に加算できます。

後発医薬品のあるすべての医薬品（２品目以上に限る）が一般名処方されている場合は「１」を，

1品目でも処方されている場合は「2」を算定します。

　備考　一般名とは：たとえば，上記の算定例にある「アダラートCR錠」は製薬会社の"販売名"であり，その成分による"一般名"は「ニフェジピン」です。「一般名」の記載により，後発医薬品の選択が容易になるとされます。

━━ ヒント💡 ━━ ≪院外処方の主旨≫

　院外処方は，患者が複数の医療機関や複数の診療科に受診した場合でも，「かかりつけ薬局」で調剤を受けることにより，患者単位の包括的・継続的な薬歴管理（重複投薬，配合禁忌，アレルギー等のチェック），服薬指導が可能になります。また，医療機関と保険薬局の双方が処方をチェックして，より安全な薬剤治療が期待できます。

【　算定ポイント【処方箋料】　】

　処方料と同様に乳幼児加算（3点），特定疾患処方管理加算（56点），抗悪性腫瘍剤処方管理加算（70点）があります。算定上の取扱いは処方料における取扱いと同様です。

━━ ヒント💡 ━━ ≪処方箋の記載≫

　処方箋に記載した先発医薬品について「後発医薬品に変更不可」の場合は，医薬品ごとに変更不可欄に✓または×を記載し，処方箋の「備考」欄の保険医署名欄に署名または記名・押印をします。

　また，後発医薬品に変更可の場合であっても，「含量規格変更不可」，「剤形変更不可」の場合は，当該薬剤名の脇にその旨記載し，「備考」欄の保険医署名欄に署名または記名・押印をします（処方箋の様式は『早見表』p.1543，記載要領はp.588参照）。

━━ ヒント💡 ━━ ≪リフィル処方箋≫

　症状が安定している患者について，同じ処方箋を最大3回まで薬局で使用するものです。一定期間内の2，3回目は医療機関に受診せず処方箋を反復使用します。ただし，投薬量に限度がある医薬品（向精神薬，麻薬，新薬等）や湿布薬は対象となりません。

　リフィル処方を行う場合は，処方箋のリフィル可欄に☑等を記載します（「早見表」p.589「7」(7)）

━━ ヒント💡 ━━ ≪後発医薬品≫

　新しい効能を有し臨床試験（治験という）等により，その有効性や安全性が確認され，販売が承認された医薬品を「先発医薬品」といいます。先発医薬品の特許が切れた後（20～25年後）に，先発医薬品と成分や規格等が同一であるとして，臨床試験などを省略して承認される医薬品を「後発医薬品」といいます。

　後発医薬品は開発経費を要しないため，先発医薬品の薬価より引き下げられます。医療費節減の観点から，今その使用が推奨されています。

H．投薬の費用の特例

　投薬の費用は，以下の1～8に該当する場合は，**減額**や**算定不可**となります。

　1は向精神薬を「1回に多種類投薬」，2は「1回に内服の多種類投薬」または「特定の抗不安薬・睡眠薬の長期処方」をした場合に処方料，薬剤料等を減額するもので，3は「ビタミン剤」の算定を制限するものです。4，5は「特定の病院」における減額の取扱いです。

	種　　別	外来	入院	F000 調剤料	F100 処方料	F200 薬剤料	F400 処方箋料	F500 調剤技術基本料
1	3種類以上の抗不安薬・睡眠薬・抗うつ薬・抗精神病薬の投薬または4種類以上の抗不安薬および睡眠薬の投与	○			18点	(注2) 80/100	20点	
2	（1以外の場合で）7種類以上の内服薬の投薬または特定の抗不安薬・睡眠薬の長期処方	○			29点	(注3) 90/100	32点	
3	（入院患者，外来患者に対する）**ビタミン剤の投薬**	○	○			(注5) 不可		

| 4 | 400床以上等で紹介率・逆紹介率が一定以下の病院で**1処方30日以上の投薬** | ○ | | (注7) 40/100 | (注4) 40/100 | (注2) 40/100 | |
| 5 | 特別入院基本料等を算定する病院で**1年超**の入院患者 | | ○ | | (注1) 上限設定 | | |

[その他の通則による扱い]

投薬の部の「通則」により，外来患者に係る下記（6～8）の投薬については，投薬の費用を算定できない扱いです。

6．治療目的でない，**うがい薬のみ**の投薬（通則4）

7．**1処方につき63枚超の貼布剤**の投薬（通則5）

8．疾病治療を目的としない，**血行促進・皮膚保湿剤（ヘパリンナトリウムまたはヘパリン類似物質）**の投薬を行った場合（通則に係る通知参照）

《以下に詳しく説明します》

1．向精神薬の種類数が一定以上の場合の減額（外来のみ）

抗不安薬，睡眠薬，抗うつ薬，抗精神病薬などの精神活動に作用する内服薬を多種類投薬した場合，治療効果はあまり変わらずに副作用のリスクが増大することが多くみられます。そのため，3種類以上の抗不安薬，睡眠薬，抗うつ薬，抗精神病薬の投薬（臨時の投薬および3種類の抗うつ薬または抗精神病薬をやむを得ず投与するものを除く）または4種類以上の抗不安薬および睡眠薬の投与を行った場合に，薬剤料や処方（箋）料を減額する措置がとられています。

備考　薬剤料の減額の対象となる薬剤は，抗不安薬，睡眠薬，抗うつ薬，抗精神病薬に限られます。

「別紙36」（『早見表』p.578）に掲げる薬剤が対象となります。

2．内服薬多剤（7種類以上）投与の薬剤料等の減額（外来のみ）

1以外の場合で，1処方で7種類以上の内服薬〔ただし，臨時に投薬する場合であって，投薬期間が2週間以内のものおよびA001「注12」（再診料の地域包括診療加算）またはB001-2-9（地域包括診療料）を算定するものを除く〕を投薬した場合の薬剤料は，所定点数の90/100に相当する点数により算定します。なお，この場合の"種類数"は次のように数えます。

(1)　錠剤，カプセルは1銘柄ごとに1種類とします。

(2)　散剤，顆粒剤等の粉薬，液剤は，調合した全体を1種類とします。

(3)　1剤1日分の薬価が205円以下の場合は，（全体で）1種類として数えます。

処方料，処方箋料についても低い点数による算定となります（F100「2」，F400「2」）。

2-2．特定の抗不安薬・睡眠薬の長期処方（向精神薬長期処方）

不安・不眠症状に対してベンゾジアゼピン受容体作動薬を1年以上継続して処方している場合に対象となります。当該薬剤の長期服用は依存性が生ずるため，漫然と使用しないことが求められます。

3．食事の提供を受けている入院患者，外来患者に係るビタミン剤の算定（入外共）

食事療養または生活療養の食事の提供を受けている入院患者または外来患者に対して，ビタミン剤の投薬，注射を行った場合は，患者の疾患または症状の原因がビタミンの欠乏または代謝障害であることが明らかであり，かつ食事からでは必要なビタミンの摂取が困難であると医師が判断した場合を除き，算定が認められません。

4．特定機能病院・400床以上病院で紹介割合等が低い場合の投薬の減額（外来のみ）

A000「注2」，「注3」，A002「注2」，「注3」に該当する病院（特定機能病院，一般病床200床以上の地域医療支援病院・紹介受診重点医療機関，許可病床400床以上の病院において紹介割合・逆紹介割合が一定以下の病院）において，1回に30日分以上の内服薬の投薬を行った場合に，薬剤料や処方（箋）料が**100分の40**に減額となります。

5．長期入院患者の薬剤料の上限設定（入院のみ）

「特別入院基本料等」を算定している病棟を有する病院において，1年を超える入院患者に対して投薬または注射を行った場合の薬剤料は次によります。

投薬

同一月の投薬と注射の薬剤料の合計（合算薬剤料）は，〔220点×その月の入院日数〕を上限とします〔悪性新生物，その他の特定の疾患（『早見表』p.252参考）に罹患している患者を除きます〕。

6．治療目的でないうがい薬のみの投薬の算定不可（外来のみ）

治療目的でないうがい薬のみを投薬した場合は，保険診療の対象となりません。

備考 咽頭炎などの病気の治療を目的として投薬した場合は保険適用となります。

7．1処方で63枚以上の貼布剤を投薬した場合，算定不可（外来のみ）

外来患者に1処方で63枚を超える貼布剤を投薬した場合は，調剤料，処方料，処方箋料，調剤技術基本料が算定できません。また，63枚超過分の薬剤料も算定できません。ただし，疾患の特性等により63枚超の投薬の必要性があり，明細書に必要と判断した理由を記載した場合は，算定できます。

備考 外来患者に貼布剤を投薬した場合は，明細書の摘要欄に薬剤名，投与量（枚数），1日用量（枚数），投与日数を記載する扱いです（『早見表』p.1678）。

ヒント💡 ≪7種類以上の内服薬多剤投与の制限≫

「多剤逓減」は，①薬物間の相互作用・副作用は剤数が増えるほど出現頻度が高くなること，②根本的な病因に対して効果を有する薬剤のみを投与するように努めるべきである——という観点から，投与する薬剤をよく選んで投与するように（剤数が過多にならないように）設けられたものです。

算定ポイント【内服薬多剤逓減】

1．臨時薬（投薬期間が2週間以内のもの）を投薬し，その結果，7種類以上となる場合は，臨時薬である旨の表示をします。
2．常用薬が7種類以上の場合は，1処方の**すべての内服薬**（臨時薬を含めて）の薬剤料が逓減の対象となります。たとえば，常用薬7種類，臨時薬2種類の場合，9種類すべてが逓減対象となります。

Check☞
① 7種類以上のカウントは内服薬のみであり，屯服薬はカウントに含めません。
② 複数の診療科で処方を行った場合は，7種類以上のカウントは各処方ごとに数えます。

🖩 レセプト算定事例 9

7種類以上の内服薬多剤投与の算定①

下記の投与を行った場合，薬剤点数はどうなるか。
（①～⑧は種類数）常用薬8種類の場合

⑳減
```
a錠      6 T①
b錠      6 T②
cカプセル  6 C③
dカプセル  3 C④        47×14
e散     1.5 g⑤
f細粒    2.0 g
```
注 錠剤，カプセルは1銘柄ごとに1種類と数えます。
粉薬は，混合して調剤した場合は全体を1種類と数えます。
```
gカプセル  3 C⑥
h散      2 g        15×14
```
注 1剤20点以下は（全体で）1種類と数えます。

```
i散     1.5 g⑦
j末     2.0 g        147×14
k顆粒   3.0 g
```
注 粉薬は全体を1種類と数えます。
```
l液  10mL⑧
mシロップ  10mL      25×14
nドライシロップ 2.0 g
```
注 液剤と粉薬を混合して調剤した場合は全体を1種類と数えます。

臨
```
oカプセル  6 C⑨
p錠      6 T⑩        39×7
```
減3,194または△355

注 総薬剤点数
3,549×0.9＝3,194.1
所定点数 算定点数 差引点数
3,549 － 3,194 ＝ △355

減にかかる1処方の薬剤名を区分して記載し，その総薬剤点数に90/100を乗じて得た点数とします（1点未満の端数は四捨五入）。明細書への記載は，（90/100に相当する）算定点数，または算定点数から所定点数の合計を控除して得た点数を△書により記載します。

投薬

> **レセプト算定事例　10**
>
> **7種類以上の内服薬多剤投与の算定②**
>
> 　下記の投与を行った場合，薬剤点数はどうなるか。
> 　7／6　　常用薬6種類14日分，臨時薬(A)10日分投薬
> 　7／20　　常用薬6種類14日分，臨時薬(A)7日分投薬
> 〔算定〕
> 　7／20処方薬は〔7／6処方の臨時薬（A）の休止期間が1週間以内のため，7／20の臨時薬（A）は常用薬とみなしてカウントに含めるため〕7種類以上となります。したがって，7／20は1処方のすべての薬剤点数を逓減します。

「臨時薬」とはあるけれど休止期間が1週間以内なので臨時薬とはみなされないわ

Ⅰ．その他の留意事項

1．投薬量の限度

　「厚生労働大臣が定める内服薬，外用薬，注射薬」以外は，投薬量（投与日数）の限度はとくに定められていません。1回の投薬量は，「保険医療機関及び保険医療養担当規則（療担則）」第20条により，「予見することができる必要期間」によることとされます。

1．厚生労働大臣が定める内服薬，外用薬，注射薬

　(1)　**1回14日分を限度**とする内服薬，外用薬，注射薬
　　①　新薬：薬価基準収載後1年を経過しないもの
　　②　1回30日分または90日分を限度とする向精神薬，麻薬以外の向精神薬，麻薬
　(2)　**1回30日分を限度**とする内服薬，外用薬，注射薬［向精神薬，麻薬］
　　①　内服薬，外用薬：薬剤名略
　　②　注射薬：フェンタニルクエン酸塩，ブプレノルフィン塩酸塩またはモルヒネ塩酸塩を含有する注射薬（在宅悪性腫瘍患者指導管理に用いる麻薬，鎮痛剤）
　(3)　**1回90日分を限度**とする内服薬［向精神薬，麻薬］（薬剤名略）
　　備考　1回14日分，30日分，90日分の対象となる向精神薬，麻薬等の薬剤名は，『**早見表**』p.1575「2」を参照。

2．長期の旅行等特殊な事情がある場合の扱い

　1回14日分を限度とされている内服薬，外用薬（新薬・向精神薬・麻薬）についても，長期の旅行等特殊の事情がある場合において必要があると認められるときは，1回30日分を限度として投与できます（『**早見表**』p.1576「内服薬及び外用薬の投与量について」）。

> **Check ☞**
>
> 　特殊な事情により長期投薬する場合は明細書の摘要欄に「長期投与の理由」を記載します〔『**早見表**』p.1678，F200，F400参照）。「必要があると認められるとき」とは，"海外への渡航（海外出張，遠洋航海含む），年末・年始および（法定の）連休（ゴールデンウィーク）に係るもの等"に限られます。
> 　「長期投与」は，保険医療機関（の休診等のため）受診が困難な場合の"緊急避難的な措置"として設けられています。国内旅行，帰郷等の場合は医療機関への受診が可能であるとみなされ，当取扱いは認められません。

3．「長期の航海に従事する船員保険の被保険者」の場合

　長期の航海に従事する船員保険の被保険者については，必要最小限の範囲において，1回180日分を限度として投与することができます。

2．調剤後の使用中止の場合の取扱い

　病状の変化，死亡などのため，調剤後の薬剤を使用しなかった場合であっても，投薬の費用は算定できます。投薬料は，医師の処方に基づき調剤を行い，患者に投与（渡す）した時点で，投薬料（薬剤料，調剤料等）を算定します。

　仮に投与後に病状の変化で不要となった場合であっても，返却や返金は行いません〔投与した薬は

患者固有のもので，（返品薬の）保存状態も不明であり，一般的には再利用はしません〕。

　なお，注射薬は（在宅自己注射の場合を除き）医師が患者に直接使用する（注射する）もので，<u>実際に使用した場合に限り注射料を算定します</u>。

3．薬品の単位

1．重量：1 g ＝1,000mg，1 mg ＝1,000 μg（マイクログラム）または1,000 γg（ガンマグラム）

2．容量：1 L ＝1,000mL（公式）または 1,000cc

　　備考　薬価基準上では，ml は <u>mL</u> と表示されます〔活字体の l（エル）は数字の 1（イチ）とまぎらわしいため〕。

3．国際単位：IU，国内標準単位：JRU

4．「臨床試用医薬品」，「臨床試用特定保険医療材料」を使用した場合の算定の取扱い

　医療機関で使用する薬剤には，（医療機関が購入して用いる）通常の薬剤のほかに，無償で提供を受ける臨床試用医薬品（試供品，サンプル）があります。

　臨床試用医薬品とは，薬価基準収載後 1 年以内の新薬を，試用のため（必要最小量を）無償で提供を受けるものです。

《保険請求上の扱い》

1．（購入していないため）薬剤料の算定は認められませんが，当該薬剤に係る技術料〔投薬の処方料，調剤料，注射の注射（手技）料等〕については保険請求が認められます。

2．レセプト上では，（試用医薬品を）㋚と記載します。

【レセプト算定例】注射の場合

㉜　㋚　　　　　　　　0点

　　静脈内注射料　　　37点

「臨床試用特定保険医療材料」についても，同様に取り扱います。

（※練習問題は p.247掲載）

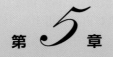

第 **5** 章
㉚ 注　射

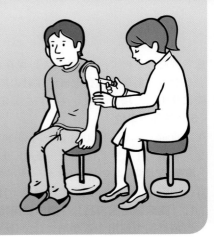

p.00/p.00は，"本書ページ数／「診療点数早見表」2024年度版ページ数" です。

注射

　注射とは，注射針を用いて直接体内の必要な箇所に薬剤を注入する投与方法で，内用による投薬（経口投与），外用薬の皮膚への塗布等に比べて，治療効果の発現が早く確実な特徴があります。

　一方で，生体に及ぼす影響が大きいため，保険診療で注射を行う場合は，経口投与で治療効果が期待できないとき，あるいは特に迅速な効果を期待するときなど，内服薬・外用薬よりも利用範囲が限定されています。医師や看護師が注射薬を患者の血管内等に注射した場合に，注射料を算定します。点滴などもこの「注射」の部で算定します。

　備考　処置，手術，検査等を行うために注射をした場合は，注射の手技料は算定できず，薬剤費のみを処置，手術，検査等の部の薬剤料として算定します。

　　　　また，同じ注射器を用いて針を刺す医療行為でも，検体を採取・診断する目的で体内に穿刺する場合は「検査」の部で，体内に貯留した液体を治療目的で穿刺する場合は「処置」の部でそれぞれ項目が規定されています。

〔レセプト記載例〕（入院）

㉚	㉛皮下筋肉内	1回		17
注	㉜静　脈　内	回		
射	㉝そ　の　他	3回		482

㉛	＊ソセゴン注射液30mg	17×1
㉝	＊点滴注射「2」	102×1
	＊ソリター T3号輸液500mL　2袋，	
	セファメジンα点滴用キット1g　2キット	190×2

薬剤名・規格単位・使用量・回数を記載する

注射の費用の構成

　注射の費用は，①（第2節）薬剤料，②（第1節）注射（手技）料，③「通則」での加算，④（第3節）特定保険医療材料料から構成されます。

本書では，注射で使われる用語の解説に続いて，最初に「薬剤料」の算定のしかたから説明します。

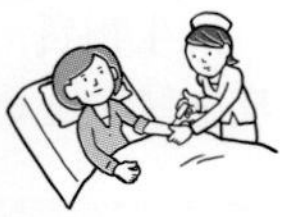

A．注射に使われる用語

1．注射の種類に関する略語

用語・略語	意味	用語・略語	意味
(1)　注射の種類に関する略語		(2)　注射の薬剤に関する略語	
inj	注射 injection の略	Aq	注射用水　aqua
SC（is）	皮下注射　subcutaneous injection の略	G	ブドウ糖　glucose
		生食	生理用食塩液
im，IM	筋肉内注射　imtramuscular injection の略	(3)　その他	
		U	単位　Unit
iv，IV	静脈内注射　intravenous injection の略		
DIV	点滴注射		
IVH	中心静脈栄養（中心静脈注射）		

2．Aq（注射用水）について

Aq 加算

注射薬は，①最初から液体の場合と，②粉末で，使用時に溶解液を加え，液体にして使用する場合があります。

②の場合，溶解液の添付されていない薬品については，溶解液〔通常，注射用水（Aq)〕の価格を加算して算定します。溶解に使用した注射用水はレセプトへの記載を省略可。

薬価基準上で，

{ Aq または㊌－皮筋注　→注射用水　5 mL　62円加算
Aq 静または㊌静－静注→注射用水　20mL　62円加算 }

点滴注射に混注する場合は，輸液剤（ブドウ糖　500mL など）で溶解する場合が多いです（輸液剤で溶解した場合は Aq 加算をしません)。

また生理食塩液（生食）などで溶解することもあり，算定は実際に溶解に使用した薬剤の価格を合算します。

3．注射薬の容器の種類　（図表5－1）

◎管　＝　A　＝　アンプル（ampule）

密封してあり折り割って使う（アンプルカット）　使い捨て容器（残量廃棄）

◎瓶　＝　V　＝　バイアル（vial）

使用する量だけ複数回に分けて使用可能

図表5－1　注射薬の剤形

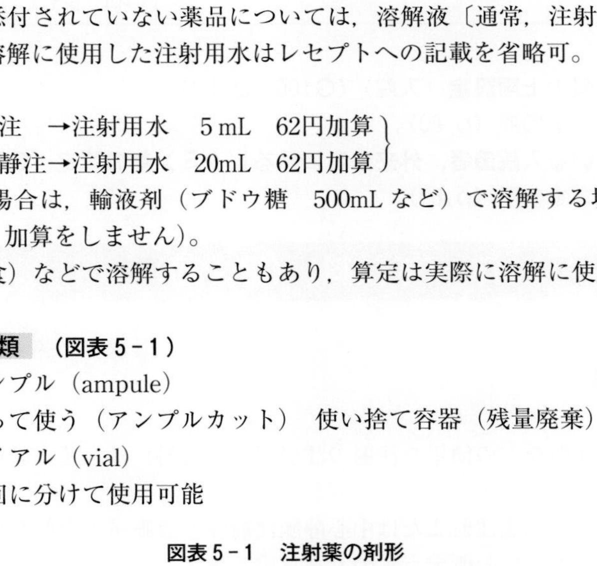

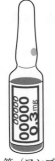

①　管（アンプル）　　②　瓶（バイアル）

・①(管)は液体が詰められています。

・②(瓶)は粉末が入っている場合は，使用時に注射用水等で溶解して使用します。

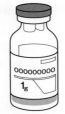

4．反応試験（「通則 9」）

　抗生物質，麻酔剤などの注射薬による特異反応の有無を事前に少量の皮内注射により調べることを反応試験といい，これは別に算定できません。

B．薬剤料（G100）の算定

　注射の薬剤も，第 4 章投薬の薬剤料と同様に「薬価基準」の価格で算定します。薬剤価格を点数に換算する際の五捨五超入の原則も同様です。

1．点数算定の 1 単位は 1 回分，または 1 日分の薬剤の合計価格となります。
2．1 回分とは注射針を体に刺してから抜去するまでをいいます。
　　1 回分の注射に 2 種類以上の薬剤を同時に注射するものは"混合注射"として 1 回分の注射料として扱います。
3．点滴注射など注射手技料が"1 日につき"算定する注射については 1 単位は 1 日分となります。

《1 単位分使用量の薬価→点数》

1 単 位 分 使 用 量 の 薬 価	点　　　　　数
a　15 円以下の場合	→1 点
b　15 円を超える場合 　　薬価を 10 円で除し，1 点未満の端数が 　　(a)　0.5 を超える場合 　　(b)　0.5 以下の場合	1 点未満の端数を →切り上げて得た点数 →切り捨てて得た点数

《その他の留意事項》
　長期入院患者の薬剤料の上限設定（入院）（G100「注 1」）
　第 4 章　投薬の H の 5 を参照（p.80）。
　食事の提供を受けている入院患者，外来患者に係るビタミン剤の算定（G100「注 2」）
　第 4 章　投薬の H の 3 を参照（p.80）。

C．注射料（手技料）（第 1 節）

第 1 款　注射実施料

1．痔核注射，心臓内注射などの簡単な注射の注射料（手技料）は，基本診療料に含まれ，別に算定できません（「通則 8」）。
2．同一日に静脈内注射，点滴注射または中心静脈注射等の静脈系の注射を併せて行った場合は，主たるもの（点数の高いもの）の所定点数のみを算定します。

1．皮内，皮下及び筋肉内注射（1 回 25 点），静脈内注射〔1 回 37 点（6 歳未満 52 点加算）〕（G000，G001）

　皮内，皮下及び筋肉内注射と静脈内注射の注射料は，外来患者のみ（1 回分ごとに）算定し，入院患者については薬剤料のみ算定します。入院患者の場合，皮内，皮下及び筋肉内注射，静脈内注射ごとに 1 日分の薬価を合算して算定します。

1．皮内，皮下及び筋肉内注射の算定例⑴

　外来患者の場合

inj	ソセゴン注射液30mg	1 A	iM
注射	薬剤名，規格	1管	筋肉注射

まず，薬剤料を計算します。

ソセゴン注射液30mg 1 Aは，1管171円です→17点

次に注射手技料を算定します。筋肉内注射は1回25点

薬剤点数と筋注手技料を合計します。17点＋25点＝42点→<u>42×1</u>

レセプト記載（外来）

㉚	㉛皮下筋肉内	1回	42	㉛	ソセゴン注射液30mg　1 A	42×1
注	㉜静　脈　内	回				
射	㉝そ　の　他	回				

図表5-2　注射の種類

㉛ G 000	皮内注射	表皮と真皮の間に入るように針を刺します。皮内は血管が少ない部分なので，薬の吸収が遅く薬効が長続きする効果があります。	
	皮下注射	直接皮下組織に針を刺します。毛細血管から薬が吸収されます。	
	筋肉内注射 （IM）	腕やおしりの筋肉内に針を刺します。筋肉内の血管から薬が吸収されます。薬物の刺激性が強い場合や吸収されにくい薬物を投与するときに行われます。	
㉜ G 001	静脈内注射 （IV）	血液を心臓に送る血管を静脈血管といいます。その静脈に直接針を刺します。薬の効果が早くでます。注射量もIMより多くなります。	

2．皮内，皮下及び筋肉内注射の算定例⑵　Aq（注射用水使用の場合）

外来患者の場合

ビクシリン注射用　1 g 1瓶	im	（Aq 5 mL で溶解）
薬剤名，規格	筋肉注射	注射用水1 A 5 mL 使用

まず，薬剤料を計算します。

ビクシリン注射用　1 g 1瓶は481円，注射用水5 mL 1 Aは，62円です。

481円＋62円＝543円→54点

薬剤点数と筋注手技料を合計します。54点＋25点＝79点→<u>79×1</u>

レセプト記載（外来）

㉚	㉛皮下筋肉内	1回	79	㉛	ビクシリン注射用　1 g　1瓶 Aq　5 mL　　　　　　1 A	79×1
注	㉜静　脈　内	回				
射	㉝そ　の　他	回				

3．静脈内注射の算定例

外来患者の場合

ブドウ糖注射液5 %　20mL　1 A フェジン静注40mg　2 mL　2 A	iv
薬剤名，規格，量（2種類の混合注射）	静脈内注射

まず，薬剤料を計算します。

ブドウ糖注射液（Gと略されることがある）5 %20mL 1 Aは，66円です。

フェジン静注40mg 2 mL は 1 A127円です。 2 A使用なので，127円×2＝254円

66円＋254円＝320円→32点

薬剤点数と静注手技料を合計します。32点＋37点＝69点→69×1

レセプト記載（外来）

⃝30	㉛皮下筋肉内	回		㉜	ブドウ糖注射液 5 ％　20mL　　1 A	
注	㉜静　脈　内	1 回	69		フェジン静注40mg 2 mL　　2 A	69×1
射	㉝そ　の　他	回				

4．皮内，皮下及び筋肉内注射と静脈内注射の算定例

入院患者の場合

> 1日目（朝）ブスコパン 1 A皮下注
> 　　　（昼）ソセゴン30mg 1 A　静注
> 　　　（夜）アプレゾリン 1 A　筋注（Aq 使用）
> 　　　　　　ソセゴン30mg 1 A　静注
> 2日目（朝）ブスコパン 1 A皮下注
> 　　　（昼）ソセゴン30mg 1 A　静注
> 　　　（夜）ソセゴン30mg 1 A　静注

Check ☞

入院の場合，皮内，皮下及び筋肉内注射と静脈内注射の手技料は算定できません。皮内，皮下及び筋肉内注射，静脈内注射ごとに 1 日分の薬価を合計して算定します（ 1 日ごとに計算すること）。

薬剤料　ブスコパン注20mg 1 A　59円
　　　　ソセゴン注射液30mg 1 A　171円
　　　　アプレゾリン注射用20mg 1 A（Aq 5 mL 使用）（233+62＝）295円

1日目　皮内，皮下及び筋肉内注射の合計は
　　　　ブスコパン注20mg 1 A59円＋アプレゾリン注射用20mg 1 A（Aq 5 mL 使用）295円＝354円
　　　→35点

1日目　静脈内注射の合計は
　　　　ソセゴン注射液30mg 1 A　171円×2＝342円→34点

2日目　皮内，皮下及び筋肉内注射の合計は
　　　　ブスコパン注20mg 1 A59円→ 6 点

2日目　静脈内注射の合計は
　　　　ソセゴン注射液30mg 1 A　171円×2＝342円→34点

レセプト記載（入院）

⃝30	㉛皮下筋肉内	2 回	41	㉛	ブスコパン注20mg 1 A	
注	㉜静　脈　内	2 回	68		アプレゾリン注射用20mg 1 A（Aq 使用）	35×1
	㉜そ　の　他	回			ブスコパン注20mg 1 A	6×1
射				㉜	ソセゴン注射液30mg 2 A	34×2

2．注射薬の一部使用の場合の算定例

1．残量廃棄の算定例

入来患者の場合

トランサミン注 5 ％	1／2 A	iv
薬剤名，規格，量		静脈内注射

まず，薬剤料を計算します。トランサミン注5％は1A65円です。

使用したのは1／2Aですが，A（アンプル）は使い捨て容器なので，1管分の薬価を算定します。65円→6点

薬剤点数と静注手技料を合計します。6点＋37点＝43点→43×1

注 レセプトには残量廃棄した旨記載します。

レセプト記載（外来）

㉚	㉛皮下筋肉内	回		㉜	トランサミン注5％ 1A	43×1
注	㉜静脈内	1回	43		（残量廃棄）	
射	㉝その他	回				

ヒント 《注射薬の残量廃棄》

注射薬の剤形が「管」（アンプル）の場合は，残量の使用が難しいため，一部使用であっても1管分の薬価の算定が容認されています。「瓶」の場合は残量の使用が可能なため，使用した量に応じて算定するのが原則です。ただし，「瓶」についても，「やむを得ず廃棄した場合」は1瓶分の薬価の算定が認められる傾向にあります。

「やむを得ず廃棄した場合」とは，残量の使用予定がない，薬剤の性状から残量の長時間の有効保存ができないなどの理由が該当します。

やむを得ず廃棄し1瓶分の薬価を算定する場合は，明細書に「残量廃棄」と記します。

2．分割使用の算定例

外来患者の場合

薬剤名	量	静脈内注射
セフォタックス注射用1g	1g1瓶中0.6g使用	iv

まず薬剤料を計算します。セフォタックス注射用1gは1瓶 799円

その後に"静Aq"と記載されています。これはAqで溶解して使用する注射薬なので，Aq（注射用水）20mLの薬価62円を加えます。

799＋62＝861円

そして，A（アンプル）ではなく瓶なので，使用量に応じて比例計算をして点数算定します。

861円×0.6＝516.6円→52点

薬剤点数と静注手技料を合計します。52点＋37点＝89点→89×1

レセプト記載（外来）

㉚	㉛皮下筋肉内	回		㉜	セフォタックス注射用1g 0.6g	89×1
注	㉜静脈内	1回	89		（1g1瓶中）	
射	㉝その他	回				

注 溶解液（Aq）については，レセプトへの記載を省略してもかまいません。

3．点滴注射（1日につき）（点数略）（G004）（図表5-3）

体内における液体成分（体液）にバランス異常をきたした場合に，輸液（補液）によりその補正・維持をはかります。

1．注射量には点滴回路の途中より薬物を注入する「管注」の量が含まれます。

2．入院患者で1日分の点滴注射量が500mL未満（6歳未満は100mL未満）の場合は，注射（手技）料を算定できません。外来患者で1日分点滴注射量が500mL未満（6歳未満は100mL未満）の場合は，「3　その他の場合」で算定します。

3．**血漿成分製剤加算**（1回目の説明につき）50点

血漿成分製剤（新鮮凍結血漿）の輸注に当たり，患者に対し，輸注の必要性・危険性等について文

書により説明を行った場合に，一連の輸注の1回目に算定します。

　「輸血に伴う説明」と同様の扱いです。明細書に1回目の注射の実施日を記載します。

レセプト記載（外来・入院）

㉚ 注 射	㉛皮下筋肉内	回		㉝	点滴注射	105×1
	㉜静　脈　内	回			血漿成分製剤加算	50×1
	㉝そ　の　他	1回	2,599		（1回目の注射実施日7日）	
					ラクテック注500mL　　1袋 ⎱	
					新鮮凍結血漿−LR480　1袋 ⎰	2,444×1

図表5-3　点滴回路の例

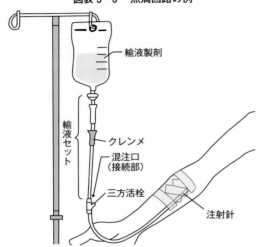

輸液製剤

輸液セット

クレンメ

混注口
（接続部）

三方活栓

注射針

○輸液セット：滴下速度を変えることにより，時間当たりの注入量を変えることができます。「自動輸液ポンプ」を使用することにより，<u>少ない注入量を正確に確保する</u>ことができます。

○三方活栓：通常の点滴を行っている間に，（同一の点滴ラインより）他の注射を行いたい場合に用いられます。

　なお，輸液セットや三方活栓の費用は注射料に含まれ，別に請求できません。

《算定例⑴》

```
DIV
ラクテック注500mL      1袋
プリンペラン          2 A
```

薬剤料　ラクテック注500mL　　1袋　　　　　　231円
　　　　プリンペラン注射液10mg　　1 A　　58円×2＝116円　　　231円＋116円＝347円→35点
点滴注射手技料→105点

レセプト記載（外来・入院）

㉚ 注 射	㉛皮下筋肉内	回		㉝	点滴注射	105×1
	㉜静　脈　内	回			ラクテック注500mL　　　1袋 ⎱	
	㉝そ　の　他	1回	140		プリンペラン注射液10mg　2 A ⎰	35×1

《算定例⑵》

　　㉝　点滴注射　　　　　　　　　　　　　　　　105……1日につき

ブドウ糖注射液5 %	500mL	1袋 ⎱	
トランサミン注10%	10mL	1管	
ケイツーN静注10mg	10mg	1管	99……1日につき（薬価計987円）
ラクテックG輸液	500mL	1袋	
セファメジンα注射用	2 g	1瓶 ⎰	

注　⑴　点滴注射料は1日につき算定するため，薬剤料も1日分使用量の薬価から点数を算出します。

(2) 注射量の単位は mL（cc）で，mg ではありません（規格が mg の場合は，おおむね 5 mL 以内。ケイツーN 10mg 1 管は 2 mL）。

(3) 同一薬品名で 2 種類以上（規格単位が）ある場合は，どれを使用したかわかるように規格（％，mg など）を書きます。

(4) セファメジンα（Aq 静）はラクテック G 500mL で溶解したため，Aq 加算はしません。

4．中心静脈注射（1 日につき）140点（G005）

> 長期にわたり消化管からの栄養摂取が困難な場合，また経口摂取のみでは栄養が不十分な場合などに，注射により栄養成分を与える必要があります。この場合，中心静脈栄養法（心臓近くの大静脈までカテーテルを挿入し，高濃度栄養輸液を行う手技）が多く行われます。

1．中心静脈栄養法（IVH）は，中心静脈注射として算定します。

2．**血漿成分製剤加算50点**（点滴注射における血漿成分製剤加算と同様の取扱いです）

　注　明細書上の略称は，点滴注射，中心静脈注射共に血漿と表示し，1 回目の注射の実施日を記載します。

《算定例》

㉝　中心静脈注射　　　　　　　　　　　　　　　　　　　　140……1 日につき

　　ブドウ糖注射液50％200mL　3 袋　　　　　　　　　　　　261……1 日につき
　　モリプロンF輸液　200mL　3 袋，アスパラカリウム注10mEq　2 A　　　（薬価計2,610円）

5．中心静脈注射用カテーテル挿入　1,400点（G005-2），末梢留置型中心静脈注射用カテーテル挿入　700点（G005-3）

1．中心静脈注射用カテーテルの費用は，特定保険医療材料「021　中心静脈用カテーテル」により算定します。

2．中心静脈注射用カテーテルの詰まり等によりカテーテルを交換する場合は，新たにカテーテル挿入料およびカテーテルの材料代を算定できます。

3．D226中心静脈圧測定にあたっての，中心静脈圧測定用カテーテル挿入も，上記に準じて算定します。

《算定例》

㉝　中心静脈注射用カテーテル挿入　　　　　　1,400
　　メディカットカテーテルキット
　　〔中心静脈用カテ・標準・Ⅰ　1,790円〕1 個　　　　　179× 1……材料コード021(1)①(ｱ)
　　塩酸プロカイン注射液「ニッシン」　1 ％ 5 mL　2 A　　　19× 1……（薬価計188円）

　注　(1)　中心静脈用カテーテルのレセプトへの記載に当たっては，商品名（告示名），規格，材料価格，使用本数などを記載します。〔『早見表』p.1624「キ」(ｶ)（明細書の記載要領）参照〕

　　　(2)　注射に伴い麻酔を行った場合は，麻酔（手技）料の算定できない麻酔の薬剤料は，注射の薬剤料として扱います。

6．カフ型緊急時ブラッドアクセス用留置カテーテル挿入　2,500点（G005-4）

1．当カテーテル挿入は，人工腎臓（J038）に当たって行われます。週 1 回を限度して算定します。

2．「カフ型」以外の緊急時ブラッドアクセス用留置カテーテルの挿入料は，G005-2 の所定点数に準じます。

3．緊急時ブラッドアクセス用留置カテーテルの費用は，特定保険医療材料「042　緊急時ブラッドアクセス用留置カテーテル」により算定します。

7．植込型カテーテルによる中心静脈注射（1 日につき）125点（G006）

植込型カテーテル設置〔中心静脈注射用植込型カテーテル設置（手術の部K618）〕後の（医療機関で実施した）中心静脈注射はG006によります。

在宅で患者自ら中心静脈栄養法を行う場合は，植込型カテーテル設置が行われ，在宅での中心静脈栄養法は，在宅医療の部の「在宅中心静脈栄養法指導管理料」（C104）により算定します。

> ヒント💡 ≪植込型カテーテルによる注射≫
> 「植込型」は，体内にカテーテルおよびカテーテルアクセス〔体外の輸液ボトルとの接合部分（ポート）〕を皮下に植え込み，注射を行う際は体外から皮下接合部分を穿刺して体外の輸液セットと接続し，注射を行います。感染防止に優れ，またカテーテルが外れにくいため，長期留置ができます。
> 　抗悪性腫瘍剤局所持続注入を在宅で行う場合は「携帯型ディスポーザブル注入ポンプ」〔バルーンリザーバー（薬液充填したもの）等〕を，通院時にポートに接続し，在宅で微量持続注入を行います。

8．抗悪性腫瘍剤局所持続注入（1日につき）165点（G003）

　植込型カテーテル設置〔抗悪性腫瘍剤動脈，静脈又は腹腔内持続注入用植込型カテーテル設置（手術の部K611）〕後の（医療機関で実施した）抗悪性腫瘍剤動脈内持続注入はG003により算定します。

　植込型カテーテルを体内に設置して，抗悪性腫瘍剤を動脈，静脈または腹腔内に持続注入する場合に算定します。

　植込型カテーテルを設置後，在宅で引き続き，抗悪性腫瘍剤の注入を行う場合は，在宅医療の部の「在宅腫瘍化学療法注射指導管理料」（C108-2）により算定します。ただし，C108在宅麻薬等注射指導管理料又はC108-2在宅腫瘍化学療法注射指導管理料を算定する月においては，G003抗悪性腫瘍剤局所持続注入に係る費用（薬剤料を除く）は算定できません。

9．肝動脈塞栓を伴う抗悪性腫瘍剤肝動脈内注入（1日につき）165点（G003-3）

10．その他の注射料

　動脈注射，腱鞘内注射，骨髄内注射，脳脊髄腔注射，関節腔内注射，気管内注入，結膜下注射，硝子体内注射，外眼筋注射などがあります（G002，G007～G018）。

　なお，神経幹内注射，カテラン硬膜外注射については麻酔の部で算定します。

《算定例》

㉝	関節腔内注射	80	……G010
	リンデロン注2mg　1A	17	
㉝	結膜下注射	42	……G012
	塩化ナトリウム注10%シリンジ「テルモ」　10%　20mL　1筒	11	

第2款　無菌製剤処理料

無菌製剤処理料（G020）

1　無菌製剤処理料1（細胞毒性を有する**抗悪性腫瘍剤**を注射する患者）

　イ　閉鎖式接続器具を使用　180点

　ロ　イ以外　45点

2　無菌製剤処理料2（**免疫不全の患者**または**中心静脈注射**を行う患者）　40点

　無菌製剤処理料1は，細胞毒性を有する抗悪性腫瘍剤をG000，G001，G002，G003，G003-3，G004，G005，G006，G009の注射を行う患者，無菌製剤処理料2は，G002，G004の注射を行う免疫不全の患者，またはG005，G006の中心静脈注射を行う患者に対して無菌製剤処理を行った場合に算定します（施設基準届出）。

　なお，無菌製剤処理料は，点滴注射量が1日500mL未満で第1款注射実施料が算定できないような場合であっても算定できます。

　備考　特定入院料を算定する場合などで，点滴注射や中心静脈注射の注射（手技）料が（もともと）入院料に包括されている場合は，無菌製剤処理料は算定できません。

D.「通則」での加算

1．すべての注射が対象となります。レセプトは，注射手技により，㉛㉜㉝に分かれます。

2．注射の手技料を包括する点数を算定した場合（注射料が算定できない場合）は，「通則」による加算はできません。

> **Check** 👉
>
> 　入院における皮内，皮下及び筋肉内注射または静脈内注射の場合は，（注射料が算定できないため）「通則」の加算はできません。
>
> 　また，救命救急入院料や特定集中治療室管理料などの特定入院料は点滴注射，中心静脈注射の注射（手技）料が特定入院料に包括されているため，「通則3」，「通則4」，「通則5」，「通則6」の加算は算定できません。

3．「通則」による加算は，注射料が1回につきの場合は1回ごとに，1日につきの場合は1日ごとに加算します。

1．生物学的製剤注射加算　15点（通則3）

対象となる薬剤は，薬価基準（本）上で㊼の表示があります。

《算定例》　外来（筋注）の場合

㉛　筋肉内注射　　　　　　　　　　　　　　25 ┐
　　生物学的製剤注射　　　　　　　　　　　15 ├…1回につき
　　乾燥ガスえそウマ抗毒素　5,000単位　1瓶　90,636 ┘

注　入院の場合は，薬剤料（90,636点）のみの算定となります。

2．精密持続点滴注射加算　1日につき80点（通則4）

自動輸液ポンプを用いて1時間に30mL以下の速度で体内に薬剤を注入した場合であって，①1歳未満の乳児の場合または②とくに緩徐に注入する必要があると認められる薬剤について加算ができます（図表5-4）。

《算定例》（外来・入院）

㉝　点滴注射　　　　　　　　　　　　　　　105……1日につき
　　精密持続点滴注射　　　　　　　　　　　　80……1日につき
　　生理食塩液　500mL　　　　　　1袋 ┐
　　イノバン注100mg　5mL　　　　　5A ├192……1日につき（薬価合計1,919円）
　　セファメジンα注射用　2g　　　　1瓶 │
　　生食注キット「フソー」　100mL　1キット ┘

注　イノバン（カテコールアミン製剤）・生理食塩液を自動輸液ポンプを使用して，1時間30mL以下の速度で点滴注入した例です。

図表5-4　輸液ポンプを用いた精密持続点滴注射のしかた

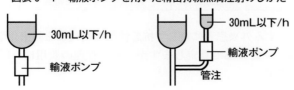

> **Check** 👉
>
> 　点滴注射量が1日500mL（6歳未満は100mL）に満たない場合は，下記によります。
>
> 　外来は㉝で点滴注射（その他の場合）53点と精密持続点滴注射加算を算定します。
>
> 　入院は㉝その他の項で<u>薬剤料のみを算定</u>するのが適当です。入院は注射料を算定できないため，精密持続点滴注射加算も算定できません。

3．麻薬注射加算　5点（通則5）

薬価基準（本）上で，加算の対象となる薬剤には㈇の表示があります。

《算定例》（外来患者）

　　㉛　㈇ペチロルファン注射液配合注 HD　　1 A　　64

　注　薬剤料（341円→）34点＋皮内，皮下及び筋肉内注射料25点＋麻薬注射加算5点＝64点

　　　　なお，入院においては皮内，皮下及び筋肉内注射料は算定できないため，麻薬加算はできません（薬剤料のみの算定となります）。

4．外来化学療法加算（通則6）

外来化学療法加算は，副作用の危険性がある分子標的薬について，化学療法の経験を有する医師，看護師，薬剤師の管理のもとで行う体制を評価したものです。

　1）化学療法を行う外来患者に対し，注射の必要性，危険性等について文書による説明を行い，専用室で注射を行った場合に算定できます（施設基準届出）**（図表5-5）**。

　2）外来化学療法加算イとロは，設備や人員等の施設基準が異なります。

ヒント　**≪バイオ後続品≫**

　一般的な医薬品は化学合成により製造されますが，「バイオ医薬品」は，細胞を用いて遺伝子組み替えや細胞培養等を行い製造されるため，先行品と完全な同一品を製造することが困難とされます。そのため，先行バイオ医薬品との同等性／同一性が証明・承認された医薬品を「バイオ後続品（バイオシミラー）」（販売名に BS 付記）と称します。

〔外来化学療法加算の対象となる注射薬〕

　下記の薬剤を静脈注射，動脈注射，点滴注射等で行った場合に対象となり，皮内，皮下及び筋肉内注射（G000）で行った場合は対象となりません。

対象となる製剤（一般名）	主な銘柄名	主な適応症
インフリキシマブ	レミケード　インフリキシマブ BS	関節リウマチ，クローン病，ベーチェット病，強直性脊椎炎，潰瘍性大腸炎，尋常性乾癬他
トシリズマブ	アクテムラ	関節リウマチ，若年性特発性関節炎，キャッスルマン病，成人スチル病
アバタセプト	オレンシア	関節リウマチ，多関節に活動性を有する若年性特発性関節炎
ナタリズマブ	タイサブリ	多発性硬化症
ベリムマブ	ベンリスタ	全身性エリトマトーデス

備考　上記銘柄はいずれも「点滴静注用」。バイオ後続品は銘柄名に「BS」が記される。

図表5-5　外来化学療法加算の点数

（1日につき）	外来化学療法加算1		外来化学療法加算2	
	(1)15歳未満	(2)15歳以上	(1)15歳未満	(2)15歳以上
	670点	450点	640点	370点

　なお，悪性腫瘍を主病とする外来患者に対して抗悪性腫瘍剤による外来化学療法と治療管理を行った場合は，注射の費用は，注射の部で算定しますが，治療管理の費用は，B001-2-12外来腫瘍化学療法診療料により算定します。

5．バイオ後続品導入初期加算（通則7）

　入院外の患者に対し，バイオ後続品に関する情報を提供して，バイオ後続品を使用した場合は，バイオ後続品導入初期加算（3月を限度として，月1回150点）を算定できます。

　備考　入院患者に対し，バイオ後続品の使用促進体制が整備されている医療機関において，バイオ後続品を使用した場合は，A243-2バイオ後続品使用体制加算の対象となります（届出）。

注射

E．特定保険医療材料料（G200）

注射に当たって使用される特定保険医療材料には下記等があります〔材料価格基準別表Ⅱ（『**早見表**』p.969）に定めるもの〕。

> **Check☞**
>
> 　輸液セット，注射針，翼状針，プラスチックカニューレ型静脈内留置針，三方括栓，延長チューブの費用は，点滴注射または中心静脈注射などの注射料に包括されています。

1．中心静脈用カテーテル（材料コード021）
2．緊急時ブラッドアクセス用留置カテーテル（材料コード042）
3．携帯型ディスポーザブル注入ポンプ（材料コード019）

F．その他の留意事項

1．レセプトの書き方の原則

（第4章　投薬の「Dの2．レセプトにどう記載するか」を参照）
　何を（薬品名，規格単位），どのくらい（管・瓶数）使用したか，わかるように記載します。
1．実際に使用した薬品名（銘柄名）を書きます。
2．同一薬品名で2種類以上（規格単位が）ある場合は，どれを使用したかわかるように書きます。
3．皮内，皮下及び筋肉内注射，静脈内注射以外の注射を行った場合は，注射の種類を記載します。

2．バイアル瓶の算定

薬価基準に次のように記してある薬剤の算定を説明します。

品　　名	規格・単位	薬　価
ノボラピッド注100単位/mL	①100単位1mLバイアル	②230

　　①1mLは100単位含有のバイアル瓶　②1mLの薬価

　薬価は1mL当たりの薬価ですが，1瓶は1mLではありません（この薬は1瓶10mL入り）。もし，1瓶投与した場合は，（1mLの）薬価に1瓶の容量を掛ける必要があります。
　1瓶の容量は，薬品ごとに異なりますが，薬価基準には記載されていません。

> **🖩 レセプト算定事例　11**
>
> **バイアル瓶の算定**
> 　ノボラピッド注100単位/mL　30単位0.3mL　皮下注，入院患者
> 　　（100単位1mLバイアルの規格を使用）
> 　ⓐ　計算
> 　　100単位1mL　230円×0.3＝69円→7点
> 　ⓑ　レセプトの記載
> 　　㉛　ノボラピッド注100単位/mL　（100単位1mLV）　0.3mL　7
> 　注　バイアルの略：V

入院患者だと皮下注射の手技料は算定できないね

（※　練習問題はp.249掲載）

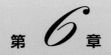

第 *6* 章

㊵ 処　置

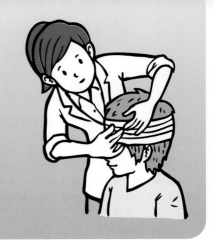

p.00/p.00は，"本書ページ数／「診療点数早見表」2024年度版ページ数" です。

処置の一覧

第1節　処置料‥‥‥‥‥‥‥‥‥‥‥p.96/p.694
　一般処置（J000～J043-7）
　救急処置（J044～J052-2）
　皮膚科処置（J053～J057-4）
　泌尿器科処置（J058～J070-4）
　産婦人科処置（J071～J085-2）
　眼科処置（J086～J093）

　耳鼻咽喉科処置（J095～J115-2）
　整形外科的処置（J116～J119-4）
　栄養処置（J120，J121）
　ギプス（J122～J129-4）
第2節　処置医療機器等加算（J200，J201）‥p.99/p.727
第3節　薬剤料（J300）‥‥‥‥‥‥‥‥‥p.100/p.730
第4節　特定保険医療材料料（J400）‥‥‥‥p.101/p.730

処置

　「処置」とは，患者の体に何らかの操作を加える治療行為で，処置が大がかりになる（切除や縫合等を行う）と手術になります。処置は繰り返し行うこともありますが，手術は基本1回です。

　処置の分類は，一般処置，救急処置，皮膚科処置，泌尿器科処置，産婦人科処置，眼科処置，耳鼻咽喉科処置，整形外科的処置，栄養処置，ギプスに分かれています。

　処置の項目に限ってではありませんが，「1日につき」という点数算定の際の単位があります。この場合の1日とは，午前0時ではっきり区切られています。この時間を過ぎると翌日分として2日分の請求になります。酸素吸入も1日につき算定しますが，その「酸素加算」（酸素代）も1日分ずつ計算式も別々に記載して請求します。

　ディスポーザブル（使い捨て）の医療材料（器具等）を使用した場合は，「処置医療機器等加算」または「特定保険医療材料」として請求できるものと，処置料に含まれるものがあります。

〔レセプト記載例〕

㊵		2 回	104	㊵	＊創傷処置（100m²未満）	52 × 2
処					＊生理食塩液「ヒカリ」20mL　1 A	
置	薬　剤		12			6 × 2

> 処置の名称・回数・点数を記載し，薬剤を使用した場合は，薬剤名・規格単位・使用量を記載する

処置の費用の構成

　処置の費用は，次の①～④より構成されます。

　①（第1節）処置料，②（第2節）処置医療機器等加算，③（第3節）薬剤料，④（第4節）特定保険医療材料料。

A．処置料（第1節）

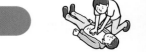

　処置料は，処置を行った際の手技料をいいます。

1．対称器官に係る処置（通則6）

　対称器官に係る処置の点数は，とくに規定する場合（片側と記載されているもの）を除き，両側の

器官に係るものとします。

例1） J100 副鼻腔手術後の処置（片側） 45点……とくに規定する場合

点数表に片側と記されている処置を両側行った場合は，2倍の点数を算定します。この場合レセプトには，左右別に処置名，点数を記載します。

例2） J108 鼻出血止血法（ガーゼタンポン又はバルーンによるもの） 240点

何も記載がないので，片側，両側とも240点。

2．基本診療料（診察料・入院料）に含まれる簡単な処置（通則3）

処置料を算定できない簡単な処置を行った場合は，処置医療機器等加算，薬剤料，特定保険医療材料料のみを算定します。

〔**参考**〕

(1) 処置料を算定できない簡単な処置の例

浣腸，注腸，導尿（尿道拡張を要しないもの），尿道洗浄，吸入，洗眼，点眼，点耳，鼻洗浄等

(2) 外来のみ算定できる処置（主なもの）

J000 創傷処置「1」（100cm^{2}未満），J001 熱傷処置「1」（100cm^{2}未満），J001-4 重度褥瘡処置「1」（100cm^{2}未満），J001-7 爪甲除去，J001-8 穿刺排膿後薬液注入，J043-3 ストーマ処置，J054 皮膚科光線療法「1」（赤外線又は紫外線療法），J070-2 干渉低周波による膀胱等刺激法，J072 腔洗浄，J086 眼処置，J086-2 義眼処置，J089 睫毛抜去「1」（少数の場合），J095 耳処置，J096 耳管処置，J097 鼻処置，J098 口腔，咽頭処置，J099 間接喉頭鏡下喉頭処置，J114 ネブライザ

備考 J000，J001，J001-4の各「1」は，手術後14日以内は入院患者も算定可です。

(3) 診療所の外来のみ算定できる処置

J119 消炎鎮痛等処置「3」（湿布処置），J119-4 肛門処置

3．処置料として掲げられていない特殊な処置（通則4）

処置料として掲げられていない特殊な処置については，掲載されている近似する処置の所定点数により算定します（厚生労働省の準用通知による）。

4．時間外・休日・深夜加算（通則5）

緊急のために，診療表示時間外に処置を行った場合は，時間外・休日・深夜加算（以下，時間外等加算）が算定できます。

時間外等加算は，時間外等加算1と時間外等加算2の2種類があります。

時間外等加算1は，施設基準に適合するものとして届出をした医療機関（病院に限る）において，所定点数が1,000点以上の処置を行った場合に対象となります。

備考 施設基準（『早見表』p.1399「第11」「1」）は，医師が当直明けの日に処置や手術を行うことがないよう，医師の負担の軽減のために当直や夜勤等の勤務態勢に配慮することが要件となっています。

時間外等加算2は，上記の届出をした医療機関以外で所定点数が150点以上の処置を行った場合，および届出をした医療機関で所定点数が1000点未満150点以上の処置を行った場合に対象となります。

所定点数／種別	1（届出医療機関）1,000点以上の処置	2（1以外）150点以上の処置	レセプト表示	備　考
時間外加算	80/100	40/100	外	休日・深夜を除く
休日加算	160/100	80/100	休	深夜を除く
深夜加算	160/100	80/100	深	午後10時から午前6時までの間

＊時間外特例医療機関における厚生労働大臣が定める時間（『早見表』p.39）は，「1」は80/100，「2」は40/100 特外

《算定要件》

| 時間外等加算１ |

外来：①初・再診料（外来診療料含む。以下同）の時間外等加算を算定する初・再診に引き続き時間外等に処置を開始した場合
②初・再診後８時間以内の時間外等に処置を開始した場合

入院：休日・深夜加算のみ算定可。ただし，①，②で入院手続き後に処置を開始した場合は，時間外加算の算定可

| 時間外等加算２ |

外来：初・再診料の時間外等加算を算定する初・再診に引き続き時間外等に処置を開始した場合

入院：算定不可。ただし，上記で入院手続き後に処置を開始した場合は，時間外・休日・深夜加算の算定可

Check☞

① 時間外，休日，深夜とは初診料，再診料の項での時間外等加算の時間外，休日，深夜と同じ条件です。

② 所定点数とは，点数表の各区分に「注」の加算がある場合はその加算を含めた点数をいいます（150点以上とは，150点を含みます）。

③ 処置の開始時刻によります。ただし，医療機関の都合で，処置の開始時刻が時間外となった場合は，加算できません。

④ 処置医療機器等加算，薬剤料，特定保険医療材料料は加算の対象となりません。

🖩 レセプト算定事例 12

時間外等加算２の算定例①

外来に診療表示時間外の午後９時に熱傷にて受診（初診），熱傷処置（600cm²）を午後10時15分に開始した場合の算定はどうなるか。

（計算）
337＋337×0.8（または337×1.8）（①Ｊ001熱傷処置「３」 ②深夜加算）

> 午後10時以降の時間外等加算はどうなる？

注１）Ｊ001「３」は所定点数が150点以上（1,000点未満）のため深夜加算２の対象となります。（深夜加算により生じた１点未満の端数は四捨五入）
２）診察料（初診料）は時間外加算，処置料は深夜加算となります。

〔レセプト記載〕

㊵処置	１回	607	㊵	熱傷処置（500cm²以上3,000cm²未満）深	
	薬剤				607×1

🖩 レセプト算定事例 13

時間外等加算２の算定例②

外来に診療表示時間外の午後６時受診，６時半入院手続，人工呼吸を午後６時40分から翌日午前１時まで実施した場合の算定はどうなるか。

（計算）
１日目は時間外加算をします……５時間20分(14日目まで950)×(時間外加算２)1.4
……処置料（Ｊ045）

> 日にちをまたいだときは？

２日目は加算できません……１時間（302＋50）

注 １日目の所定点数（950）が150点以上（1,000点未満）のため，時間外加算２の対象となります。
２日目より人工呼吸を開始した場合は，２日目が時間外等加算の対象となります（処置を行った初日のみ加算します）。

〔レセプト記載〕

㊵処置	２回	1,682	㊵	人工呼吸５時間20分 外	1,330×1
	薬剤			人工呼吸１時間	352×1

備考 「通則５」に係る通知(5)参照。１点未満の端数は四捨五入します。

5．耳鼻咽喉科処置を乳幼児に行った場合の加算（通則7，8）

　耳鼻咽喉科を標榜する医療機関において，「耳鼻咽喉科処置」（J095〜J115-2）を「6歳未満の乳幼児」に対して行った場合に対象となります（下記加算の併算定可）。

1）耳鼻咽喉科乳幼児処置加算（通則7）

　耳鼻咽喉科医により「耳鼻咽喉科処置」を行った場合に，1日につき60点を加算します（この場合，J113「注」の乳幼児加算55点は算定不可）。

2）耳鼻咽喉科小児抗菌薬適正使用支援加算（通則8）

　「施設基準」を満たす医療機関において，初診の急性感染症患者に「耳鼻咽喉科処置」を行った際，抗菌薬を使用せず，文書を提供し説明を行った場合に，月1回に限り80点を加算します。

　備考　抗菌薬の不適切な使用を抑制することを評価したもの。

B．処置医療機器等加算（第2節）

　「腰部，胸部又は頸部固定帯」や「酸素」を使用した場合は，第2節の処置医療機器等加算として算定します。

1．腰部，胸部又は頸部固定帯加算（J200）170点

　腰部，胸部又は頸部固定帯を給付するつど算定します（材料代）。装着手技料については，J119-2腰部又は胸部固定帯固定によります。

2．酸素および窒素の費用の算定（酸素加算）（J201）

≪酸素の購入単価の算出のしかた≫

(1)　酸素の区分ごとの医療機関の前年（1〜12月）の平均購入単価を算出します。

(2)　医療機関の購入単価が上限（公定）単価に満たない場合は，医療機関の購入単価を当年度（4/1〜3/31）の単価とし，上限単価を上回る場合は，上限単価を当年度の単価とします。

酸素の上限（公定）単価（離島以外の地域の場合）1L当たり
(1)　液体酸素：定置式（CE）**0.19円**，可搬式（LGC）**0.32円**
(2)　酸素ボンベ：大型（7000L・6000L）**0.42円**，小型（1500L・500L）**2.36円**（『早見表』p.728参照）

📠 レセプト算定事例　14

酸素の費用の算定

　酸素吸入，午前10時〜午後3時，酸素6L／分，（液体酸素・定置式）購入単価1L　0.17円の場合の算定はどうなるか。

（計算）

　⑩　酸素吸入　　　　　　　　　　　　J024→**65点**（1日につき）

　　　酸素代の加算（液化酸素CE）

　　　酸素の請求点数の算出

購入単価	使用量		補正率		購入価格		請求点数
0.17円 ×	1,800L	×	1.3 =	397.8円 →	398円 →	39.8→	40点
				（円未満四捨五入）		（1点未満四捨五入）	

〔明細書への記載〕

（0.17円×1,800L×1.3）÷10＝40点

〔レセプト記載〕

⑩	2回	105	⑩	酸素吸入	65×1
処				酸素（液化酸素CE）	
置	薬剤			（0.17円×1800L×1.3）÷10	40×1

　備考　酸素の購入単価は0.17円で，上限（公定）単価（0.19円）を下回るため，当該購入単価により算定します。
　　　　酸素吸入が2日以上継続する場合は，暦日ごとに（酸素代を算出し）算定します。

（1分当たり6Lを5時間続けると…？）

処置

C. 薬剤料（第3節）

1回の処置に当たって使用した薬剤の，総量の薬価が15円を超える場合に算定できます。

1回の処置に使用した薬剤の総量の薬価	点　　　　数
a　15円以下の場合 b　15円を超える場合	→算定しない →投薬・注射の薬剤料と同様の端数処理（五捨五超入）

注　処置に伴い麻酔を行った場合は，麻酔（手技）料の算定できない麻酔の薬剤料は，処置の薬剤料として扱います〔麻酔の部の「通則」に係る通知(3)〕。

> **ヒント** ≪薬剤料，特定保険医療材料料の端数処理≫
> 薬剤料の「（15円以下の）端数処理」は下記の2種類の方法があります。
> 　A　投薬や注射の部の薬剤料：（1単位の薬価が）　　15円以下の場合→1点
> 　B　その他の部の薬剤料　：（1回の総量の薬価が）15円以下の場合→0点
> 特定保険医療材料料の端数処理は四捨五入によります。
> 　C　特定保険医療材料料：材料価格基準の価格を10円で除し，1点未満の端数は四捨五入

レセプト算定事例　15

薬剤料の算定例①
　膀胱洗浄施行，（外用薬）ポリミキシンB硫酸塩50万単位1瓶，滅菌精製水（ヤクハン）300mL 使用した場合の算定はどうなるか。
（計算）
　膀胱洗浄　　　　　　　　　J060→**60点**
　　（処置の薬剤料）
　　ポリミキシンB硫酸塩50万単位1瓶　349.90円
　　滅菌精製水（ヤクハン）10mL　4.3円→300mL　129円　合計して478.9→**48点**
　注　薬剤1種類ごとの点数ではなく，1回の処置に使用したすべての薬価を合計してから点数にします。
　〔レセプト記載〕

㊵ 処 置	1回	60	㊵	膀胱洗浄	60×1
	薬剤	48		ポリミキシンB硫酸塩50万単位1瓶 滅菌精製水（ヤクハン）300mL	48×1

レセプト算定事例　16

薬剤料の算定例②
　軟膏処置（100cm^2，右上腕）施行，（外用薬）オイラックスHクリーム2g使用した場合の算定はどうなるか。
　皮膚科軟膏処置（100cm^{2}以上500cm^{2}未満）　　J053「1」→**55点**
　　（処置の薬剤料）
　　オイラックスHクリーム　1g　14.4円→2g　28.8円→**3点**

> 皮膚の処置は部位を記載するのよ

　注　処置の面積により点数が決まる場合は，レセプトに面積を記載します。なお，皮膚に対する処置については，審査の便のため，「部位」（四肢の左右の別も）を記載することが望ましいです。

　〔レセプト記載〕

㊵ 処 置	1回	55	㊵	皮膚科軟膏処置 　（100cm^{2}以上500cm^{2}未満，右上腕）	55×1
	薬剤	3		オイラックスHクリーム2g	3×1

備考　皮膚科軟膏処置は皮膚科に限らず算定できます。

🖩 レセプト算定事例　17

薬剤料の算定例③

　軟膏処置（1,200cm^2，背部）施行，（外用薬）レスタミンコーワクリーム１％４ｇ使用した場合の算定はどうなるか。

（計算）

　皮膚科軟膏処置（500cm^{2}以上3,000cm^{2}未満）　　　　Ｊ053「２」→**85点**

　（処置の薬剤料）

　　レスタミンコーワクリーム１％は10ｇ　23.2円→４ｇ　9.28円→**０点**

　注　15円以下なので算定できません。レセプトにも記載しません。

〔レセプト記載〕

⑳ 処 置	1回	85	⑳	皮膚科軟膏処置（500cm^{2}以上3,000cm^{2}未満）背部
	薬剤			85×1

〔参考①〕

　「処置料が算定できない場合で，薬剤料のみ算定できる場合」のレセプト記載は，行った処置の名称を付記する（○○処置時）のが好ましいです。

　（摘要欄）皮膚科軟膏処置時

　　　　　　リンデロンＶ軟膏0.12%　　１ｇ　　２点

〔参考②〕

　㉓「投薬」の外用薬，⑳「処置」の薬剤の区分け

（1）"医師または看護師が直接行う処置に使用する薬剤"は，「処置」の部の薬剤料として扱います。

（2）"患者自らが使用して差し支えないと認められる湿布薬，坐薬，点眼液などの薬剤"については「投薬」の部の外用薬として扱います。

D．特定保険医療材料料（第４節）

　厚生労働大臣が定める保険医療材料（特定保険医療材料）〔材料価格基準別表Ⅱに定めるもの（『早見表』p.969）〕を使用した場合は，その材料価格を加算します（材料価格を10円で除し，１点未満の端数を四捨五入して得た点数とします）。

　処置に当たって通常使用されるその他の保険医療材料（ガーゼ，脱脂綿，包帯等の衛生材料など）の費用は，処置料の所定点数に含まれます。

🖩 レセプト算定事例　18

特定保険医療材料料の算定例

　尿道留置カテーテル設置，膀胱留置用ディスポーザブルカテーテル２管一般（Ⅰ），麻酔薬キシロカインゼリー２％５mL使用した場合の算定はどうなるか。

（計算）

　尿道留置カテーテル設置　　　　　　　　　　Ｊ063→**40点**

材料料は１点未満の端数は四捨五入して点数を出すんだね

　〔特定保険医療材料料〕

　039膀胱留置用ディスポーザブルカテーテル２管一般（Ⅰ）（233円）１個→**23点**

　（麻酔の薬剤料）

　キシロカインゼリー２％１mL　6.3円→５mL　31.5円→**３点**

〔レセプト記載〕

⑳ 処 置	2回	63	⑳	尿道留置カテーテル設置	40×1
	薬剤	3		膀胱留置用ディスポーザブルカテーテル ２管一般（Ⅰ）（233円）１個	23×1
				キシロカインゼリー２％５mL	3×1

注① 特定保険医療材料は，商品名，規格（告示名），購入価格，数量を記載します。当欄では商品名省略。
　② 麻酔（手技）料の算定できない麻酔の薬剤料は，処置の薬剤料として扱います。

E. ギプス（J122〜J129-4）

1. ギプスとは

　ギプスは，硫酸石灰（石膏）の粉末に水を加えると固形化する性質を利用して，ギプス包帯として患部の固定などに用いられます。

　患部の形態に適合した形を簡単につくることができ，長期間の安定した固定が容易にできる特色があります。

　近年はガラス繊維性の布に水硬化性または熱硬化性のポリウレタン樹脂を含ませたプラスチックギプスが多く用いられます。

　「採型ギプス」は，『治療装具』（コルセット，プラスチック成形装具，義肢等）の作成等に当たり，患者の体型により適合した装具を作成するために実施されます（**図表6-1**）。

図表6-1　採型ギプスによる装具製作の過程（例）

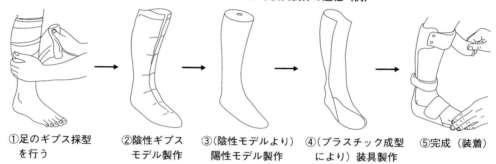

①足のギプス採型　②陰性ギプス　③（陰性モデルより）④（プラスチック成型　⑤完成（装着）
　を行う　　　　　モデル製作　　陽性モデル製作　　　により）装具製作

　ギプス包帯を行う場合は，一般に患部（骨折部など）の上下の関節を含めてギプス包帯を行います。たとえば，前腕骨折の場合は，上腕から手部にかけて行います。

2. ギプスの算定上の留意事項

(1)　処置の部の「通則5」（時間外加算）の対象となります。

(2)　ギプス包帯等に当たって使用したギプス材料費や，下巻きとして使用したストッキネットや綿包帯の費用は，ギプスの所定点数に含まれ別に算定できません。

(3)　**既装着のギプス包帯等を切割使用，除去，または修理した場合**は下記により算定します。

　　注　下記における「所定点数」とは，プラスチックギプスを行った場合の20/100加算を含まない点数です。

　①　**切割使用**：ギプスシャーレとして切割使用した場合……所定点数の20/100

　②　**除去**：ギプスを作成した医療機関と異なる医療機関で除去した場合……所定点数の10/100

　　注　ギプスを作成した医療機関で除去した場合は算定できません。

　③　**修理**：ギプスベッドまたはギプス包帯の修理を行った場合……所定点数の10/100

(4)　**プラスチックギプス**を用いて〔四肢ギプス包帯以外（J123〜J128）の〕ギプスを行った場合は，所定点数に所定点数の20／100を加算します。

　〔プラスチックギプスの算定例〕

　　・プラスチックギプスによる斜頸矯正ギプス包帯　2,004……（J126）1,670×120/100

　　・上記の修理　167……1,670×10/100

　備考　プラスチックギプスは，軽く，通気性がよい特色があります。

(5)　6歳未満の乳幼児に対してJ122〜J129-4のギプスの処置を行った場合は，所定点数に所定点数の55/100を加算します。

処置

(6)　**ギプスヒール**は特定保険医療材料「056副木（4）ヒール」により算定します。

F．主な処置とその算定

~~~ヒント💡~~~≪処置の種類≫

　入院患者によく行われる処置を分類すると，①経気道による呼吸関連，②経口，③経尿道，④排液・排気（ドレーン），⑤経肛門，⑥吸入（ネブライザ），⑦皮膚に対するものなどに大別されます。

　各点数表の項目，使用する材料が特定保険医療材料に該当するか等について理解する必要があります。

1．経気道（呼吸関連）

　酸素の摂取が十分でないときに，気道を確保（気管内挿管，気管切開など）して，酸素の供給をします。

	処置名称（伝票記載）	算定例　　　（点数）	算定上の留意点
1	酸素吸入　　　　（J024） ・$O_2$6 L／分4時間，フェイスマスク，経鼻カニューレ，経鼻カテーテル	**酸素吸入（1日）**　　65 **酸素加算**　　　　　36 （0.19円×1,440 L×1.3）÷10＝36点 ・酸素の算式を記載します	・酸素（O_2）の使用量の算定 6 L／分4時間→6（L）×60（分）×4（時間） ＝1,440 L ・ベンチマスクは酸素吸入で算定
2	人工呼吸器使用　　（J045） ・$O_2$10L／分6時間40分 ・レスピレータ，ベンチレータ ・人工呼吸器の機種：バード，ベネット，サーボなど	**人工呼吸器使用（1日）** **6時間40分(14日目まで)** 950 **酸素（液化酸素 CE）**（0.19円×4,000 L×1.3）÷10＝99点 　　　　　　　　　　　99	・気管内挿管（気管内に気管内チューブを挿入）またはフェイスマスクにより行います。 ・酸素の使用量は，（1分間の）最大流量と酸素濃度（FiO_2）により算出できます。 　例　最大流量10Lで，$FiO_2$0.6の場合　10（L）×0.6（60％）＝6 L／分
3	気管内挿管　　　（J044） ・挿管，気管内チューブ使用	**気管内挿管**　　　500 （6歳未満55点加算） **気管内チューブ**　（　） **麻酔薬**　　　　　（　）	・挿管は必ず気管内チューブ（材料コード027）を使用します。 ・挿管後はほとんど人工呼吸器を使用します。
4	（手術の部） 気管切開術　　　（K386） ・気管カニューレ使用	㊿**気管切開術**　　3,450 **気管切開後留置用チューブ** 　　　　　　　　　（　） **麻酔薬**　　　　　（　）	・気管切開して気管切開後留置用チューブ（038）（気管カニューレ）を設置します。 ・気管切開後の処置は1週間程度を限度としてJ000創傷処置により算定します（その後のカニューレ交換等の処置は基本診療料に含まれます）。
5	喀痰吸引　　　　（J018） ・サクション，気道・口腔吸引	**喀痰吸引（1日）**　48 （6歳未満83点加算）	・人工呼吸，ネブライザなどとの併算定不可

1．その他の「経気道（呼吸関連）」処置：酸素テント（J025），鼻マスク式補助換気法（J026-2），用手による人工呼吸（J045），一酸化窒素吸入療法（J045-2），ハイフローセラピー(J026-4)
2．「心停止」に対する処置：心マッサージ（非開胸）（J046），カウンターショック（J047）

2．経口・経胃瘻（胃ドレナージ・鼻腔栄養）等

　胃管挿入の目的は，胃内容の"排出"，または栄養物（流動食）の"注入"であり，前者は「胃持続ドレナージ」，後者は「鼻腔栄養」です。

	処置名称（伝票記載）	算定例　　　（点数）	算定上の留意点
1	胃持続ドレナージ 　　　　　　　（J020） ・ストマックチューブ（マーゲンゾンデ）挿入	**胃持続ドレナージ** **（開始日）**　　　50 （3歳未満110点加算） **胃管カテーテル**＊（　） **麻酔薬**　　　　　（　） ＊材料コード028	・「2日目以降」はJ002ドレーン法により算定します。 ・カテーテル交換を行った場合でも新たに胃持続ドレナージ（開始日）の点数は算定できません。

	処置名称（伝票記載）	算定例 （点数）	算定上の留意点
2	鼻腔栄養 （J 120） ・経管栄養 注 間歇的経管栄養法を行った場合は，60点加算	・**鼻腔栄養（1日）** 60 **栄養カテーテル*** （ ） **麻酔薬** （ ） （翌日から） ・**鼻腔栄養（1日）** 60 *材料コード026	・人工栄養剤または流動食を経鼻経管的に注入した場合に算定します。 ・人工栄養剤を使用した場合は処置の薬剤料として算定します。 ・栄養カテーテル挿入料はJ 120の所定点数に含まれます。
3	胃瘻造設術 （K 664） 経管栄養・薬剤投与用カテーテル交換法 （J 043-4）	・**胃瘻造設術** （ ） ・**経管栄養・薬剤投与用カテーテル交換法** 200 **交換用胃瘻カテーテル*** （ ） *材料コード037, 167	・胃瘻造設術で用いたカテーテル，キットの費用は手術料に含まれます。 ・J 043-4 は（K 664，K 664-3 算定後の）胃瘻カテーテルや（K 664-2 算定後の）経皮経食道胃管カテーテル（材料コード167）交換が対象となります。 ・交換後の確認のため，内視鏡検査や画像診断等を行った場合は，別に算定できます。
4	経鼻栄養・薬剤投与用チューブ挿入術 （J 034-2）	**経鼻栄養・薬剤投与用チューブ挿入術** 180 **栄養カテーテル（経鼻・経腸栄養用）** （ ） **麻酔薬** （ ）	・ED チューブの十二指腸・空腸への留置は左記によります。 ・ED チューブは材料コード〔026（1）③〕を使用します。ED チューブ挿入後の鼻腔栄養はJ 120 により算定します。 ・（レボドパ・カルビドパ水和物製剤の）経鼻薬剤投与のための経鼻チューブ（材料コード026）挿入術は，左記によります。

その他の「経口」処置：イレウス用ロングチューブ挿入法（J 034）

3．経尿道（導尿・留置カテーテル設置・膀胱洗浄）

　排尿が困難な場合には，導尿による一時的排尿や尿道カテーテル留置による持続的排尿が行われます。カテーテル留置の場合は尿量の測定も行うことができます。

	処置名称（伝票記載）	算定例 （点数）	算定上の留意点
1	導尿 （尿道拡張を要するもの） （J 064）	・**導尿（尿道拡張を要するもの）** 40 ・**導尿（その他）** 0 **各麻酔薬** （ ）	・「尿道拡張を要しない場合」は基本診療料に含まれ，麻酔の薬剤料のみ算定します。 ・使用したカテーテル代は算定できません〔持続的排液用導管（24時間以上留置）に該当しないためです〕。
2	間歇的導尿 （1日につき）（J 065）	**間歇的導尿（1日）** 150 **麻酔薬** （ ）	・1日に数回導尿を行うものです。（カテーテルを留置する）持続導尿と異なり，膀胱の自然な拡張と収縮がくり返されるため，膀胱機能の回復に効果があります。
3	（尿道）留置カテーテル設置 （J 063） ・膀胱留置用カテーテル留置（バルーンカテ留置）	**留置カテーテル設置** 40 **膀胱留置用カテーテル*** （ ） **麻酔薬** （ ） *材料コード039	・併せて膀胱洗浄を行った場合は，膀胱洗浄の所定点数により算定します。 ・膀胱留置用カテーテルに水溶性潤滑剤が添付されている場合は，麻酔剤（キシロカインゼリー等）は使用されません。
4	膀胱洗浄 （J 060）	**膀胱洗浄（1日）** 60 **処置薬** （ ）	・留置カテーテルを設置してあるか否かにかかわらず左記点数によります。
5	尿路ストーマカテーテル交換法（J 043-5）	**尿路ストーマカテーテル交換法** （6歳未満55点加算） 100 **腎瘻・膀胱瘻用材料*** （ ） *材料コード031	・交換後の確認のため，内視鏡検査や画像診断等を行った場合は，別に算定できます。 ・腎瘻，膀胱瘻造設術はK 790，K 805等の手術料によります。 ・人工膀胱の排泄口（ストーマ）に対する処置はJ 043-3 ストーマ処置により算定します（5．の4参照）。

その他の「経尿道」処置：尿道拡張法（J 066），腎盂洗浄（J 061）

4．排液・排気（ドレナージ，ドレーン法）

　創腔や体腔内に血液，膿汁，浸出液などが貯留するのを防ぐために，ドレーン（カテーテルやガーゼ）を挿入留置して，体外に排出させることをドレナージ（ドレーン法）といいます。

処置

注　胃持続ドレナージは2を参照

	処置名称（伝票記載）	算定例　　　（点数）	算定上の留意点
1	持続的胸腔ドレナージ （開始日）　　　（J019）	**持続的胸腔ドレナージ （開始日）**　　825 （3歳未満110点加算）	1．いずれも，持続的排液管代（套管針カテーテル，吸引留置カテーテル等）および麻酔の薬剤料を加算します。 2．1～4のドレナージおよび術後ドレナージの「2日目以降」は，いずれも5の「ドレーン法」により算定します。 3．ドレーン法は，1日に2種以上のドレナージを行った場合でも所定点数を1回のみ算定します。 　　"持続的吸引を行うもの"とは，圧をかけて排液した場合であり，自然排液の場合は"その他のもの"により算定します。 4．胸腔ドレナージ，腹腔ドレナージを一時的に行った場合は，各々J008胸腔穿刺275点，J010腹腔穿刺287点により算定します。また検査（検体採取）を目的として胸腔・腹腔穿刺を行った場合は，D419「2」胸水・腹水採取220点により算定します。
2	持続的腹腔ドレナージ （開始日）　　　（J021）	**持続的腹腔ドレナージ （開始日）**　　550 （3歳未満110点加算）	
3	（手術の部） 穿頭脳室ドレナージ術 　　　　　　　（K145）	㊿**穿頭脳室ドレナージ術** 　　　　　　2,330	
4	（手術の部） 経皮的胆管ドレナージ術 　　　　　　（K682-2） ・PTCD	㊿**経皮的胆管ドレナージ術** 　　　　　10,800	
5	ドレーン法　　　（J002）	**ドレーン法（1日）** 1．持続的吸引を行うもの　50 2．その他のもの　　　　25 （3歳未満110点加算）	

5. 経肛門（浣腸・高位浣腸，ストーマ処置）

直腸内に貯留した糞便の排出を目的として，浣腸等が行われます。

	処置名称（伝票記載）	算定例（点数）	算定上の留意点
1	浣腸	**浣腸（基本診療料に包括）**　0	1．直腸より奥の浣腸は高位（圧）浣腸といいます。 2．グリセリン液等を使用します。 備考　市販の「グリセリン浣腸（液）」を使用した場合は潤滑剤が添付されているため，キシロカインゼリー等の局麻剤は一般に必要ないとされます。
2	高位浣腸 高圧浣腸 洗腸　　　　（J022） ・グリ浣	**高位浣腸，高圧浣腸**　　65 ・1．浣腸，2．高位浣腸等にあたって使用した処置薬を加算する （3歳未満55点加算）	
3	摘便（J022-2）	**摘便**　　　　　　　100	
4	ストーマ処置 　　　　　　（J043-3）	**・ストーマ処置** 　1．ストーマ1個　　70 　2．ストーマ2個以上　120 注　外来患者のみ算定可 （6歳未満55点加算）	1．人工肛門や人工膀胱（尿路変更）の排泄孔（ストーマ）に対する処置（料）です。 2．排泄孔用袋（パウチ）の費用は，介護用品として患者実費負担とできます。

6. 吸入・ネブライザ

　薬液を噴霧し，経鼻または経口により，鼻腔，咽頭，さらに気管支，肺胞に直接薬剤を作用させます（吸入とネブライザのちがいは，薬剤の噴霧のしかたの相違によります）（**図表6-2**）。

図表6-2　呼吸器系の概観

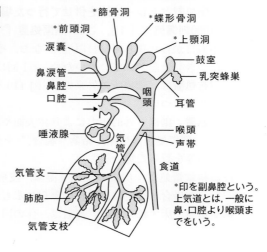

*印を副鼻腔という。上気道とは，一般に鼻・口腔より喉頭までをいう。

	処置名称（伝票記載）	算定例　　　（点数）	算定上の留意点
1	吸入	吸入（基本診療料に包括）　0	1．いずれも，使用した薬剤の費用を加算します。 2．「ネブライザ」は薬液を上気道（鼻から喉頭まで）に付着させる目的で行われます。 3．「バブルジェットネブライザ」（酸素で薬剤を肺に送る）を入院で行った場合は酸素代と薬剤料のみ算定します。 4．「超音波ネブライザ」（超音波振動により薬剤を極微粒子にし，気管支，肺胞まで送る）で酸素を使用した場合は，J024酸素吸入を併せて算定します。 5．「間歇的陽圧吸入法」は，吸気時に陽圧をかけて薬剤を肺に送ります。肺の拡張作用があるため，術後無気肺等の場合に行われます。 6．「3」「4」の薬剤料は1日につき算定します（「1」「2」は1回量）。
2	ネブライザ　（J114）	ネブライザ（外来のみ）　12	
3	超音波ネブライザ 　　　　　（J115）	超音波ネブライザ（1日） 　　　　　　　　　　24	
4	間歇的陽圧吸入法 　　　　　（J026） ・IPPB	間歇的陽圧吸入法（1日） 　　　　　　　　　160 酸素代　　　　　（　　）	

7．皮膚に対する処置

　創傷処置，軟膏処置，湿布処置等があります。いずれも処置を行うべき広さ（面積）により点数が区分されています。

	種類 処置の範囲	J000 創傷処置		J001 熱傷処置		J001-4 重度褥瘡処置 （1日につき）		J053　皮膚 科軟膏処置
1	100cm^{2}未満	52	外来のみ（術後を除き）	135	外来のみ（術後を除き）	90	外来のみ（術後を除き）	基本診療料に含まれる
2	100cm^{2}以上500cm^{2}未満	60		147		98		55
3	500cm^{2}以上3,000cm^{2}未満	90		337		150		85
4	3,000cm^{2}以上6,000cm^{2}未満	160		630＊		280		155
5	6,000cm^{2}以上	275＊		1,875＊		500		270

＊　J000「5」，J001「4」，「5」は各6歳未満55点加算

(1)　**処置の範囲**は，包帯などで被覆すべき創傷面の広さ，軟膏処置を行うべき広さをいいます。

(2)　**同一疾病（同一部位）に対して上記の複数の処置を併せて行った場合**は面積を合算して，主たる点数のみを算定します。

(3)　**処置に当たって使用した薬剤**は，（処方箋により投与した場合でも）処置の部で算定します。
　　なお，患者自らが使用して差し支えないと認められる湿布薬，坐剤，点眼液などの薬剤については，投薬の部で算定します。

(4)　**創傷処置とドレーン法を併せて行った場合**はおのおの算定できます。

(5)　**J000創傷処置「1」，J001熱傷処置「1」の各入院患者の術後**は「1日につき」算定します（手術日から起算して14日限度）。なお，その他の創傷処置，熱傷処置，皮膚科軟膏処置は，「1日につき」と記されていないため，「1回につき」算定します。

(6)　**湿布処置**は，診療所の外来のみ，J119「3」により算定します。

(7)　各処置について
　　創傷処置：創傷（外的圧力により体表面や臓器の連続性が破壊，離断された状態をいう）に対して，"創傷処理〔切除，結紮，縫合〕"を行わずに，単に消毒，薬剤の塗布，ガーゼ・絆創膏の装用等を行った場合。
　　皮膚科軟膏処置：皮膚の疾患〔湿疹，皮膚炎，掻痒症，角化症，疱疹等〕に対して軟膏処置を行った場合（算定は皮膚科に限られるものではありません）。
　　褥瘡処置：床ずれの処置。褥瘡は，体の同じ部分に長時間圧力がかかると血行が止まり，組織が

壊死してできます。創傷処置（J000），重度褥瘡処置（J001-4）により算定します。

(8) 上記の他に，皮膚に対する処置として局所陰圧閉鎖処置（J003，J003-2，J003-3），J000-2 下肢創傷処置があります。

局所陰圧閉鎖処置：難治性創傷に対して「陰圧創傷治癒システム」を用いて創傷治癒を促進するものです。材料コード159局所陰圧閉鎖処置用材料，外来患者はさらに180陰圧創傷治療用カートリッジを使用（算定）します。J003-3局所陰圧閉鎖処置（腹部開放創）においては202腹部開放創用局所陰圧閉鎖キットを使用します。

8．血液浄化法

血液内の物質を体外に導き出して浄化することを「血液浄化法」といいます。

下記の種類があります。

	処置の名称と点数	処置の概要
1	**人工腎臓（J038）** 1　慢性維持透析を行った場合1（略） 2　慢性維持透析を行った場合2（略） 3　慢性維持透析を行った場合3（略） 4　その他の場合　　　　　1,580	・腎不全の場合に，腎臓の，老廃物や有害物，水分を除去し，排泄する機能を，「ダイアライザー」等の血液濾過透析器を用いて代行するものです。 ・1～2は施設基準届出医療機関が対象となります。
2	**持続緩徐式血液濾過（J038-2）** 　　　　　　　　　　　　1,990	低流量で長時間（12～24時間）かけて，緩徐に体液を補正します。循環系への負担が軽減されます。
3	**腹膜灌流（J042）** 1　連続携行式　　　　　　　330 　（導入期加算，乳幼児加算あり） 2　その他　　　　　　　　1,100	患者の腹膜を透析膜として用い透析を行い，腎機能を代行します。連続携行式腹膜灌流法（CAPD）により，社会生活を送りながら治療を行うことが可能となりました（C102在宅自己腹膜灌流指導管理料参照）。
4	**血漿交換療法（J039）**　　4,200	血液の血漿中に存在する病因物質を除去するために行われます。 下記の2種類の方法があります。
	①血漿交換	患者の病因物質を含む血漿を「血漿分離器」を用いて分離除去し，代わりに血液製剤（新鮮凍結血漿）を輸血します。（血漿分離）
	②二重血漿交換	患者の血漿を「血漿分離器」を用いて分離して取り出し，次に，「血漿成分分離器」を用いて血漿中の病因物質のみを選択的に除去します。残りの血液成分は患者の体内に戻します。　（血漿成分分離）
5	**吸着式血液浄化法（J041）**　2,000	肝性昏睡または薬物中毒の場合に，「吸着式血液浄化用浄化器」を用いて，有害物質を吸着除去して，肝臓の解毒機能を代行または強化します。他にエンドトキシン血症等が対象となります。
6	**血球成分除去療法（J041-2）**　2,000	潰瘍性大腸炎，関節リウマチ，クローン病，膿疱性乾癬，関節症性乾癬，移植片対宿主病の患者に対して，「白血球吸着用材料」を用いて顆粒球等を吸着除去し病態の改善を図ります。

（※　練習問題は p.251に掲載）

第7章

(50) 手　術

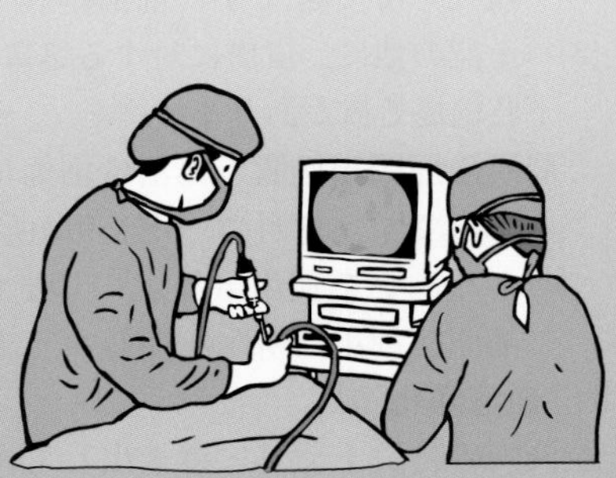

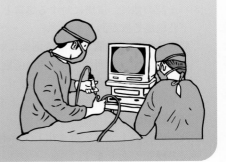

p.00/p.00は，“本書ページ数／「診療点数早見表」2024年度版ページ数”です。

手術の一覧

「手術」は英語では「Operation」，医療機関内では「オペ」と呼ばれ，患者にとっても医療機関にとっても大変な治療です。手術には高点数の項目が多いため，算定もれや算定誤りに注意する必要があります。

数多くの手術がありますが，施設基準や実績件数，医師の経験年数などの要件を満たしているとして届出のある医療機関のみで算定できる手術もあります。

実施された手術が，医科診療報酬点数表のどの手術に該当するか医師に確認することも重要です。

手術料には，患者の手術着から，手術に関連して行った当日に行った処置等様々な費用が含まれています。縫合糸や衛生材料は含まれますが，**特定保険医療材料**は，材料価格基準に照らし合わせて算定できます。また，手術に使用する特殊機器には自動吻合器や自動縫合器などがありますが，**手術医療機器等加算**として，算定します。

近年，手術の際の傷口を小さくして回復時間の短縮を図り，感染症のリスクを減らすなど，患者の身体の負担を軽くする内視鏡を用いた手術が増加してきました。

〔レセプト記載例〕

(50) 手術 麻酔		1回 1,710	(50)	＊創傷処理「５」（29日）深 1,710×１
	薬　剤			

手術名・回数・点数と手術日を記載する
材料を使用した場合は，商品名，告示・通知名称，規格・サイズ，価格，本数・個数の順で記載する

手術の費用の構成

手術の費用は，次の①～⑥より構成されます。

①（第１節）手術料，②（第２節）輸血料，③（第３節）手術医療機器等加算，④（第４節）薬剤料，⑤（第５節）特定保険医療材料料，⑥（通則２）フィルム料。

備考　輸血料は，本書では第８章輸血として別掲載して説明しています。

A．手術料（第1節）

　手術料は手術の手技料です。特定保険医療材料として掲げられていない，手術に当たって通常用いられる医療材料や衛生材料等の費用は，手術料に含まれる扱いです（「通則2」に係る通知）。

1．手術料の施設基準（「通則4」，「通則5」，「通則6」）（『早見表』p.1406〜1433参照）

　「通則4」は届出を要しますが，「通則5」「通則6」は施設基準を満たせば，届出は不要です。

　通則4　対象となる手術ごとに年間実施件数，医師の経験年数等が定められています。

　通則5，6　①医療機関で行われるすべての手術について文書による説明を行うこと，②前年度の（対象となる手術群ごとの）実施件数の院内掲示をすることが要件となっています。実施件数のカウントは，区分1〜4，その他の区分の各アイウエオ…ごとの合計件数です。

　「通則6」は，対象手術を**1歳未満の乳児**に行った場合に対象となります。

2．胃瘻造設術（K664）の施設基準届出医療機関以外低減算定（通則16）

　胃瘻造設術（K664）は，施設基準の届出医療機関以外は所定点数の80/100で算定します。

　施設基準（『早見表』p.1433「2の3」）は，①胃瘻造設前に「嚥下機能評価」を実施し，その結果に基づき胃瘻造設を行う，②胃瘻増設後は嚥下機能訓練等を行い，経口摂取可能な状態に回復させることができている——等が要件とされています。

　備考　胃瘻造設術は経口による栄養摂取が困難な場合に行われますが，いったん胃瘻からの栄養摂取を開始すると経口摂取に戻ることが難しくなるため，胃瘻造設を行うかの判断は慎重に行い，胃瘻増設後は経口摂取可能な状態に回復させることが望ましいため当通則が設定されています。

　関連項目：K939-5 **胃瘻造設時嚥下機能評価加算**

　　　　　　H004 **摂食機能療法「注3」摂食嚥下機能回復体制加算**

3．対称器官に係る手術

　手術料の点数は，「両側」と記載されているものを除き，片側の器官に係る点数です**（通則13）**。

　例1）子宮附属器腫瘍摘出術（両側）（開腹によるもの）（K888「1」）17,080点

　　　　　両側行っても，片側のみ行っても17,080点

　例2）下肢静脈瘤手術（抜去切除術）（K617「1」）10,200点

　　　　　片側の点数ですので，両側行った場合は2倍の点数（20,400点）となります。

　片側ごとに算定できる手術を両側行った場合，片側ごとに手術名，点数，手術日を記載します。

4．同一手術野または同一病巣につき，2以上の手術を同時に行った場合

　同一手術野または同一病巣につき，2以上の手術を行った場合は，特に規定する場合を除き，主たる手術の所定点数のみにより算定します。ただし，骨移植術，植皮術等は別に算定できます**（通則14）**。

🖩 レセプト算定事例　19

同一手術野・主たる手術の所定点数による場合

　K719「3」結腸切除術（全切除）（39,960点）とK726 人工肛門造設術（9,570点）を同一皮切により併施した場合は，同一手術野の手術として，点数の高いほうの手術料のみ算定します。

　〔**レセプト記載**〕　※　必ず手術日を記載しますが，以下の算定事例では省略しています。

㊿ 手麻 術酔	1回	39,960	㊿	結腸切除術（全切除） 人工肛門造設術	39,960 × 1
	薬剤				

　※　レセプトには行った術式をすべて記載するほうが好ましい。

手術

Check ☞

同一手術野に２以上の手術を併施した場合

① 「主たる手術」とは"所定点数および「注」による加算を合算した点数の高い点数"をいいます。

② 「特に規定する場合」とは，告示「複数手術に係る費用の特例」により"併施手術50／100加算"が認められている手術や③④の場合をいいます（レセプト算定事例20）。

③ 下記の場合は「同一手術野または同一病巣」であっても，それぞれの所定点数を算定できます。

　１）胃切除術と大動脈瘤切除術の組み合わせ等，相互に関連のない２手術を同時に行う場合，

　２）胃切除術と直腸切除術の組み合わせ等，同じ消化器系の手術であっても，遠隔部位の２手術を行う場合。

　３）人工妊娠中絶術（腟式手術）と卵管結紮術（開腹術）の組み合わせ等，通常行う手術の到達方法または皮切および手術部位が異なる場合

④ 主たる手術料によることが著しく不合理な場合で，「準用通知」が発出されている場合は，当該準用通知に基づき算定します（レセプト算定事例23）。

⑤ 通則14の「ただし書き」にある神経移植術，骨移植術，植皮術等については，複数手術の規定は適用せず，所定点数を別に算定できます（レセプト算定事例21，22）。

１．複数手術の規定による併施手術加算（『早見表』p.738参照）

　告示「複数手術に係る費用の特例」の別表第１の左欄に掲げる手術と右欄に掲げる手術とを同時に行った場合の所定点数は，主たる手術の所定点数と従たる手術（一つに限る）の所定点数の50/100を合算した点数とします。

　(1) 「主たる手術」とは「注」加算を含めた点数の高いほうの手術をいいます。左欄の手術が必ずしも主たる手術となるものではありません（右欄の手術が主たる手術になることもあります）。

　(2) 従たる手術加算の所定点数は，「注」加算を含みません。また，加算の対象とする従たる手術は１種類のみです。なお，自動縫合器加算，自動吻合器加算等は第３節手術医療機器等加算のため，従たる手術についても所定点数（50/100としない）を算定できます。

🧮 **レセプト算定事例　20**

同一手術野・併施手術加算

　K655「２」胃切除術（悪性腫瘍手術，自動吻合器１個使用）とK672胆嚢摘出術を併施した場合の算定はどうなるか。

複数手術の規定を確認しましょう

〔レセプト記載〕

㊿ 手麻 術酔		２回	75,205	㊿	胃切除術（悪性腫瘍手術）	55,870×1
	薬剤				自動吻合器使用加算（１個）	5,500×1
					胆嚢摘出術（併施）	13,835×1

従たる手術名に（併施）と付記します

　備考　主たる手術料は注加算を含めて点数の高いほうの胃切除術（55,870点）です。なお，従たる手術加算の所定点数は「注」加算を含みません（従たる手術料K672　27,670点×50/100＝13,835点）。自動吻合器加算はK936-2により，別に加算できます。

　　自動吻合器加算は，第３節手術医療機器等加算（K936-2）のため，主たる手術，従たる手術の点数を比べるときの点数には含みません。医療機器等加算は，従たる手術についても加算できます。

２．「通則14」のただし書きに規定される手術（骨移植術，植皮術等）を併施

　「通則14」のただし書きにより，神経移植術，骨移植術，植皮術等を他の手術と同時に行った場合は，各所定点数を別に算定できます。

🧮 **レセプト算定事例　21**

同一手術野・植皮術を併施した場合

　K015皮弁作成術とK013分層植皮術を併施した場合の算定（いずれも25cm²）はどうなるか。

植皮術は例外になるんだね

〔レセプト記載〕

(50) 手麻 術酔	2回 19,990 薬剤	(50) 皮弁作成術（25cm^2） 13,720×1 分層植皮術（25cm^2） 6,270×1

備考 植皮術は，複数手術の規定の「皮弁作成術と併施手術（50/100算定)」の扱いは適用しません。

レセプト算定事例 22

同一手術野・植皮術を併施した場合

前の算定例で，さらにK046 骨折観血的手術（前腕）を併施した場合の算定はどうなるか。

(50) ① 骨折観血的手術（前腕） 18,370点
② 皮弁作成術（25cm^2）（併施） 6,860点
③ 分層植皮術（25cm^2） 6,270点

備考 ①と②の点数を比較し，①が主たる手術，②が従たる手術（50/100）となります。

3．準用通知による算定

（参考）「準用通知」とは：点数表に掲げられていない手術について，点数表に掲げられている類似手術等の点数を準用して算定よい旨を通知したもの。

レセプト算定事例 23

同一手術野・準用通知による場合

K672胆嚢摘出術とK663十二指腸空腸吻合術を併施の算定はどうなるか。

準用通知（保医発通知）(**『早見表』p.809**）に該当する場合は，K655 胃切除術の「1」に準じて算定します〔通知に該当しない場合は主たる手術（K672）のみの算定となります〕。

《準用通知に該当する場合》

(50) 胆嚢摘出術
十二指腸空腸吻合術 ］ 33,850点

備考 準用先の手術料の区分項目名の記載は必要ありません。

手術項目ごとの通知も確認しないとね

5．別手術野（別皮切）に2以上の手術を行った場合

別手術野（別皮切）の場合は原則として，各所定点数を算定できます。

レセプト算定事例 24

別手術野の場合

K843 前立腺悪性腫瘍手術とK836 停留精巣固定術（両側）を別皮切で併施した場合は，同一皮切によらないため，別個に算定します。また停留精巣固定術は，点数表の該当手術名に「両側」の記載がないため，両側の固定は2倍算定します。

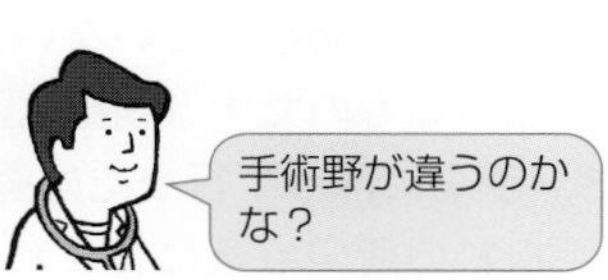
手術野が違うのかな？

〔レセプト記載〕

(50) 手麻 術酔	3回 63,480 薬剤	(50) 前立腺悪性腫瘍手術 41,080×1 停留精巣固定術（右側） 11,200×1 停留精巣固定術（左側） 11,200×1

6．指（手・足）に係る手術〔「通則14」に係る通知(4)〕〔『早見表』p.737(4)アの(イ)(ロ)(ハ)〕

指（手・足）に係る手術で1指ごとに所定点数を算定できる手術は，下記(イ)(ロ)(ハ)に掲げる手術です。

(イ) 中手部・中足部若しくは中手骨・中足骨を含みます。

K028 腱鞘切開術，K034 腱切離・切除術，K035 腱剥離術，K037 腱縫合術，K038 腱延長術，K039 腱移植術「1」，K040 腱移行術「1」，K040-2 指伸筋腱脱臼観血的整復術　等

手術

㈑　中手部・中足部若しくは中手骨・中足骨を含みません。

① K089 爪甲除去術，K090 ひょう疽手術，K091 陥入爪手術，K099 指瘢痕拘縮手術，K100 多指症手術，K 101 合指症手術，K102 巨指症手術，K103 屈指症手術，斜指症手術

② 各手術料の項で「指（手・足）」と規定されている手術〔K046 骨折観血的手術，K039 腱移植術，K040 腱移行術，K082 人工関節置換術等を除く〕

㈓　中手部・中足部若しくは中手骨・中足骨を含みます。

K045 骨折経皮的鋼線刺入固定術「3」，K046 骨折観血的手術「3」，K063 関節脱臼観血的整復術「3」，K073 関節内骨折観血的手術「3」，K078 観血的関節固定術「3」，K080 関節形成手術「3」，K082 人工関節置換術「3」，K082-3 人工関節再置換術「3」

㈓については，1 指ごとに別手術野とし，さらに同一指内の骨，関節を別手術野（別々に算定）とします。その他の手術については，複数の指の手術を行った場合でも「同一手術野」として，所定点数を 1 回のみ算定します。

-- **Check** ☞ --
　左右の手指，左右の足指については，左右を「別手術野」として扱います。

なお，指ごとに所定点数を算定する手術と，第 1 指から第 5 指までを同一手術野として算定する手術を併せて行った場合等は，複数手術に係る費用の特例を除き，主たる手術により算定します〔『**早見表**』**p.738** ⑷ウ，エ〕。

7．同種の手術を同一日に 2 回以上実施した場合

主たる手術の所定点数のみを算定します〔『**早見表**』**p.732**「通則 1」に係る通知「3」〕。

例 1）手術後，創部哆開のため同一日に再縫合術を行った場合

　　　2）開心術後に心タンポナーデをきたし，同一日に心腔内出血排除術を行った場合

8．手術料として掲げられていない特殊な手術

掲載されている近似する手術の所定点数によります（準用通知によります）**（通則 3）**。

9．既存手術と同程度の有効性・安全性であると評価された内視鏡手術用支援機器を用いた手術（「通則18」）

ロボット支援下内視鏡手術は，K773-5（腎悪性腫瘍手術），K773-6，K843-4（前立腺悪性腫瘍手術）が収載されていますが，その他のロボット支援下内視鏡手術で，既存手術と同程度の有効性・安全性があると評価された手術については，「通則18」に掲げる既存の内視鏡下手術と同点数で算定します（届出）。

10．遺伝性乳癌卵巣癌症候群の患者に対する K475 乳房切除術，K888 子宮附属器腫瘍摘出術の算定（「通則19」）

BRCA 1／2 遺伝子の病的変異に起因して，乳がんまたは卵巣がんを発症した患者につき，（乳がんや卵巣がんを発症していない）乳房や卵巣を，**リスク低減**を目的として摘出し，手術料を算定することを認めるものです（届出）。

11．手術に伴って行った処置，注射（手技料）および診断穿刺・検体採取の費用

手術料の所定点数に含まれます**（通則 1）**。手術当日に，手術（自己血貯血を除く）に関連して行う処置（ギプスを除く）の費用，注射の手技料は術前，術後を問わず算定できません。

例　手術当日に手術に関連して行われた（J020）胃持続ドレナージ（開始日），（J063）留置カテーテル設置，（閉鎖循環式全身麻酔後の）（J024）酸素吸入等。

　　　ただし，術後の急変による心臓マッサージの実施等，予定されていない突発的な治療に係る処置（手技料）等については算定できます。

12．画像診断や検査の費用を別に算定できない手術

手術料の「注」や通知に「手術に伴う画像診断及び検査の費用は算定しない」旨，記されている手術については，画像診断や検査に係る特定保険医療材料料，薬剤料以外の画像診断，検査の費用は別に算定できません〔「通則 2」に係る通知 2〕。K615 血管塞栓術，K546 経皮的冠動脈形成術などの「血管造影を伴う手術」が該当します。

手術

　また，検査の部の内視鏡検査に係る通知「内視鏡検査に係る共通事項」⑽により「処置又は手術と同時に行った内視鏡検査は，別に算定できない」扱いです。K721 内視鏡的大腸ポリープ・粘膜切除術，K672-2 腹腔鏡下胆嚢摘出術などの「内視鏡を伴う手術」が該当します。

> **備考**　1．血管塞栓術に伴ってフィルム，脈管造影用カテーテル，造影剤を使用した場合は，手術の部で当該特定保険医療材料料，薬剤料を算定します。ただし，診断・撮影料，造影剤注入手技料等の画像診断の部のその他の点数は算定できません。
> 　2．脳神経外科手術等においてインドシアニングリーン注射液（商品名「ジアグノグリーン注射用25mg」），アミノレブリン酸塩酸塩（アラグリオ内用剤，アラベル内用剤）を用いて，蛍光測定等により血管や腫瘍，血流等を確認した場合は，K939-2術中血管等描出撮影加算が算定できます。

13. 明細書の記載

　「手術日」を記載します（本書の例題では省略）。

> **ヒント💡** ≪K626-2とK626「2」の違い≫
> 　手術料の区分番号の表記において，K626-2とK626「2」のような類似する表記がありますが，前者は枝番号（-2）も含めて全体が区分番号であり，後者の「2」は区分番号の下の項目番号を示しています。
> 　したがって，両者は異なる手術であり，区分番号の記載に当たっては注意します。

B．手術料の各種加算

1．通則

1．「通則」で定める加算における所定点数とはいずれも，輸血料，手術医療機器等加算，薬剤料，特定保険医療材料料は対象となりません。

2．「通則」の加算方法は，手術料の所定点数（「注」の加算や併施手術加算を含む）に各通則の加算点数を足し合わせたものの合計で算定します。

　　　　　　　所定点数　　　　　　新生児加算　　　　　　　深夜加算2
　（例）〔○〕1,000＋（1,000×300/100）＋（1,000×80/100）
　　　　〔×〕1,000× 3 ×1.8

2．新生児・乳幼児加算（「通則7」，「通則8」）

　「通則7」に掲げる手術を手術時体重1,500ｇ未満の児や新生児に対して行った場合，また，「通則8」により6歳未満の乳幼児に対して手術を行った場合は，新生児・乳幼児等加算ができます。

対象	「通則7」に掲げる手術		3歳未満の乳幼児（①②以外）	3歳以上6歳未満の幼児
	①手術時体重1,500ｇ未満	②新生児（①以外）		
所定点数の加算割合	400/100	300/100	100/100	50/100
レセプト表示	未満	新	乳幼	幼

備考　新生児は「生後28日未満の者」をいいます。3歳未満の乳幼児加算，3歳以上6歳未満の幼児加算は（K618を除く）すべての手術が対象となります。

3．時間外・休日・深夜加算（通則12）

　緊急のために，診療表示時間外に手術を行った場合は時間外・休日・深夜加算が算定できます。
　時間外・休日・深夜加算（以下，時間外等加算）は時間外等加算1，2の2種類があります。
　時間外等加算1は施設基準届出医療機関に限られます。施設基準は処置の同加算1と同じです。

種別 ＼ 所定点数	1（届出医療機関）	2（1以外）	レセ表示	備考
時間外加算	80/100	40/100	外	休日・深夜を除く
休日加算	160/100	80/100	休	深夜を除く
深夜加算	160/100	80/100	深	午後10時から午前6時までの間

＊時間外特例医療機関における厚生労働大臣が定める時間は，「1」は80/100，「2」は40/100 特外

《算定要件》

| 時間外等加算１ | ， | 時間外等加算２ | 共通 |

外来：①初・再診料（外来診療料含む。以下同）の時間外等加算を算定する初・再診に引き続き時間外等
　　　に手術を開始した場合

　　　②初・再診後８時間以内の時間外等に手術を開始した場合

入院：休日・深夜加算のみ算定可。ただし，①，②で入院手続き後に手術を開始した場合は，時間外加算
　　　の算定可

　算定要件は，処置の時間外・休日・深夜加算とほぼ同様ですが，手術については，"所定点数150点
以上" などの要件はなく，すべての手術が対象となります。

４．頸部郭清術併施加算（通則９）

　対象手術について，K469頸部郭清術を併せて行った場合は，所定点数に片側の場合は4,000点，両
側の場合は6,000点を加算します。

> **Check** ☞
>
> 　「通則」の加算であり，時間外加算，乳幼児加算等の対象とはなりません。また，「複数手術に係る費用の特例」
> は適用されません。

５．HIV 抗体陽性の患者に対する観血的手術加算（通則10）

　エイズ患者またはエイズウイルス感染者に対して観血的手術を行った場合は，4,000点を加算します。

６．MRSA 等感染症患者手術加算（通則11）

　MRSA，B型肝炎，C型肝炎の感染症患者または結核患者に対して閉鎖循環式全身麻酔，硬膜外麻
酔または脊椎麻酔を伴う手術を行った場合は，1,000点を加算します。

> **Check** ☞
>
> 　同一日に（通則11の加算が）２以上重複して該当する場合であっても，加算は１回のみです。

７．周術期口腔機能管理後手術加算（通則17）

　歯科医師による周術期口腔機能管理の実施後１月以内に特定の手術を全身麻酔下で実施した場合は
200点を加算します。

　口腔の衛生状態が歯周病等で悪い状態にあると，口腔内の細菌が全身に広がり肺炎や敗血症などを
発症したり，心疾患や糖尿病などの全身疾患に影響するとされるため，当加算が設定されています。

　　備考　口腔機能管理のため，他の歯科医療機関に紹介した場合は，診療情報提供料（Ⅰ）（B009）「注14」歯科医療機
　　　　関連携加算１や，「注15」歯科医療機関連携加算２が算定できます。

８．周術期栄養管理実施加算（通則20）

　閉鎖循環式全身麻酔（L008）を伴う手術患者に対して，医師と管理栄養士が連携して，術前・術
後における適切な栄養管理を実施した場合に270点を加算します（届出）。

　　備考　専任の薬剤師が「周術期に必要な薬学的管理」を病棟薬剤師等と連携して行った場合は，麻酔管理料（L009，
　　　　L010）の**周術期薬剤管理加算**（75点）の対象となります。

🖩 レセプト算定事例　25

手術料の加算の算定例①

　外来に午後６時50分（診療表示時間外）に受診し，爪甲除去術施行，患者は２歳の場合の算定はどうな
るか（時間外等加算１の施設基準届出なし）。

　（算定）

　　　　　所定点数　　乳幼児加算　　　　時間外加算２　　合計点数
　（K089）　770 +（770×100/100）+（770×40/100）＝ 1,848

> ２歳ということは乳
> 幼児加算の対象にも
> なるね

〔レセプト記載〕

(50) 手麻 術酔	１回　1,848 薬剤	(50) 爪甲除去術　乳幼 外　1,848×１

レセプト算定事例　26

手術料の加算の算定例②

前の算定例で，指３本（右手指第１～３）に施行した場合の算定はどうなるか。

（算定）

通則14		乳幼児加算		時間外加算２		合計点数
(770×３)	＋	(2,310×100/100)	＋	(2,310×40/100)	＝	5,544

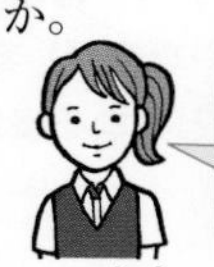
指は１本ずつ
算定できるの
かしら

注　K089爪甲除去術は通知により「１指ごとに所定点数を算定できる手術」となっています。

〔レセプト記載〕

(50)	爪甲除去術（右手指第１～３）乳幼 外　5,544×１

レセプト算定事例　27

手術料の加算の算定例③

外来に午前５時（診療表示時間外）に受診し，午前５時15分に創傷処理（筋肉，臓器に達しないもの，長径５cm 未満），真皮縫合（右前腕）を施行した場合の算定はどうなるか（時間外等加算１の施設基準届出なし）。

（算定）

	真皮縫合加算		深夜加算２		合計点数
（K000「４」）	(530＋460)	＋	(990×0.8)	＝	1,782

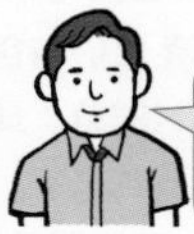
午前5時は時間外等
加算のどの区分にな
るだろう

注　深夜加算の対象となる所定点数は，区分の注加算（真皮縫合加算）を含めます。

〔レセプト記載〕

(50) 手麻 術酔	１回　1,782 薬剤	(50) 創傷処理（筋肉，臓器に達しないもの， ５cm 未満，真皮，右前腕）深　1,782×１

ヒント　≪手術の種類≫

K514 肺悪性腫瘍手術，K803 膀胱悪性腫瘍手術等の「○○悪性腫瘍手術」とは，腫瘍部分の切除（摘出）と併せて所属リンパ節郭清を行い，"完全に治癒させる手術"をいいます。

K364 汎副鼻腔根治手術等の「○○根治手術」も同様に"完全に治癒させる手術"をいいます。

C．手術医療機器等加算（第３節）

手術に当たって，自動吻合器，自動縫合器等の医療機器を使用した場合は第３節に掲げる加算ができます。

ヒント　≪手術医療機器等加算の概要（主なもの）≫

・**脊髄誘発電位測定等**（K930）：頭蓋内，脊椎，脊髄または大動脈瘤の手術の際，脊髄の血行不全による脊髄対麻痺を起こすおそれがあるため，手術中，脊髄誘発電位等を監視することによって，障害の発生を予防するものです。甲状腺，副甲状腺の手術においては，神経モニタリングにより，反回神経損傷の危険を察知し，術後麻痺の発生を回避します。

手術

・**超音波凝固切開装置等**（K931）：超音波凝固切開装置は，超音波の振動により組織を破壊切開し，併せて凝固止血ができるため，腹腔鏡下や胸腔鏡下の手術，悪性腫瘍等の手術において，切る，はさむ，止血するを一つの操作で行うことができ，手術の時間短縮を図ることができます。また，加算の対象となる「ベッセルシーリングシステム」は電気凝固切開装置で，超音波凝固切開装置と同様に，切開と凝固を同時に行うことができます。

・**止血用加熱凝固切開装置**（K935）：鋼メスの刃先を加熱することにより，切開と同時に止血凝固の機能を持たせた電気鏝（こて）メスです。K476乳腺悪性腫瘍手術にあたって用いた場合のみ加算ができます。

・**イオントフォレーゼ**（K933）：外耳道に麻酔液を満たし，そこに通電することにより，麻酔剤を組織内に浸透，拡散することができる「鼓膜麻酔法」です。

・**自動縫合器**（K936），**自動吻合器**（K936-2）：縫合や吻合を行うことができるホチキス様の機器です。手縫い法と比べ，（縫合や吻合が）容易に早くできるため，手術時間の短縮や出血量の減少が図れます。なお，「吻合」とは食道と空腸など異なる臓器をつなげることをいいます（図表7-1）。

図表7-1　吻合器と縫合器

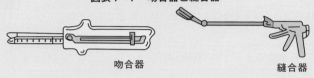

吻合器　　　　　　　　　　　　　　　縫合器

・**副鼻腔手術用内視鏡**（K934）：内視鏡により患部を見ながら，鉗子操作により手術を行うものです。内視鏡下手術は，患者への侵襲が少なく治療期間の短縮を図ることができます。

・**レーザー機器加算**（K939-7）：レーザー光による熱により，切開・止血・凝固等を行うことができます。非接触性（局所に直接触れない）のため，手の届きにくい細かい場所の切離等が行いやすいという特色があります。なお，口腔手術以外の手術では加算は認められていません。

・**超音波切削機器加算**（K939-8）：組織にチップを接触させ，超音波振動によって骨切除や骨整形をします。周囲の軟部組織に損傷を与えない特色があります。上顎骨・下顎骨の形成手術において加算が認められます。

・**画像等手術支援加算**（K939）：頭頸部，脊髄等の複雑な構造の臓器の手術で，切除等を確実に行い，かつ周囲の損傷を防ぐ目的で用いられます。

「1」ナビゲーション：手術器具が操作している部位を，リアルタイムで臓器のモニター画像に表示します。

「2」実物大臓器立体モデル：撮影した画像から手術対象とする臓器の実物大立体モデル（模型）を作成し，手術前に，解剖学的な位置関係が把握でき，手術の試行（シミュレーション）をすることができます。

「3」患者適合型手術支援ガイド：人工関節置換術等に当たり，画像より作成した「患者の骨の形に合わせた骨切りガイド」を骨に装着し「骨切り」を行うことにより，計画通りの骨切りを可能とするものです。

（参考）内視鏡手術用支援機器を用いた手術：腹腔鏡下の腎悪性腫瘍手術（K773-5）や前立腺悪性腫瘍手術（K843-4）他に当たり，医療用ロボットを遠隔操作して，ロボットにより手術を行うものです。より安全に精度の高い手術が可能になるとされます。

D. 手術に当たって使用した薬剤料

処置に当たって使用した薬剤の算定と同様です。

ただし，手術に当たって用いた「外皮用殺菌剤」は手術の所定点数に含まれ，別に算定できません（通則2）。

　備考　「外皮用殺菌剤」は，術野の消毒に用いるイソジン液等が該当します。

また，手術に伴い麻酔を行った場合は，麻酔（手技）料の算定できない麻酔の薬剤料は，手術の部の薬剤料として扱います（麻酔料が算定できる場合のみ麻酔の部の薬剤料として算定します）。

E. 特定保険医療材料料

厚生労働大臣が定める保険医療材料（特定保険医療材料）〔材料価格基準別表Ⅱに定めるもの（『早見表』p.969）〕を使用した場合は，その材料価格を加算します。

注 再製造単回使用医療機器使用加算（「通則21」）

　特定保険医療材料は「ディスポーザブル」（1回のみの使用）ですが，「再製造単回使用医療機器」を使用した場合（医療材料を再利用する場合）は，当該特定保険医療材料の所定点数の10/100に相当する点数を算定します。

手術にあたって通常使用されるその他の保険医療材料の費用は，手術料の所定点数に含まれます。

> **ヒント✐ ≪保険診療における医療材料の費用の扱い≫**
>
> 　医療材料の費用は，(1)(2)のみ算定できます。
> (1) **「特定保険医療材料料」**として算定できるもの：「材料価格基準」に掲げられた品目です。
> (2) **「材料加算」，「医療機器等加算」**として加算できるもの：在宅医療の部の「在宅療養指導管理材料加算」，処置の部，手術の部等の「医療機器等加算」に掲げられているものです。
> 　(1)，(2)以外の"療養の給付に関連するもの"の費用（治療のために必要とする医療材料等の費用）は，処置料や手術料等の所定点数に含まれているため，別に請求できません。
> **備考** "療養の給付に関連しないサービス等"，すなわち治療の目的でないサービス等の費用は，患者実費負担とできます（『**早見表**』p.1514参照）。

F．複数の手術を同時に行った場合の算定事例

	〈事 例〉	レセプト（50）	
1	①胃切除術（悪性腫瘍手術），有茎腸管移植　　　　　　　　　　　　　K655「2」 ②結腸切除術（悪性腫瘍手術）　K719「3」	胃切除術（悪性腫瘍手術） 有茎腸管移植加算 結腸切除術（悪性腫瘍手術）（併施）	55,870 5,000 19,980
留意点	1）「注」加算を含めて高い点数の手術を主たる手術とする（①55,870＋5,000＝60,870　②39,960を比較し，前者を主たる手術とする）。 2）「従たる手術」については「注」加算を算定できない。 3）従たる手術加算を算定する場合は（併施）の表示をする。		
2	①乳腺悪性腫瘍手術（拡大乳房切除術）　　　　　　　　　　　　　　K476「7」 ②皮弁作成術（100cm²以上）　K015「3」 ③分層植皮術（露出部以外）　（100cm²）　　　　　　　　　　K013「3」	乳腺悪性腫瘍手術（拡大乳房切除術） 皮弁作成術（100cm²以上）（併施） 分層植皮術（100cm²以上200cm²未満）	52,820 11,155 9,000
留意点	1）植皮術，骨移植術は複数手術の規定にかかわらず，「通則14」により所定点数を別に算定できる。　植皮術にあたり皮弁作成術を行った場合は，ともに算定できる。 2）①52,820と②22,310を比較し，前者を主たる手術とする。		
3	①両側大腿骨骨折観血的手術　K046「1」 ②破裂腸管縫合術　　　　　　K712	両側大腿骨骨折観血的手術 破裂腸管縫合術	21,630×2 11,400
留意点	1）遠隔部位（同一皮切によらない）の複数手術は別々に所定点数を算定できる。 2）対称器官については，片側ごとの算定（×2）ができる〔K886等（両側）と記してある手術料は不可〕。		
4	腹部救急（緊急深夜手術）（複数手術に係る費用の特例「別表第2」）（時間外等加算1以外の医療機関） ①肝切除術（亜区域切除）　K695「2」 ②胃切除術（単純切除術）自動縫合器1個使用　　　　　　　　　　K655「1」 ③破裂腸管縫合術　　　　　　K712	肝切除術（亜区域切除）深 胃切除術（単純切除術）深（併施） 破裂腸管縫合術 自動縫合器1個使用	113,454 30,465 0 2,500
留意点	1）各手術料（下線）を比較し，①を主たる手術とし，②を従たる手術とする。従たる手術加算は1つのみ可のため，③は算定しない。：各手術料①63,030×1.8＝113,454，②33,850×50/100×1.8＝30,465，③11,400→0（算定しない），他に，医療機器等加算（K936）2,500点 2）時間外等加算，乳幼児加算，医療機器等加算等は従たる手術についても加算できる。 3）0点となる手術であっても（審査上の参考のため）行った術式を記載することが望ましい。		

手術

G. 処置および手術の費用の構成比較

> **Check☞**
> 処置と手術の算定上の相違点は，①片側・両側の算定，②時間外加算，③乳幼児加算等に留意します。

	⑭ 処　置	㊿ 手　術
1．処置料または手術料	1）特に規定する場合（片側と記載されているもの）を除き，両側の器官に係る点数です。 2）簡単な処置の費用は基本診療料に含まれます（掲げられていない特殊な処置については，準用通知によります）。	1）特に規定する場合（両側と記載されているもの）を除き，片側の器官に係る点数です。 2）同一手術野・病巣につき2以上の手術を併施した場合は，（「従たる手術加算」の規定がある手術を除き）原則として主たる手術料のみ算定します（掲げられていない手術，または主たる手術料によらない場合は，準用通知によります）。
2．「通則」の加算	所定点数（「注」加算を含む）に各通則の加算を足し合わせます。いずれの加算も，医療機器等加算，薬剤料，特定保険医療材料料は対象となりません。	
①新生児・乳幼児加算等	「通則」による加算は，通則7（耳鼻咽喉科乳幼児処置加算），通則8（耳鼻咽喉科小児抗菌薬適正使用支援加算）のみあります。その他に一部の処置には「注」として加算があります。	・1,500g未満の児加算：未満表示 ・新生児（生後28日未満）加算：新表示 ・乳幼児（3歳未満）加算：乳幼表示 ・幼児（3歳以上6歳未満）加算：幼表示
②時間外・休日・深夜加算	1）所定点数（「注」加算を含む）が150点以上の処置（時間外等加算1は所定点数が1,000点以上の処置）	1）すべての手術

2）

	処置1	処置2	手術1	手術2
時間外加算	80/100	40/100	80/100	40/100
休日加算	160/100	80/100	160/100	80/100
深夜加算	160/100	80/100	160/100	80/100
時間外特例加算	80/100	40/100	80/100	40/100

備考　処置1は，処置の部の「時間外等加算1」の略（他も同様）

《時間外等加算の算定要件》			処置1	処置2	手術1	手術2
外来	①時間外等加算を算定する初・再診に引き続き時間外等に処置・手術を開始した場合		○	○	○	○
	②初・再診（時間外等でない場合を含む）後，8時間以内の時間外等に処置・手術を開始した場合		○	×	○	○
入院	③入院中の休日・深夜加算		○	×	○	○
	④上記①，②で，入院手続き後に処置・手術を開始した場合（処置2の場合は①のみ）		○	○	○	○

3．医療機器等加算	第2節処置医療機器等加算（腰部，胸部又は頸部固定帯加算，酸素加算）	第3節手術医療機器等加算（自動縫合器加算，自動吻合器加算等）
4．薬剤料	1）1回の処置，または手術に使用した薬剤の総量の薬価が， 　a　15円以下→算定できない 　b　15円を超える→投薬・注射の薬剤料と同様の端数処理 2）処置や手術に伴い，麻酔（手技）料の算定できない麻酔を行った場合の薬剤料は，処置や手術の部の薬剤料として扱います（麻酔料が算定できる場合のみ麻酔の部の薬剤料として算定します）。	
5．特定保険医療材料料	厚生労働大臣の定める保険医療材料（特定保険医療材料）を使用した場合は，材料価格を加算します。材料価格を10円で除し，1点未満の端数は四捨五入。	

注　手術については，「通則」による加算として，上記の①新生児・乳幼児加算等，②時間外・休日・深夜加算の他に，③頸部郭清術併施加算（通則9），④HIV抗体陽性患者観血的手術加算（通則10），⑤MRSA感染症患者等手術加算（通則11），⑥周術期口腔機能管理後手術加算（通則17），⑦周術期栄養管理実施加算（通則20），⑧再製造単回使用医療機器使用加算（通則21）があります。

（※練習問題は p.253掲載）

第 8 章

(50) 輸　血

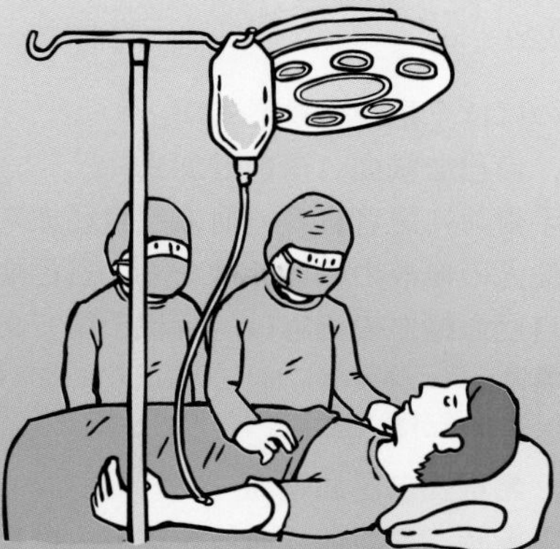

p.00/p.00は，“本書ページ数／「診療点数早見表」2024年度版ページ数”です。

輸血の一覧

手術　第２節　輸血料……………………p.119/p.842
K920　輸血
K920-2　輸血管理料
K921　造血幹細胞採取
K921-2　間葉系幹細胞採取
K921-3　末梢血単核球採取
K922　造血幹細胞移植
K922-2　CAR 発現生Ｔ細胞投与
K922-3　自己骨髄由来間葉系幹細胞投与
K923　術中術後自己血回収術
K924　自己生体組織接着剤作成術
K924-2　自己クリオプレシピテート作製術（用手法）
K924-3　同種クリオプレシピテート作製術

血液は液状の血漿と，有形成分である赤血球，顆粒球（白血球），血小板などから構成されています。これらの働きが不足するときに，血液を体内に注入して補うのが輸血です。「輸血料」は手術の場合に多量に血液を必要とする場合や，患者の病状によって血液が不足している場合に，輸血をした際に算定します。

輸血に用いられる血液の価格は，薬剤と同じく薬価基準に公定価格が収載されています。

また，自己血輸血といって，手術（輸血）の実施が予定されている場合に患者自身の血液を採血して保存しておき，手術時に使用する方法があります。

なお，輸血に際しては必ず患者または家族に説明し，同意がなければ算定できません。

〔レセプト記載例〕

(50) 手麻 術酔	２回	1,775
	薬　剤	3,439

血液の使用量，加算，薬剤名と使用量の内訳を記載する

(50)	＊保存血液輸血560mL 血液交叉試験・間接クームス各２回 ABO，Rh 不規則抗体検査	1,555×１
	＊赤血球液-LR「日赤」400mL 由来２袋	3,439×１
	＊輸管Ｉ	220×１

備考　輸血は手術の部の第２節輸血料によりますが，本書では第８章として，手術と別掲載して説明します。

A．輸血の基礎知識

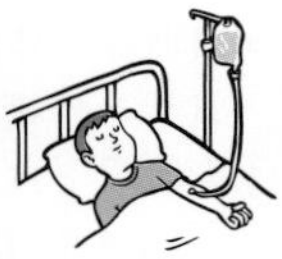

1．輸血（K920）の種類（図表８－１，８－２）

1．全血輸血

供血者から採血したばかりの血液〔生血・自家採血（施設内での採血）輸血〕や，血液センターで調整された血液（人（ヒト）全血液）を，まるごと輸血します。

2．成分輸血

赤血球，血小板，血漿など必要とする血液成分のみを輸血します。全血採血の血液より分離して製造する場合と，血漿や血小板など一部の成分のみを分離採血する場合（成分採血）があります。

3．交換輸血

主として，母子間の血液型の不適合（Rh 因子不適合）の場合（新生児赤芽球症）に，児の循環血

液のほぼ全量を交換します。

４．自己血輸血（術前貯血式）

手術前に患者自身の血液（自己血）を採血保存し，手術時に輸血する方法です。

他人の血液の輸血ではなく，自己血のため，輸血による副作用や感染のおそれがありません。

自己血輸血の適応は，待機手術であって，手術時の出血量予測可能な場合等です。

> **備考**　自己血輸血には，①術前貯血式（K920「4」），②術中希釈式（K920「5」），③自己血回収式（K923）の3種類があります。

５．希釈式自己血輸血

手術時，執刀前に血液を採取・貯血し，採血量に応じて代用血漿を輸液し，手術後に貯血した血液を輸血（返血）するものです。

"血液希釈効果"により，手術時の出血による血液成分の喪失を抑制します。

６．術中術後自己血回収術（K923）

術中術後大量出血の場合，術野から血液を回収して凝縮および洗浄を行い，患者の血管内に戻す方法です。

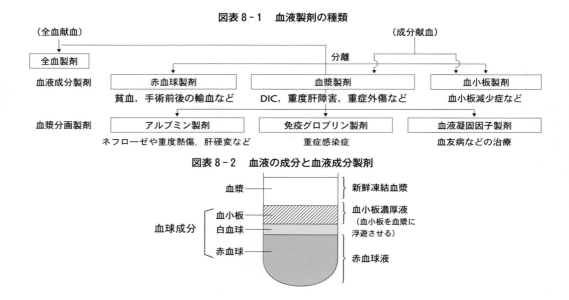

図表8-1　血液製剤の種類

図表8-2　血液の成分と血液成分製剤

①血漿：蛋白質（繊維素原，アルブミン，グロブリン），ブドウ糖，無機塩類，免疫体，ホルモンなどを含み，栄養分や老廃物を運びます。

②血小板：血液凝固に重要な役割を果たし，出血を止めます。

③白血球：体内に侵入した細菌をとらえて殺す働きがあります。顆粒白血球（好酸球含む）と無顆粒白血球（リンパ球含む）に分かれます。

④赤血球：含まれている血色素により，酸素を体の各組織に運ぶ働きをします。

> **ヒント**　≪血液製剤≫
>
> 　血液製剤は他の医薬品とは異なり，献血という"善意の結晶"，"有限の資源"であり，また血漿分画製剤（アルブミン製剤等）についてはかなりの部分を外国からの輸入に頼っています。また，血液製剤による感染の危険もあります。そこで，国内自給とするために，①必要最小限の使用に留めること，②自己血輸血の積極的導入を図ること，③献血量を増やすこと等が推進されています。

２．輸血（K920「1」「2」「6」）の方法

1．供血者の健康状態を確認し，供血者と受血者双方の安全をはかります。

　供血者が，①貧血などがなく健康であること，②妊娠中でないこと，③梅毒・マラリア・肝炎・エイズ・成人Ｔ細胞白血病など，血液を介して感染する病気の病原体（抗原）をもっていないことを確認します。

２．患者の血液と供血者の血液との適合性を，①血液型（ABO・Rh），②血液交叉試験（クロスマッチ），③不規則抗体検査，④間接クームス検査，⑤コンピュータクロスマッチなどで確認のうえ，輸血を行います。

　なお，血小板製剤については，②③④⑤は行う必要がないとされます。

　不規則抗体検査：不規則抗体は輸血や妊娠により生じます。患者の血液の不規則抗体（赤血球に対する抗体）の有無を調べ，もし不規則抗体がある場合は，それに適合した血液を取り寄せます。

　なお，クームスの不規則抗体がみられた場合も，それに適合する血液を取り寄せ，間接クームス（交叉）検査を行い，適合性を確認します。

3．造血幹細胞採取（K921），造血幹細胞移植（K922）

　造血幹細胞移植には，①骨髄移植，②末梢血幹細胞移植，③臍帯血移植の種類があります。また，①②は各同種移植と自家移植があります。

1．同種移植と自家移植

1）**「同種移植」**とは，**他人**の骨髄や末梢血幹細胞または臍帯血を移植するもので，白血球の型であるHLA型が一致していること，移植前に患者の病的骨髄幹細胞を放射線の全身照射（M002）により破壊しておくことが必要です。

　　対象：白血病，再生不良性貧血，骨髄異形成症候群等のため，骨髄の機能（造血機能等）が損なわれた場合に，他人の健康な骨髄幹細胞や末梢血幹細胞または臍帯血を移植します。

2）**「自家移植」**とは，**自ら**の骨髄や末梢血幹細胞を採取し，化学療法等の終了後に自らに移植する（戻す）ものです。

　　対象：白血病，悪性リンパ腫，悪性腫瘍等の患者に対し化学療法や放射線治療を行うと，治療の副作用として骨髄機能の低下が起こる場合に，治療前に自らの骨髄や末梢血幹細胞を採取し，治療後に移植する（戻す）ものです。

2．造血幹細胞移植の種類

1）**骨髄移植**は，骨髄穿刺により骨髄液を採取し，その中に造血幹細胞を含んでいる骨髄液を移植（点滴静注）するものです。

2）**末梢血幹細胞**は，末梢血液中の幹細胞を成分採血と同様の方法で採取します。骨髄移植と同様の効果があります。骨髄採取と異なり，入院や全身麻酔を必要としない長所があります。

3）**臍帯血**は，出産後の胎盤（へその緒）に残っている臍帯血を回収して保存し，移植するものです。臍帯血には造血幹細胞が多く含まれ，骨髄移植と同様の効果があります。臍帯血移植は，提供者の事前登録を必要とせず，また HLA 型の適合に厳密性を要求されない長所があります。

B．輸血の費用の構成

図表 8-3　K920輸血料「1」「2」の費用の構成

種類／点数	1　自家採血輸血（生血）	2　保存血およびその他の血液製剤（血漿製剤を除く）	備　　考
1．輸血料（交換輸血は1回につき5,250点）	1日の輸血量が200mL またはその端数を増すごとに イ　1回目　　750点 ロ　2回目以降　　　　650点	1日の輸血量が200mL ごとに イ　1回目　　450点 ロ　2回目以降　　　　350点	・輸血量は，抗凝固液などを含めない。 　例　赤血球液-LR 　　　200mL 由来1袋→140mL 　　　400mL 由来1袋→280mL ・自家採血輸血，保存血，自己血輸血で200mL 未満は200mL の所定点数を算定する。

輸血

2. 薬剤料 （血液代を含む）	“手術に当たって使用した薬剤”として扱う。ただし，生血，自己血輸血については血液代の加算はない。		抗ヒスタミン剤等を使用した場合は，血液代と（薬価を）合算して算定する。
3. 検査料	①〜⑤についての採血料，判断料は算定できない。		輸血に伴う下記の検査は輸血料の加算として算定する。
①交叉試験	供血者1人につき30点	血液瓶1瓶につき30点	輸血に伴い必ず行う。 （血小板製剤除く）
②間接クームス検査	供血者1人につき47点	血液瓶1瓶につき47点	（血小板製剤除く）
③コンピュータクロスマッチ	供血者1人につき30点	血液瓶1瓶につき30点	併せて①②は算定不可
④(患者の)血液型（ABO・Rh式）	輸血に伴って行った場合 （ABO式・Rh式合わせて）54点		輸血に伴わないで行った場合は検査の部（D011「1」）で算定
⑤(患者の)不規則抗体検査	1月につき197点（検査回数にかかわらない）。ただし，頻回に輸血を行う場合(週1回以上当該月に3週以上輸血を行う場合)は1週間に1回を限度として197点算定可		受血者の不規則抗体の有無を調べ，不規則抗体がある場合はその抗体に適合した血液を供血する。（血小板製剤除く）
⑥HLA型検査（A座，B座）	一連につき ・クラスⅠ（A，B，C）　　　　　1,000点 ・クラスⅡ（DR，DQ，DP）　　　1,400点		HLA型適合血小板輸血に伴って行った場合に限る。
4. その他加算	下記の点数を加算する。		
①骨髄内輸血	骨髄穿刺（D404） 　1. 胸骨　260点　2. その他　300点		6歳未満の乳幼児は100点加算
②血管露出術	血管露出術（K606）530点		新生児・乳幼児・時間外等の加算はできない。
③血小板洗浄術加算	血小板輸血に当たり　　　　　　　　580点		
5. 乳幼児加算	6歳未満の乳幼児は26点加算		1日につき加算し，1瓶につきではない。

保存血の輸血料（2回目以降の場合）

1日の輸血量	200mL 以下	200mL を超え400mL 以下	400mL を超え600mL 以下	600mL を超え800mL 以下	800mL を超え1,000mL 以下
輸血料	350点	700点	1,050点	1,400点	1,750点

注　一連の輸血における最初の200mLについては（文書による説明を行った場合）1回目として450点で算定します。

算定ポイント【輸血料】

1. **輸血料**（K920）
　　輸血に伴って，患者に対して輸血の必要性，危険性等について**文書による説明**を行った場合に（輸血料を）算定します。
　注　輸血を行う場合は，患者または家族等への文書による事前説明（やむを得ない場合は事後説明）が義務づけられています。輸血による副作用は，(a)ウイルス等の病原体感染と(b)免疫拒絶反応によるもの〔輸血後移植片対宿主病（GVHD）〕等があります。

2. **自家採血輸血，保存血輸血**（K920「1」「2」）
　1）自家採血輸血，保存血液輸血における「1回目」とは，“一連の輸血”における最初の200mLの輸血をいいます。
　　“一連の輸血”とは，文書による説明を最初に行い新たに説明を要しない治療上の一連の期間をいいます。

輸血

（「1回目」と「2回目以降」の所定点数の差異100点はいわば "説明加算" といえます）

2）（K920「2」保存血液輸血の）**輸血料算定に当たっての注入量**は，実際に注入した総量，または原材料として用いた血液の総量のうち，いずれか少ない量により算定します。

　例　赤血球液-LR400mL 由来→280mL として算定

　注　実際の注入量は約280mL です。

3）輸血にあたり使用した輸血セットなどの輸血用回路，輸血用針の費用は所定点数に含まれます。ただし，輸血用血液フィルターについては，特定保険医療材料料として算定できます。

3．自己血貯血，自己血輸血（K920「3」「4」）

1）自己血であるため，血液製剤の薬剤料や，交叉試験等の検査料，特定保険医療材料料（輸血用血液フィルター）の算定はありません。

2）自己血貯血を行った月と手術予定日の属する月が異なるときや，自己血貯血を外来で行ったときは，明細書に「手術予定日」を記載します（『**早見表**』**p.1694**「K920の3」）。

3）自己血貯血に当たってエリスロポエチン製剤（エポジン，エスポー等）を使用した場合

① 貯血量が800mL 以上の場合に，当該薬剤料を明細書の㊿で「自己血貯血にあたって使用した薬剤」として，算定します。

② 明細書に貯血量，投与前の体重・Hb 濃度を記載します（『**薬価・効能早見表 2024**』「エポジン，エスポー」参照）。

4．新鮮凍結人血漿（血漿成分製剤）について

は，注射の部の所定点数によります。したがって，輸血料，交叉試験など輸血の部の所定点数は算定できません。

　注　血漿成分製剤の輸注に当たり，患者に対し文書により必要性，危険性等について説明を行った場合は，G004「注3」または G005「注1」「血漿成分製剤加算（50点）」を加算します。

5．輸血管理料（K920-2）

1　輸血管理料Ⅰ 220点　　2　輸血管理料Ⅱ 110点

　赤血球製剤，血小板製剤または自己血輸血（以上は輸血）を行った場合，また，新鮮凍結血漿，アルブミン製剤の輸注（以上は注射）を行った場合は，月1回を限度として，輸血管理料が算定できます（届出医療機関のみ）。

　備考　輸血の算定例では輸血管理料は省略します。

〔**備考**〕「放射線照射血液製剤」について

　輸血後移植片対宿主病（GVHD）予防のために，輸血用血液に対して放射線照射が行われますが，下記の2方法があります。

(a)　日赤より「照射済血液製剤」を購入する方法

(b)　「未照射血液製剤」を購入して，医療機関が放射線照射を行う方法（M005血液照射の所定点数を算定）

　注　照射済血液は成分の一部変化を生ずるため，日赤への返品は不可です。

　備考　血液製剤の価格表は『**早見表**』**p.847**参照。

📱 レセプト算定事例 28

輸血の算定例①

　人全血液-LR200mL 献血由来3袋，交叉試験3回，不規則抗体検査を施行（1回目を含む）した場合の算定はどうなるか。

〔算定〕

ⓐ　輸血料

　輸血量（抗凝固剤を除き）200mL × 3 ＝600mL

　　1回目（最初の200mL）　　450点×1 ⎫
　　2回目以降（400mL）　　　350点×2 ⎭　計 1,150点

ⓑ　薬剤料

8,350円×３＝25,050円→2,505点

ⓒ　検査料

交叉試験（１袋につき１回）30点×３

不規則抗体検査（１月につき）197点

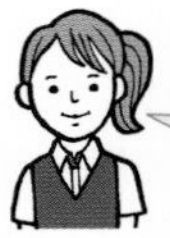
血液交叉試験
は１袋ごとに
算定できるね

〔レセプト記載〕（この色文字部分は参考表記であり，レセプト記載の必要はありません。以下同）

(50) 手術	5回	1,437	(50)	保存血輸血（１回目）600mL　1,150×１（輸血料） 血液交叉試験３回　90×１ 不規則抗体検査１回　197×１ 人全血液-LR200mL 献血由来３袋　2,505×１（薬剤料）
	薬剤	2,505		

レセプト算定事例　29

輸血の算定例②

赤血球液-LR400mL 由来２袋，交叉試験施行　濃厚血小板-LR５単位100mL１袋（１回目）を輸血した場合の算定はどうなるか。

〔算定〕

ⓐ　輸血料

輸血量　赤血球液-LR280mL ×２
　　　　濃厚血小板-LR５単位100mL ×１　］合わせて 660mL

１回目（最初の200mL）　450点×１
２回目以降（460mL）　350点×３　］計 1,500点

ⓑ　薬剤料

17,194円×２＋40,796円×１＝75,184円→7,518点

ⓒ　交叉試験　　30点×２

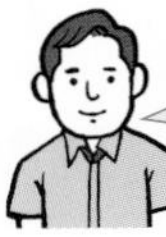
赤血球液「400mL 由来」とあ
るのは最終容量の 280mL で
計算するよ

〔レセプト記載〕

(50) 手麻術酔	3回	1,560	(50)	保存血輸血（１回目）660mL　1,500×１（輸血料） 血液交叉試験２回　60×１ 赤血球液 -LR400mL 由来２袋 濃厚血小板 -LR５単位100mL１袋　7,518×１（薬剤料）
	薬剤	7,518		

Check

① **輸血料は，ⓐ実際に注入した総量，またはⓑ原材料として用いた血液の総量のいずれか少ない量により算定します。**

ⓐは赤血球液，血小板などの血液成分製剤，ⓑは人全血など全血製剤が該当します。

② **輸血料は，保存血またはこれに準じて輸血料を算定する血液製剤（血小板，赤血球液ほか）の１日の輸血量を合わせた総量により算定します。**

③ **交叉試験は，保存血（またはこれに準ずるもの）については，１瓶または１袋につき１回必ず行われます。ただし，血小板製剤については行われません。**

レセプト算定事例　30

輸血の算定例③自己血貯血（６歳以上）

自己血貯血（液状保存）を800mL 行い，手術時に400mL 輸血した場合の算定はどうなるか。

(50)　自己血貯血（液状保存）800mL　1,000×１…………250点×４

　　自己血輸血（液状保存）400mL　1,500×１…………750点×２

備考　自己血貯血に当たり，エリスロポエチン製剤を使用した場合は，自己血貯血に伴う薬剤として，明細書の(50)で算定します。

（※　練習問題は p.254掲載）

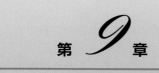

第 9 章
⑨ 麻 酔

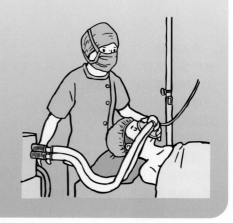

p.00/p.00は，"本書ページ数／「診療点数早見表」2024年度版ページ数"です。

麻酔

　「麻酔」とは，薬剤等により身体の知覚等を麻痺させることで，手術等の治療を行いやすくするための施術です。

　麻酔には様々な種類があります。「局所麻酔」は，部分的に痛みを取り除くものです。

　入院して行う手術の場合は「全身麻酔」（閉鎖循環式全身麻酔）が多く行われ，何時間にも及ぶことがあります。患者の意識を失わせ，その間に手術を行います。その麻酔料は実施時間により点数が加算されていきます。麻酔の時間の計測は，麻酔器を患者に接続した時点が開始で，離脱した時点が終了となります。また，脊椎麻酔や硬膜外麻酔も多く行われます。

　さらに，麻酔には「神経ブロック」といって，患部の痛みを取り除く目的のみで行われるものがあります。

〔レセプト記載例〕（手術料は省略）

> 麻酔日，麻酔時間を記載する

⑨ 手麻 術酔		3回	8,993
	薬 剤		506

> 薬剤名・規格単位・使用量を記載する
> 酸素の単価・使用量を記載する

⑨	＊閉鎖循環式全身麻酔「4」「ロ」（3時間）（29日）
	7,930 × 1
	＊（麻酔薬剤略）　　506 × 1
	＊液化酸素 CE540L（0円19×540L×1.3）÷10　13 × 1
	＊麻管Ⅰ　　1,050 × 1

麻酔の費用の構成

　麻酔の費用は，次の①～④より構成されます。①（第1節）麻酔料，②（第2節）神経ブロック料，③（第3節）薬剤料，④（第4節）特定保険医療材料料。

A．麻酔の基礎知識

1．全身麻酔

　麻酔薬を中枢神経系に作用させ，全身を麻酔するものです。意識は消失します。

1．吸入麻酔

麻酔薬は気管・肺より吸入されます。麻酔の深度や麻酔の時間の調節が容易です。

⑴ 閉鎖循環式（L008）

麻酔器中にソーダライムを挿入し，呼気中の炭酸ガスを除いて，ふたたび酸素，麻酔ガスとともに吸入させます。

麻酔剤は，亜酸化窒素（笑気ガス），ハロタン，セボフレン，イソフルランなどが使用されます。

吸入方法は，フェイスマスクによる方法と，気管内挿管（経口・経鼻）による方法があります。気管内挿管は気管内に気管内チューブを挿入し，気道を安定的に確保することができます。

⑵ 開放点滴式（オープンドロップ）（L007）

顔にマスクを当てて，その上にエーテルなどを滴下させ，吸入させます。

2．静脈注射用麻酔剤を用いた長時間の全身麻酔

プロポフォール注（商品名ディプリバン注等）の静脈注射により，麻酔の深度や麻酔時間の調節が可能であり長時間の全身麻酔の維持を行うことができます（マスクまたは気管内挿管による酸素吸入または酸素・亜酸化窒素混合ガス吸入と併用する場合で，20分以上実施する場合は，L008の所定点数によります）。

3．静脈麻酔（静脈注射用麻酔剤を用いた全身麻酔）（L001-2）

鎮痛効果は強くなく，筋弛緩作用はほとんど期待できません。主として短時間の麻酔，または吸入麻酔の導入に用いられます。

麻酔剤は，イソゾール，ケタラール，チトゾール，ラボナールなどが使用されます。

4．筋注麻酔（筋肉注射による全身麻酔）（L001）

小児に多く行われます。麻酔剤はケタラール筋注用などが使用されます。

麻酔

2．前投薬

麻酔前与薬により，①鎮静，鎮痙，催眠，②分泌抑制，副交感神経遮断などを行います。

これは，①患者の不安，恐怖心を取り除き，②麻酔の導入を容易にし，③麻酔や手術による副作用を防止する目的で行います。

3．局所麻酔（部分麻酔）

特定の神経のみを麻痺させ，その神経の支配部位の麻酔が得られます。意識は消失しません。

神経のどの部分を麻酔するかによって，下記のような種類に分かれます。

1．脊椎麻酔（腰椎麻酔，ルンバール）（L004）

麻酔薬は，腰椎穿刺により，くも膜下腔に注入されます。下腹部や下肢の手術に行われます。

麻酔剤は，マーカイン注脊麻用などが使用されます。

2．硬膜外麻酔（エピドーラル）（L002）

麻酔薬は，脊髄硬膜外腔に注入します。頸部から下のどの部位も分節的に麻酔することができます。手術後も硬膜外カテーテルを留置しておくことにより，術後の鎮痛も可能です（L003）。

麻酔剤は，カルボカイン，マーカイン，キシロカイン，アナペインなどが使用されます。

3．神経ブロック（伝達麻酔）（L100，L101）

麻酔薬は，神経幹，神経叢に注入され，神経の伝達を遮断（ブロック）します。癌，神経痛，帯状疱疹などの"痛みの治療"（ペインクリニック）の目的でおもに行われます。

麻酔剤はマーカイン，キシロカインなどが使用されます。

神経破壊剤（アルコール，フェノールなど）を使用した場合は，効果は一時的でなく，持続します。

4．浸潤麻酔（狭義の局麻）（「通則6」）

切開や穿刺を行う部位に，直接麻酔薬を注入（局注）し，浸潤させます。

麻酔剤は，塩酸プロカイン（0.5%，1%），キシロカイン（0.5%，1%），カルボカイン（0.5%，1%）などを使用します。

5．表面麻酔（狭義の局麻）（「通則6」）

　麻酔薬を粘膜表面に塗布または噴霧します。体腔内（鼻腔，口腔，尿道，肛門など）にカテーテルなどを挿入する際におもに行われます。

　薬剤は，キシロカインゼリー，キシロカインポンプスプレーなどを使用します。

B．麻酔料（第1節）および神経ブロック料（第2節）の算定

　麻酔料や神経ブロック料は，麻酔や神経ブロックの手技料をいいます。

　手術等を行うために麻酔を行った場合は「麻酔料」により算定し，手術等のためにではなく，痛みの治療のため単独で麻酔を行った場合は「神経ブロック料」により算定します。

1．同一の目的のために2以上の麻酔を行った場合

　主たる麻酔の所定点数により算定します**（通則4）**。ただし，閉鎖循環式全身麻酔と硬膜外麻酔を併施した場合は，L008「注4」，「注5」により硬膜外麻酔の加算ができます。また，L008（閉鎖循環式全身麻酔）と超音波ガイド下でのL100神経ブロックを併せて行った場合は，L008「注9」神経ブロック併施加算が算定できます。

　なお，2以上の麻酔を行い，主たる麻酔料のみを算定する場合も，使用した薬剤についてはすべて算定できます。

2．麻酔料に掲げられていない特殊な麻酔の麻酔料

　掲げられている麻酔のうちでもっとも近似する麻酔の所定点数により算定します（準用通知によります）**（通則5）**。

3．麻酔料として掲げられていない表面麻酔，浸潤麻酔，簡単な伝導麻酔の費用

　薬剤料のみ算定します**（通則6）**。

4．未熟児・新生児・乳児・幼児加算（通則2）

　未熟児，新生児，乳児または3歳未満の幼児に対して麻酔を行った場合は，未熟児・新生児・乳児・幼児加算ができます（すべての麻酔料，神経ブロック料が対象となります）。

対　　象	加算割合		レセプト表示	備　　考
未　熟　児	所定点数の	200/100	困	出生時体重2,500g未満で，出生後90日以内の場合
新　生　児	所定点数の	200/100	新	生後28日未満
乳　　児	所定点数の	50/100	乳	1歳未満
幼　　児	所定点数の	20/100	幼	1歳以上3歳未満

> **Check** ☞
> 　未熟児・新生児・乳児・幼児加算および時間外・休日・深夜加算の対象となる麻酔の所定点数とは，麻酔料の項に掲げられた点数および「注」による加算（ただし，酸素・窒素代加算，麻酔管理料を除く）の合計をいいます。薬剤料は加算の対象となりません。

5．時間外・休日・深夜加算（通則3）

1．緊急のために，診療表示時間外に手術を行い，手術料が時間外・休日・深夜加算ができる場合は，麻酔料（第1節）についても時間外・休日・深夜加算ができます（すべての麻酔料が対象となります）。

2．神経ブロック料（第2節）については，緊急やむを得ない理由により，時間外加算，休日加算または深夜加算が算定できる時間に行われた場合は当該加算が算定できます。

麻酔

	加算割合	レセプト表示	備　考
時 間 外 加 算	所定点数の　40/100	外	休日・深夜を除く
休　日　加　算	所定点数の　80/100	休	深夜を除く
深　夜　加　算	所定点数の　80/100	深	午後10時から午前6時までの間

＊時間外特例医療機関における時間外特例加算：40/100加算 特外

Check ☞

① 麻酔の開始時間をもって算定します。

② 未熟児・新生児・乳児・幼児加算と，時間外・休日・深夜加算が共に該当する場合は，麻酔の所定点数に各加算点数を足し合わせたものの合計で算定します。

　　例　脊椎麻酔で，乳児加算と休日加算がともに該当する場合

　　　　所定点数　乳児加算　　休日加算
　　　　$850点＋850点×\dfrac{50}{100}＋850点×\dfrac{80}{100}＝1,955点$

③ 薬剤料は加算の対象となりません。

6．麻酔管理料

　麻酔管理料は，硬膜外麻酔（L002），脊椎麻酔（L004），閉鎖循環式全身麻酔（L008）の麻酔料を算定する場合に算定できます（本書の算定例においては省略します）。

　　備考　手術において，麻酔科医は，麻酔のほかに患者の呼吸・循環・補液・輸血・合併症などを管理し，患者の安全をはかります。

1．麻酔管理科（I）（L009）

① 硬膜外麻酔又は脊椎麻酔を行った場合　250点

② マスク又は気管内挿管による閉鎖循環式全身麻酔を行った場合　1,050点

　　備考　帝王切開術時麻酔加算（注2），長時間麻酔管理加算（注4），周術期薬剤管理加算（注5）があります。

2．麻酔管理科（II）（L010）

① 硬膜外麻酔又は脊椎麻酔を行った場合　150点

② マスク又は気管内挿管による閉鎖循環式全身麻酔を行った場合　450点

Check ☞

① 麻酔科を標榜する保険医療機関において，（I）は常勤の麻酔科標榜医が行った場合に算定し，（II）は常勤の麻酔科標榜医の指示の下に，麻酔を担当する医師等が行った場合に算定します（届出要）。

② 麻酔を担当する医師等が麻酔前後に診察を行うことが必要です。

③ 「通則2」（新生児等加算），「通則3」（時間外等加算）の対象とはなりません。

C．麻酔に当たって使用した薬剤料

　1回の麻酔に当たって使用した薬剤の総量の薬価が，15円を超える場合に算定できます。

1回の麻酔に使用した薬剤の総量の薬価	点　数
a　15円以下の場合	→算定しない
b　15円を超える場合	→手術の薬剤料と同様の端数処理（五捨五超入）

麻酔

《麻酔に当たって使用した薬剤として取り扱う薬剤》

1．前投薬

　麻酔の前処置として行われる麻薬，鎮静剤，催眠剤，副交感神経抑制剤など。

　抗潰瘍剤（タガメット，アルタットなど）を前投薬として使用した場合も含みます。

　薬剤の例　アトロピン硫酸塩注，ソセゴン，アタラックスP

例　右のようにカルテに記載されていた場合

> ＊前投薬　アトロピン硫酸塩注 1 A
> ＊○○○手術
> ＊閉鎖循環式全身麻酔　ラボナール300mg 1 A
> 　　　　　　　　　　　セボフレン 6 mL
> 　　　　　　　　　　　亜酸化窒素240 L

　麻酔に使用した薬剤として，以下のようにまとめて算定，記載します。

　アトロピン硫酸塩注 1 A，ラボナール300mg 1 A
　セボフレン 6 mL，亜酸化窒素240 L　　　　　　　○○（点）× 1

2．筋弛緩薬

　薬剤の例　スキサメトニウム注，エスラックス

3．麻酔による血圧降下などの副作用防止の目的で使用した薬剤

　薬剤の例　エフェドリン

　なお，麻酔中のショックなどの偶発事故に対する治療として使用した注射等は，注射の部等の所定
点数により算定します（明細書の注射の項などに記載します）。

4．外皮用殺菌剤の費用の扱い

　麻酔に伴い（硬膜外麻酔，脊椎麻酔用のカテーテルや針の刺入に当たって）使用した外皮用消毒剤
（イソジン液等）の費用は別に算定できます。

D．特定保険医療材料料

　麻酔に当たって，別に厚生労働大臣が定める保険医療材料（特定保険医療材料）
〔材料価格基準別表Ⅱに定めるもの（『**早見表**』p.969）〕を使用した場合はその価格を加算します。

　麻酔に当たって使用されるその他の保険医療材料の費用は，麻酔料または神経ブロック料の所定点
数に含まれ，別に算定できません。（硬膜外カテーテル，ソーダライムなど）

　　注　閉鎖循環式全身麻酔に当たって使用される「気管内チューブ」は，（麻酔後も含めて）24時間以上留置された
　　　　場合に，特定保険医療材料として算定できます（材料価格基準／別表Ⅱ「027気管内チューブ」に係る通知）。

　麻酔に当たって使用される特定保険医療材料としては，「019携帯型ディスポーザブル注入ポンプ」
〔(3) PCA 型，(4)特殊型〕があります。

麻酔

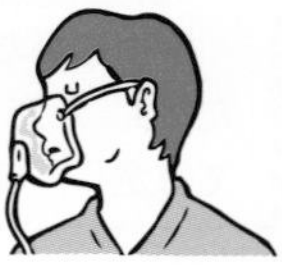

E. 主な麻酔とその算定

1. 麻酔料（第1節）

1. 表面麻酔，浸潤麻酔，簡単な伝達麻酔

麻酔料：「通則6」により，基本診療料に含まれます。

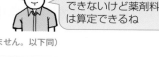

レセプト算定事例 31

浸潤麻酔（麻酔手技料が算定できない）の場合

皮膚切開術を浸潤麻酔で行った場合の算定はどうなるか。

使用薬剤：（麻酔の薬剤）塩酸プロカイン1％5mL1A，（手術の薬剤）生理食塩液20mL1管

〔レセプト記載〕（この色文字部分は参考表記であり，レセプト記載の必要はありません。以下同）

> 麻酔の手技料は算定できないけど薬剤料は算定できるね

㊿ 手麻 術酔	1回	640
	薬剤	16

㊿	皮膚切開術（長径10cm未満）　　　　○日　640×1（K001「1」）
	塩酸プロカイン注射液「ニッシン」1％5mL1A ⎫ 　16×1
	生理食塩液20mL1A　　　　　　　　　　　 ⎭ （薬価計156円）

Check☞

浸潤麻酔，表面麻酔，簡単な伝達麻酔は手技料が算定できないので，使用した薬剤の費用のみ手術の薬剤料として算定します。この手技料が算定できない簡単な麻酔のことを局麻（局所麻酔）と呼ぶことが多くあります。

> 局麻の例）＊創傷処理（2cm）
> 　　　　　＊局麻　1％塩酸プロカイン5mL1A

上記のようにカルテに記載されていたら，麻酔は簡単な局所麻酔（浸潤麻酔）であり，薬剤料だけ算定します。

2. 静脈麻酔（L001−2）

麻酔料：「1」短時間のもの120点，「2」十分な体制で行われる長時間のもの（単純な場合）600点，「3」十分な体制で行われる長時間のもの（複雑な場合）1,100点

注1　3歳以上6歳未満は所定点数の10/100加算

注2　「3」については，静脈麻酔の実施時間が2時間を超えた場合は100点を加算

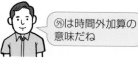

レセプト算定事例 32

静脈麻酔（L001-2）の算定

午後7時（診療表示時間外）に外来受診し，午後8時から，異所性妊娠手術（腹腔鏡によるもの）を静脈麻酔（10分以上，常勤の麻酔科医以外が施行）で行った場合の算定はどうなるか（時間外等加算1の施設基準届出なし）。

> ㊤は時間外加算の意味だね

使用薬剤：イソゾール注射用0.5g1瓶，アトロピン硫酸塩注0.5mg「タナベ」1A，ソセゴン15mg1A，アタラックス—P2.5％1mL1A

㊿	異所性妊娠手術（腹腔鏡によるもの）㊤	32,130	〖手術料〔22,950＋22,950×（時間外加算2）40/100〕 （K912「2」）〗
	静脈麻酔「2」　㊤	840	〔麻酔料（600＋600×40/100）（L001-2「2」）〕
	イソゾール注射用0.5g1瓶		
	アトロピン硫酸塩注0.5mg「タナベ」1A，ソセゴン15mg1A ⎫	69	（麻酔の薬剤料計690円）
	アタラックス—P2.5％1mL1A　　　　　　　　　　　　　 ⎭		

注　手術料が時間外・休日・深夜加算ができる場合に限り，麻酔料の時間外・休日・深夜加算ができます。

麻酔

3．脊椎麻酔（L004）

麻酔料：850点

> 注　実施時間（麻酔薬を注入した時点から手術の終了した時点まで）が2時間を超える場合は，30分またはその端数を増すごとに所定点数に128点を加算します。

レセプト算定事例　33

脊椎麻酔の場合

虫垂切除術を脊椎麻酔で行った場合の算定はどうなるか。

使用薬剤：

（麻酔の薬剤）

　マーカイン注脊麻用高比重0.5% 1A
　アトロピン硫酸塩注0.5mg「タナベ」1A
　ソセゴン注射液30mg 1A

（手術の薬剤）

　フィジオ500mL　1袋

> 虫垂切除術は2時間以内に終わったんだね

〔レセプト記載〕

⑤		2回	7,590	⑤	虫垂切除術（虫垂周囲腫瘍を伴わないもの）○日	
手麻	薬剤		87			6,740×1（K718「1」）
術酔					脊椎麻酔　○日	850×1
					マーカイン注脊麻用高比重0.5% 1A	
					アトロピン硫酸塩注0.5mg「タナベ」1A	60×1
					ソセゴン注射液30mg 1A	（薬価計596円）
					フィジオ輸液500mL　1袋（薬価268円）	27×1

> 注　アトロピン硫酸塩注「タナベ」などの前投薬は，麻酔の薬剤料として算定します。

4．硬膜外麻酔（L002）

麻酔料：「1」頸・胸部　1,500点，「2」腰部　800点，「3」仙骨部　340点

> 注　実施時間（麻酔薬を注入した時点から手術の終了した時点まで）が2時間を超えた場合は，30分またはその端数を増すごとにそれぞれ750点，400点，170点を加算します。

レセプト算定事例　34

硬膜外麻酔の場合

硬膜外麻酔（胸部，2時間）と静脈麻酔を併施した腸重積症整復術（2歳の場合）の算定はどうなるか。

〔レセプト記載〕

⑤		2回	13,880	⑤	腸重積症整復術（観血的）乳幼　○日	
手麻	薬剤		73		12,080×1（K715「2」）…6,040+6,040×100/100	
術酔					硬膜外麻酔（頸・胸部）幼　○日	
					1,800×1…1,500+1,500×20/100	
					カルボカインアンプル注2%10mL 2A	73×1
					イソゾール注射用0.5g 1瓶	（薬価計729円）

> 注1）薬剤料は新生児・乳児・幼児加算，時間外・休日・深夜加算の対象となりません。
>
> 　2）イソゾールを用い，静脈麻酔を併施しましたが，主たる麻酔（硬膜外麻酔）のみ算定します。（なお，使用した薬剤についてはすべて算定できます）
>
> 　3）当例で，硬膜外麻酔の実施時間が2時間20分の場合は次のようになります。

（1点未満の端数がある場合は四捨五入）

所定点数　時間加算　　幼児加算

$$\underline{1,500点+750点}+\underline{2,250点}\times\frac{20}{100}=2,700$$

⑤　硬膜外麻酔（頸・胸部）2時間20分　幼　2,700×1

> 2歳だから手術も麻酔も加算があるね

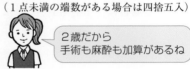

5．硬膜外麻酔後における麻酔剤の持続的注入（L003）

　手術にあたって硬膜外麻酔を行い，硬膜外カテーテルを術後も抜去せず留置し，麻酔剤を持続注入した場合は，手術の翌日から「硬膜外麻酔後における局所麻酔剤の持続的注入（1日につき）80点」（L003）を算定します。また精密持続注入を行った場合は，（1日につき）80点を加算します。

　注　鎮痛剤を注入した場合は麻酔剤注入に準じます。

　「携帯型ディスポーザブル注入ポンプ(3)PCA型や(4)特殊型」を併せて使用した場合は，特定保険医療材料料を算定し，精密持続注入加算は算定できません（第5章注射の「E．特定保険医療材料料」4．参照）。

ヒント💡　≪麻酔の開始時間・終了時間≫

　脊椎麻酔や硬膜外麻酔，閉鎖循環式全身麻酔は時間の長さにより麻酔料が高くなっていきますが，「麻酔の開始時間・終了時間」に留意する必要があります。

　脊椎麻酔，硬膜外麻酔：硬膜外腔またはくも膜下腔に麻酔剤を注入した時点～手術の終了した時点

　閉鎖循環式全身麻酔：当該麻酔器を患者に接続した時点～離脱した時点

6．閉鎖循環式全身麻酔（マスクまたは気管内挿管による）（L008）

(1)　**麻酔料**：麻酔の種類により，1～5に分かれます（1～4以外は5により算定）。いずれも2時間まで所定点数を算定し，2時間を超えた場合は30分またはその端数を増すごとに所定の加算をします。

(2)　**算定上の注意**

①　実施時間が2時間を超えた場合は，30分またはその端数を増すごとに加算します。たとえば1分でも超えれば加算ができます。

　　麻酔の実施時間は，当該麻酔を行うために閉鎖循環式全身麻酔器を患者に接続した時点を開始とし，患者が当該麻酔器から離脱した時点を終了とします。実施時間は，点数の高い麻酔の実施時間を優先して算定します（『**早見表**』p.859「麻酔の実施時間」参照）。

②　「麻酔が困難な患者」（『**早見表**』p.861「別表11の2」参照）については，点数が高く設定されていますので患者ごとに該当の有無を確認します。

③　**酸素・窒素**を使用した場合は，購入価格を10円で除して得た点数を加算します（1点未満の端数は四捨五入）。明細書に算定式を記載します（「第6章　処置」のB．の「2．酸素および窒素の費用の算定」を参照）。閉鎖循環式全身麻酔において使用した**ソーダライム**の費用は，所定点数に含まれ，別に算定できません。

④　**硬膜外麻酔を併せて行った場合**は，「注4」，「注5」の加算をします。

⑤　**気管内挿管の費用**は，閉鎖循環式全身麻酔の所定点数に含まれます。

⑥　同一日に行った呼吸心拍監視，経皮的動脈血酸素飽和度監視，終末呼気炭酸ガス濃度監視の費用を含みます（注6，保医発通知）。

⑦　**術中経食道心エコー連続監視加算**（注7），**臓器移植術加算**（注8），**神経ブロック併施加算**（注9），**非侵襲的血行動態モニタリング加算**（注10），**術中脳灌流モニタリング加算**（注11）があり，各算定要件に留意します。

⑧　**亜酸化窒素（笑気ガス）**は薬価基準上の単位はグラム（g）です。リットル（L）から換算する場合は，1L＝1.965gによります。

┌──┐
💡 **ヒント**　≪閉鎖循環式全身麻酔の加算の対象となる麻酔等≫

備考　「低血圧麻酔」は，2024年改定で加算の対象から削除されました。

a．低体温麻酔

　　体温を常温より下げて，新陳代謝を減少させ，血流量を低下させることにより，大出血を防ぐことができます。大血管手術や心臓手術に行われます。

　　なお，人工心肺を用いる場合は，体外に誘導された血液を冷却して体内に戻すことにより，“低体温”を得ます。

b．分離肺換気による麻酔

　　両肺に異なった換気法（片肺のみ換気等）を行うことができ，肺癌の手術などで行われます。この場合，分離肺換気用気管内チューブを使用しますが，その費用は麻酔料に含まれます。

c．高頻度換気法による麻酔

　　換気を高頻度に行うと，肺の拡張・収縮の動きの幅が小さくなり，肺や食道等の手術が行いやすくなります。

　　また，分離肺換気法との併用により，両肺に異なる換気法（一方は高頻度換気，もう一方は通常の換気等）を行うことができます。

d．手術における体位

　　手術は一般的には仰臥位（仰向け），側臥位（横向き）で行われることが多いです。側臥位での手術は，股関節の手術などで，伏臥位（うつ伏せ）での手術は，脊椎の手術，小脳の手術などで行われます。
└──┘

図表9-1　閉鎖循環式全身麻酔の算定例（手術含む）

手術・麻酔の内容		計　算	レセプト　　（点数）
施　行　日	7月29日施行	（手術日を明細書に記載する）	⑤　29日施行
術　　式	胃切除術（悪性腫瘍手術）胆嚢摘出術併施　自動縫合器2個使用	**a　手術料**（K655「2」）　55,870（K936）自動縫合器加算　2,500×2（併施）K672　27,670×$\frac{50}{100}$	胃切除術（悪性腫瘍手術）55,870　自動縫合器加算（2個）5,000　胆嚢摘出術（併施）13,835
手術の薬剤	（病巣散布）生理食塩液500mL1袋　セフメタゾン静注用2g2瓶　（術中点滴）ラクテック注500mL1袋　セファメジンα注射用1g1瓶　（手術野消毒剤）イソジン液10%100mL	**b　手術の薬剤料**　計2,293円→　229点	生食500mL1袋　セフメタゾン静注用2g2瓶　ラクテック注500mL1袋　セファメジンα注射用1g1瓶 〕229
		注　病巣散布した薬剤や術中点滴の薬剤は，手術の薬剤料として扱う。術野の消毒に使用する「外皮用殺菌剤」（イソジン液等）の費用は算定できない。	
手術の使用材料	・吸引留置カテーテル（受動吸引型）（フィルム・チューブドレーン／フィルム型）（@264）1本・膀胱留置用ディスポーザブルカテーテル〔2管一般（Ⅲ）標準型〕（@1,650）1本・縫合糸（@1,000）2本・滅菌防水シーツ（@300）1枚	**c　特定保険医療材料料**・吸引留置カテーテルは，材料価格基準別表Ⅱ「029の(2)①（ア）」に該当・膀胱留置用ディスポーザブルカテーテルは，同「039の(3)①」に該当　計　1,914円→191点×1・縫合糸およびシーツの費用は，材料価格基準に掲載されていないため，手術料に含まれる。	吸引留置カテーテル（受動吸引型／フィルム・チューブドレーン／フィルム型）（@264）1本　膀胱留置用ディスポーザブルカテーテル〔2管一般（Ⅲ）ー1〕（@1,650）1本　191×1
	注　商品名は省略した。@は単価の意。		

麻酔

麻　酔　法	閉鎖循環式全身麻酔（入室 8：30, 麻酔器装着 9：50, 同離脱12：25, 退室12：50），硬膜外麻酔（胸部），静脈麻酔を併施 備考　「硬膜外麻酔の実施時間」は，（当例では）閉鎖循環式全身麻酔の実施時間と同じとします。	d　麻酔料（L008） （麻酔器装着↔同離脱） （その他の場合） 　2 時間35分　　　6,000＋600 　　　　　　　×2＝7,200点 硬麻併施加算 　　　750＋375×2＝1,500	閉鎖循環式全身麻酔 （その他の場合） 　2 時間35分　　　7,200 硬膜外麻酔（胸）併施 　2 時間35分　　　1,500 注　静脈麻酔の費用は，主たる麻酔料（閉麻）に含まれる。
術中検査 （各種監視）	呼吸心拍監視（9：50−12：25） 経皮的動脈血酸素飽和度監視 　（9：50−12：25）	e　各種監視 ・同一日に行った呼吸心拍監視，経皮的動脈血酸素飽和度測定，終末呼気炭素ガス濃度測定の費用は閉鎖循環式全身麻酔の所定点数に含まれる。	
麻　酔　の 使用材料	酸素480L 　（液化酸素 CE 1 L0.19円） ソーダライム500 g（1 g 1円） ディスポ気管内チューブ1 本 　　　　　　　　（587円） 注　気管内チューブは麻酔後抜管 　（留置24時間未満）	f　L008の「注 3」による酸素代・窒素代加算　ソーダライム，気管内チューブの費用は閉麻の所定点数に含まれる。	酸素（液化酸素 CE0.19円×480L×1.3÷10）　　12 注　0.19円は1 Lの単価
前　投　薬	アトロピン硫酸塩注「タナベ」1 A ソセゴン注射液15mg 1 A アタラックス−P注射液50mg 1 A タガメット注射液200mg 1 A	g　麻酔に当たって使用した薬剤料（前投薬・筋弛緩剤を含める） 注　エフェドリンは麻酔による血圧降下の防止のため使用したため，麻酔に使用した薬剤とする。	アトロピン硫酸塩注0.5mg「タナベ」1 A ソセゴン15mg 1 A アタラックス−P 　　5％1 mL 1 A タガメット200mg 1 A 小池笑気 　　943 g セボフレン15mL イソゾール注射用0.5 g 1 瓶　　507 カルボカインアンプル 注 2％10mL 2 A スキサメトニウム注100　1 A エフェドリン「ナガヰ」 　　1 A
麻　酔　剤	小池笑気943 g セボフレン15mL イソゾール注射用0.5 g 1 瓶 カルボカインアンプル注 2％10mL 2 A		
筋弛緩剤	スキサメトニウム注100　1 A		
術中皮下注	エフェドリン「ナガヰ」1 A	計5,074.6円→　　　507点	

1）閉鎖循環式全身麻酔の実施時間は全身麻酔機器を装着した時点から，同離脱した時点までの時間であり，入室から退室までの時間ではありません。
2）静脈麻酔剤（イソゾール）により，閉鎖循環式全身麻酔の導入をはかっていますが，静脈麻酔料は主たる麻酔料に含まれます。
3）手術室で行った術中点滴注射については「手術に当たって使用した薬剤」として，手術の部で算定します。
4）「手術当日に手術に関連して行った処置（留置カテーテル設置，胃持続ドレナージ，酸素吸入等）や点滴注射等」の手技料は，手術の部の「通則 1」に係る通知により別に算定できません。
5）明細書には，手術，手術の薬剤料，特定保険医療材料料，麻酔料，酸素・窒素代，麻酔の薬剤料・（麻酔の）特定保険医療材料料の順に記載し，手術日を書きます。
　　なお，特定保険医療材料を「同一品目の複数個使用」や「複数の品目を使用」した場合の明細書の記載は（通知「明細書の記載要領」ではとくに示されていないため），本書では「その合計価格→点数×1」とします。

7．その他の麻酔

レセプト算定事例　35

上・下肢伝達麻酔（L005）の算定
　内シャント造設術（右前腕）を上肢伝達麻酔で行った場合の算定はどうなるか。
　使用薬剤：キシロカイン注射液 1％10mL バイアル　20mL
　㊿　右前腕・動静脈瘻造設術〔内シャント造設術（単純なもの）〕　　12,080〔手術料（K612「1」イ）〕
　　　上肢伝達麻酔　　　　　　　　　　　　　　　　　　　　　　　　　170〔麻酔料（L005）〕
　　　キシロカイン注射液 1％10mL バイアル　20mL　　　　　　　　　 22（麻酔の薬剤料220円）
　注 1） 人工腎臓のためのシャント設置術など，四肢の小手術に行われます。
　　　2） 腕神経叢ブロックを手術の目的で行った場合は，上・下肢伝達麻酔の所定点数により算定し，"痛みの治療"の目的で行った場合は神経ブロック料の所定点数（L100「6」腕神経叢ブロック170点）により算定します。

レセプト算定事例　36

球後麻酔（L006）の算定

水晶体再建術〔眼内レンズを挿入する場合（その他のもの）〕と緑内障手術（虹彩切除術）を球後麻酔で行った場合の算定はどうなるか。

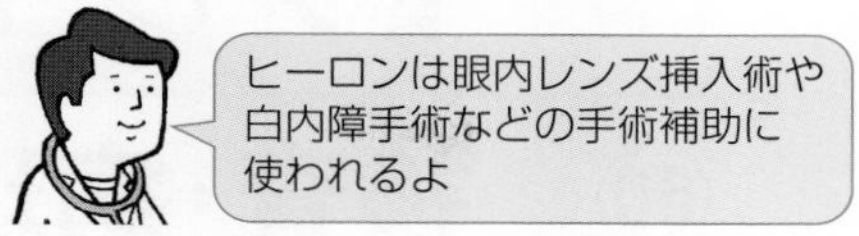
ヒーロンは眼内レンズ挿入術や
白内障手術などの手術補助に
使われるよ

使用薬剤：ヒーロン眼粘弾剤１％シリンジ0.4mL　１筒，キシロカイン注ポリアンプ１％10mL１A

(50)	水晶体再建術〔眼内レンズを挿入する場合（その他のもの）〕	12,100	〔手術料（K282「１」ロ）〕
	緑内障手術（虹彩切除術）（併施）	2,370	（手術料K268「１」4,740×50/100）
	ヒーロン１％0.4mL　１筒	244	（手術の薬剤料2,443.30円）
	球後麻酔	150	〔麻酔料（L006）〕
	キシロカイン注ポリアンプ１％10mL１A	8	（麻酔の薬剤料79円）

２．神経ブロック料（第２節）

治療または診断のために神経ブロックを行った場合は，神経ブロック料の所定点数によります。手術のために行った場合は，第１節麻酔料（L005，L006伝達麻酔）の所定点数によります（算定事例35）。

備考　手術の目的で，腕神経叢ブロックや坐骨神経，大腿神経のブロックを行った場合は，神経ブロック料でなく，第１節麻酔料のL005（上・下肢伝達麻酔）の所定点数により算定します。

算定ポイント【神経ブロック料】

1．同一名称の神経ブロックを複数箇所に行った場合は主たるもののみの算定となります。また，２種類以上の神経ブロックを行った場合は主たるもののみを算定します。

2．同一の神経のブロックであっても，局麻剤を使用した場合と神経破壊剤（フェノール，アルコールなど）を使用した場合とは，点数が異なります。

例　閉鎖神経ブロックの場合

局麻剤使用　　　170点（L100「６」）

神経破壊剤使用　800点（L101「３」）

3．神経破壊剤を使用した場合は，薬価が15円以下で薬剤料が算定できない場合であっても，明細書に薬名・規格単位を書きます。

4．神経ブロックについて局所麻酔剤または神経破壊剤とそれ以外の薬剤（ステロイド剤等）を混合注射した場合は，その医学的必要性を明細書に記載します。

5．点数表に掲げられていない神経ブロックについては，L102神経幹内注射（25点）により算定します。

Check

神経ブロックにおけるステロイド剤の併用は，椎間板ヘルニアや椎間関節症等で炎症が強く，炎症を改善して痛みの原因を治す目的で行われます。

トリガーポイント注射（L104）は圧痛点に対し，直接，局麻剤を注射します（神経を特定しません）。

ヒント　≪ボツリヌス毒素による神経ブロック≫

ボツリヌス毒素は，ボツリヌス菌が産生する神経毒素で，神経・筋の伝達を遮断し，筋肉麻痺により，微量でも致死性の中毒を引き起こす恐れがあります（そのため，感染症予防・医療法の四類感染症に指定されています）。

一方，ボツリヌス毒素は筋肉の緊張を低下させる作用を利用して，眼瞼痙攣，片側顔面痙攣等の治療に用いられることがあり，その場合は，L100「４」の所定点数により算定します。

（※　練習問題はp.255掲載）

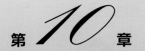

第 10 章

⑥⓪ 検査・病理診断

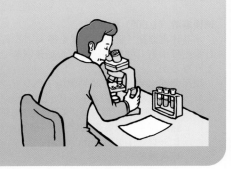

検査

p.00/p.00は，"本書ページ数／「診療点数早見表」2024年度版ページ数" です。

　患者の治療を行うに当たり，患者の身体の状態やどんな病気か（病名や重症度）を調べなければなりません。それにより医師は治療計画を立てます。検査は治療後の経過観察にも行われます。

　検査は，患者の身体から尿や血液，細胞の一部等（検体）を採取して調べる「検体検査」と，患者の身体に直接機器等を当てたりして調べる「生体検査」に分類されます。

　検体検査すべてと生体検査の一部で，検査結果より医師が（病気の状態を）判断した場合に「判断料」も算定されます。この判断料は検査のグループごとに検査回数にかかわらず1月に1回ずつ算定されます。

　医療機関では検査の一部を外注委託する場合もあります。その場合も検査料や判断料は変わりなく算定しますが，院内で行うことが条件の検査もいくつかあります。

　保険診療では必要最小限の検査を段階的に行っていくことが求められています。そのため，検査の回数や頻度に上限が設けられている検査（1月に何回，または何カ月に1回等）があります。また，併算定不可の検査もあり，算定の際には注意が必要です。

　「病理診断」は，身体の細胞や組織を検体として顕微鏡で観察・診断するものです。検査と関連し

ているため，本書では検査と併せて説明します（②p.156）。

〔レセプト記載例〕

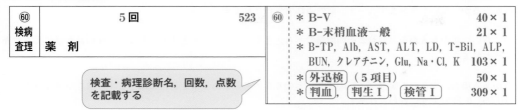

⑩ 検病 査理	5回	523
	薬　剤	

検査・病理診断名，回数，点数を記載する

⑩	* B-V	40×1
	* B-末梢血液一般	21×1
	* B-TP, Alb, AST, ALT, LD, T-Bil, ALP, BUN, クレアチニン, Glu, Na・Cl, K	103×1
	* 外迅検（5項目）	50×1
	* 判血, 判生I, 検管I	309×1

1 検査

A. 検査の基礎知識

1. 検査の種類

1. スクリーニング検査とその他の検査

　基本的検査（**図表10-1**），スクリーニング検査は，最初に医療機関に受診したときや，また入院したりするときに行う検査です。幅広く，いろいろな病気の有無を知るための"ふるい分け検査"です。

　これらの検査で，ある程度病気の見当がついたら，さらにその詳細をつかむための検査を行います。

2. 検体検査と生体検査

　検査は，患者の体から採取した検査のための材料（検体）について調べる検体検査と，患者の体そのものを直接調べる生体検査に分かれます。

　検体には，尿，糞便，血液，穿刺液，体内の組織などがあります。

3. 検査の実施者

　(1) 各診療科で行う検査

　　簡単な検査や，監視装置によるモニター，特定の診療科でのみ行う検査など。

　(2) 中央検査部，臨床検査部で行う検査

　　検体検査や，各診療科で共通に行われる生体検査など。

　(3) 外注検査（外部の検査所へ委託して行う検査）

　　医療機関でできない検査，頻度が少ないもの，採算がとれない検査など。

図表10-1　診断と検査の手順

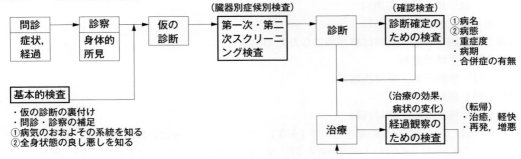

検査

2．検査データのとらえ方

a．定性・半定量・定量
（a）定　性

　性質があるか，ないかをみます。－＋，陰性陽性で表わされます。

（b）半定量

　どのくらいの量があるかを，おおよその段階でとらえます。＋　＋＋　＋＋＋　と表わされます。尿の試験紙による検査などで行われます。

（c）定　量

　性質がある場合，すなわち陽性（＋）の場合，どのくらいの量があるかを精密に調べます。検査結果は数値，たとえば0.25，0.37のように表わされます。

　定量検査は定性検査が陽性の場合に限り行われます。たとえば，尿蛋白定量検査，梅毒定量検査など。なお，点数表上では，定性，定量等の明示のない検査は，「定量検査」を意味します。

b．抗原・抗体
（a）抗　原

　病原となりうるもので，肝炎ウイルス，エイズウイルスなどがあります。抗原を体内にもつ場合，発病の可能性があり，また他人に血液，分泌物を介して感染させるおそれがあります。

　なお，抗原を有する者を「感染者（キャリア）」といい，発病した者を「患者」といいます。

（b）抗　体

　抗原に対しての体の防御力（免疫）である抗体を人工的につくるため，ワクチンが使用されます。

c．負荷試験

　生体に各種の刺激（①食物・水，②異物，③薬物，④運動，⑤電気，⑥その他）を加え，それに対する生体の反応を調べることにより，各種機能を測ります。

d．抗原抗体反応

　抗原と抗体が一定の条件のもとで，特異的に反応するのを，抗原抗体反応といいます。検体に（外部から）抗血清（抗体または抗原）を作用させ，抗原抗体反応の出現の有無により，抗原または抗体の存在がわかります。

　抗原抗体反応を利用した検査は，「免疫血清反応」「免疫学的検査」と称し，梅毒，肝炎ウイルス等の感染症血清反応，血液型検査，妊娠反応，自己抗体検査等の各種抗原抗体検査があります。

e．核酸（同定，定量）検査，遺伝子検査

　微生物等の「核酸」そのもの（RNA または DNA）を検出して，（抗原抗体反応等によらずに）微生物等の存在を直接調べるものです（核酸は，生物細胞の維持，増殖に必須の物質）。肝炎ウイルス（HBV，HCV），エイズウイルス（HIV），結核菌，難病，悪性腫瘍遺伝子等の検出に当たって行われます。

　造血器腫瘍の DNA 診断（D006-2）は，造血器腫瘍（白血病，リンパ腫等）では疾病によって染色体異常（遺伝子異常）の起こる型がほぼ一定しており，その特異的な型を見いだすことにより疾病の確定診断，治療方針の決定，予後の判定等が可能となります。

B．検査の費用の構成

1．（第1節）検体検査料
（1）（第1款）検体検査実施料

（2）（第2款）検体検査判断料

　（第2節　病理学的検査料は章が独立したため削除）

2．（第3節）生体検査料

3．（第4節）診断穿刺・検体採取料

4．（第5節）薬剤料

5．（第6節）特定保険医療材料料

　検査の費用は，上記1～5の組合せ〔1（＋3），2（＋4，5）など〕により算定します。

　備考　「病理診断」を行う場合は，「（病理診断の部の）第1節 病理標本作製料＋第2節 病理診断・判断料」＋（上記の）3（診断穿刺・検体採取料）の組合せがあります。

　そのほかに，麻酔料，フィルム料の加算があります。

検査

算定ポイント【検査料】

1．検査料に掲げられていない**簡単な検査の費用**は，基本診療料に含まれます（「通則4」に係る通知）。
　　基本診療料に含まれるおもな検査は，
　(1)　血圧測定（観血的動脈圧測定は算定可）
　(2)　体温測定（深部体温測定は算定可）
　(3)　簡易循環機能検査（静脈圧測定など）ほか（**『早見表』p.446参照**）

2．血液採取（1．静脈，2．その他）の費用（D400）は**外来のみ算定**します。入院患者について行った場合は入院料に含まれます。ただし，動脈血採取（D419「3」）については，入外とも算定できます。

3．**対称器官に係る検査料**は，特に規定する場合を除き，両側の器官に係る検査料とします（**通則5**）。なお，片側のみ施行した場合でも所定点数によります（**例2**）。
　　特に規定する場合とは，その検査項目に“片側”と記してあるものをいいます。その場合は，両側の検査を行った場合は，所定点数の2倍の点数を算定します（**例1**）。
　例1）D255 精密眼底検査（片側）56点→両側は112点
　　2）D261 屈折検査69点→片側・両側とも69点

4．検査にあたって，**麻酔**を行った場合は，麻酔の部の所定点数を加算します。ただし，麻酔の手技料が算定できない麻酔の薬剤料は，検査の部の薬剤料として算定します。

5．**明細書の記載**に当たっては，通知「臨床検査名の省略名について」（昭53.6.8，保険発67）を参照のこと（**図表10-2**に抜粋を掲載）。その他，明細書の記載については，「明細書の記載要領」〔**『早見表』p.1625ケ，p.1663**〕を参照してください。
　注　本書において**検査名の記載**は，通知「臨床検査省略名」にある略称，点数表に記載のある略称名以外は，原則として点数表にある名称を記載します。

6．算定回数が**複数月に1回**とされている検査を実施した場合は，明細書の摘要欄に前回の実施日（初回の場合は初回である旨）を記載します（複数月に1回とされる検査の例：D006-6　免疫関連遺伝子再構成，D217 骨塩定量検査ほか）。

7．**測定した2以上の検査の結果から計算によって得られたデータ**について，検査料は算定できません。
　例　鉄（Fe）（D007「1」）＋不飽和鉄結合能（UIBC）（比色法）（同「1」）
　　　＝総鉄結合能（TIBC）（比色法）（同「1」）
　　　この場合は，TIBC は，Fe と UIBC より計算により算出できるため，算定できません。

8．同一検体について，①定性検査，半定量検査と定量検査，②スクリーニング検査とその他の検査とを各一連として行った場合は，それぞれ主たる点数（高いほうの点数）のみにより算定します。なお，点数表上では，定性，定量等の明示のない検査は，「定量検査」を指します。
　　一般的には，定性検査，スクリーニング検査等の検査の結果が陽性（＋）の場合に定量検査，その他の検査が行われます。
　　したがって，同時に併せて行う必要はありません。
　例　①定性検査と定量検査：D012「1」梅毒血清反応（STS）定性と「5」梅毒血清反応（STS）定量
　　　②スクリーニング検査とその他の検査：D013「1」HBs 抗原定性・半定量と「4」HBe 抗原

検査

電子血圧計

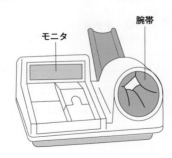

モニタ　　　腕帯

図表10-2　臨床検査省略名（昭53.6.8，保険発67通知より抜粋）（現行の点数表に則し，再編成した）

　診療報酬明細書の記載に当たって，臨床検査名を省略名によって記載する場合は，できる限り下記の省略名を用いる。

Ⅰ　構成

　①接頭語（検体・検査種別英文字略号）－②検査名略号／③接尾語

　　例　U（尿），B（血液）　　　　　M（顕微鏡）／Q（定量）／直（直接）／複（複雑）

　ただし，慣用省略名や漢字表示省略名については，接頭語を付さなくても検体・検査種別が判別可能な場合があるが，この場合は，接頭語を付さなくてもよい。また，接頭語はその検体・検査種別区分の始めに一度付けるだけでよい。

|接頭語一覧表|

　U（尿），F（糞便），B（血液），G（胃液），S（細菌），T（病理組織），P〔穿刺（液）〕，PL（髄液），RI（ラジオアイソトープ），E（内視鏡），EF（ファイバースコープ）

Ⅱ　主な検査と省略名

検　査　名	省略名	検　査　名	省略名	検　査　名	省略名
〔尿・糞便等検査〕		〔生化学的検査（Ⅱ）〕		〔耳鼻咽喉科学的検査〕	
尿一般検査	U－検	エストロゲン	エストロ	標準純音聴力検査	純音
尿蛋白	U－タン	プレグナンジオール	プレグナ	電気眼振図	ENG
尿グルコース	U－トウ				
尿中ウロビリノゲン	U－U	〔免疫学的検査〕		〔眼科学的検査〕	
尿クレアチニン	U－クレアチニン	ABO血液型	ABO	精密眼底	精眼底
		風疹ウイルスの抗体価	風疹	精密視野	精視野
尿尿酸	U－UA	免疫電気泳動	IEP	網膜中心血管圧（複雑）	眼底血圧／複雑
尿沈渣	U－沈				
糞便中虫卵（集卵法）	F－集卵	〔微生物学的検査〕		細隙灯顕微鏡	スリットM
糞便塗抹顕微鏡	F－塗	排泄物等の細菌顕微鏡検査			
髄液一般検査	PL－検	蛍光顕微鏡使用	S－蛍光M	〔負荷試験等〕	
髄液グルコース	PL－トウ	その他のもの	S－M	卵管通気・通水・通色素	卵管通過
		細菌培養同定検査	S－培・同定	ツベルクリン皮内反応	ツ反
〔血液学的検査〕					
赤血球沈降速度	ESR	〔呼吸循環機能検査等〕		〔内視鏡検査〕	
網赤血球数	レチクロ	心臓カテーテル法による諸検査	心カテ	喉頭直達鏡	E－喉頭直達
末梢血液像	B－像			気管支ファイバースコピー	EF－ブロンコ
骨髄像	骨ズイ像	心電図（最低12誘導）	ECG12		
出血時間	出血	心電図（その他）	ECG	食道ファイバースコピー	EF－食道
プロトロンビン時間	PT	負荷心電図（最低12誘導）	ECGフカ12		
活性化部分トロンボプラスチン時間	APTT			尿管カテーテル法（ファイバー）	EF－尿カテ
		ベクトル心電図	VCG	コルポスコピー	E－コルポ
〔生化学的検査（Ⅰ）〕		心音図	PCG		
アミラーゼ	B－Amy	基礎代謝	BMR	〔診断穿刺・検体採取〕	
総ビリルビン	B－BIL/総			関節穿刺	P－関節
直接ビリルビン	B－BIL/直	〔超音波検査等〕			
クレアチン	B－クレアチン	超音波Aモード法	超音波A	血液採取	
				静脈	B－V
総蛋白	B－TP			その他（耳朶・指尖）	B－C
グルコース（糖）	B－トウ	〔脳波検査等〕		動脈血採取	B－A
アルカリフォスファターゼ	ALP	脳波検査	EEG		
		脳波賦活	EEGフカ	〔病理診断〕	
総コレステロール	B－Tcho			病理組織標本作製	T－M
蛋白分画	B－タン分画	〔神経・筋検査〕		子宮頸管粘液の細胞診	頸管スメア
鉄	B－Fe	筋電図	EMG		
中性脂肪	TG				

○　診療録等で用いられる略称：Na：ナトリウム，Cl：クロール，K：カリウム，Ca：カルシウム，Ma：マグネシウム，P：リン，Cu：銅，UA：尿酸，Alb：アルブミン，GOT → AST，GPT → ALT，Pl：血小板数

検査

C. 検体検査料（第1節）

検体検査料は，検体検査実施料と検体検査判断料から構成されます。

「実施料」は検査を実施する費用（検査機器の償却費や試薬代を含む）をいい，「判断料」は検査の結果を医師が判断し評価する医師の技術料です。

1．検体検査実施料

1．時間外緊急院内検査加算（通則1）

入院中の患者以外の患者について，緊急のため，診療表示時間外に医療機関内において，検体検査を行った場合は，1日につき（検査項目数にかかわらず）200点を加算します。

> **Check☞**
> ① 入院中の患者は対象となりませんが，診療表示時間外に外来受診した患者に対して，検体検査を行った結果，入院の必要を認めて，引き続き入院となった場合は算定ができます。
> ② 明細書に 緊検 と表示し，検査開始日時を記載します。

〔レセプト記載〕

⑥	緊検 ○日○時○分	200×1

ナトリウム，カリウム		22（D007「1」2項目）
緊検 16日19時40分開始		200
判断料，採血料 略		

2．外来迅速検体検査加算（通則3）

入院中の患者以外の患者に対して厚生労働大臣が定める検査を行った場合に，当日中にそのすべての検査結果を説明したうえで文書により情報を提供し，結果に基づく診療が行われた場合は，1日に5項目を限度として，所定点数にそれぞれ10点を加算します。

これは，診察当日に行った検査の結果を当日に報告することにより，検査の結果を聞きに再度医療機関に受診する手間を省けることを評価したものです。

検査

> **Check☞**
> ① 厚生労働大臣が定める検体検査を行った際，そのすべての検査項目について当日中に結果を報告した場合に加算が認められ，一部の項目のみの場合は，すべて加算ができません。たとえば，血液化学検査（総蛋白，アルブミン）と細菌顕微鏡検査（その他のもの）のうち前者のみ当日結果を報告した場合は，加算はすべてできません。
> ② 時間外緊急院内検査加算を算定した場合は算定できません。

○外来迅速検体検査加算「厚生労働大臣が定めるもの」（当日中に検査結果を提供する検査）

D000 尿中一般物質定性半定量検査	ブミン（BCP改良法・BCG法）／BUN／クレアチニン／尿酸／	／LDL-コレステロール／グリコアルブミン
D002 尿沈渣（鏡検法）	アルカリホスファターゼ／ChE	
D003 糞便中ヘモグロビン	／γ-GT／中性脂肪／ナトリウ	D008 TSH／FT_4／FT_3
D005 赤血球沈降速度／末梢血液一	ム及びクロール／カリウム／カ	D009 CEA／AFP／PSA／CA19-9
般検査／HbA1c	ルシウム／グルコース／LD／	D015 CRP
D006 プロトロンビン時間／FDP／	CK／HDL-コレステロール／総	D017 細菌顕微鏡検査（その他のも
Dダイマー	コレステロール／AST／ALT	の）
D007 総ビリルビン／総蛋白／アル		

算定例

　　末梢血液一般検査　　　31×1…（D005「5」）21＋10

　　外迅検

3．包括算定

　　血液化学検査（D007）では，「1」～「8」に掲げる検査を，（4項目以下を行った場合は所定点数によりますが）5項目以上行った場合は，「注」により，所定点数にかかわらず，検査項目数に応じた包括（マルメ）算定となります。

　　この場合，明細書には項目名および項目数を記載します。

　　D006出血・凝固検査，D008内分泌学的検査，D009腫瘍マーカー，D013肝炎ウイルス関連検査など，他の包括算定の検査料も同様です。

血液化学検査の「入院時初回加算」

　　入院時に，血液化学検査（D007）の包括算定対象項目を10項目以上行った場合は，初回に限り，20点を加算します。

> **ヒント** ≪自動分析器と包括算定≫
> 　血液化学検査や腫瘍マーカーなど，項目数に応じて算定する「包括算定（マルメ算定）」は，1981年の点数改定で導入されました。その頃から，検査技師が1項目ずつ測定しない（数項目を一度に測定する）自動分析器による測定が普及し，検査費用は機械の償却費と試薬代が主な費用となったことが理由にあります。また，一定項目数以上は同じ点数とし，「必要以上の検査の実施を抑制する」ねらいがあります。

4．医療機関外で行った場合には（原則として）算定できない検査

　　D000尿中一般物質定性半定量検査，D002，D002-2尿沈渣，D005「1」赤血球沈降速度，D007「36」血液ガス分析等は，いずれの項目も，迅速な検査データの入手を診療上必要とするという観点から，院外での実施の場合は（D002，D007「36」血液ガス分析の各特例を除き）算定できません。

2．検体検査判断料（D026）

　　検体検査の6区分ごとに，下記判断料を1月1回算定します。

☆検体検査判断料

	略号	点数		略号	点数
尿・糞便等検査判断料	尿	34点	生化学的検査（Ⅱ）判断料	生Ⅱ	144点
遺伝子関連・染色体検査判断料	遺	100点	免疫学的検査判断料	免	144点
血液学的検査判断料	血	125点	微生物学的検査判断料	微	150点
生化学的検査（Ⅰ）判断料	生Ⅰ	144点			

検体検査管理加算（D026「注4」）

　　厚生労働大臣が定める基準に適合しているものとして届け出た医療機関において，患者1人につき月1回に限り加算します。

　　イ　検体検査管理加算（Ⅰ）　　　　　　40点
　　ロ　検体検査管理加算（Ⅱ）（入院のみ）　100点
　　ハ　検体検査管理加算（Ⅲ）（入院のみ）　300点
　　ニ　検体検査管理加算（Ⅳ）（入院のみ）　500点

《施設基準》

　　①　（Ⅰ）（Ⅱ）（Ⅲ）（Ⅳ）共通：特定の緊急検査が医療機関内で常時実施できる体制にある。
　　②　（Ⅱ）（Ⅲ）（Ⅳ）：臨床検査を担当する（Ⅲ，Ⅳは，専ら担当する）常勤の医師が1名以上配置されている。
　　③　（Ⅲ）（Ⅳ）：院内検査に用いる検査機器や試薬が受託業者から提供されていない。
　　④　（Ⅲ）（Ⅳ）：常勤の臨床検査技師が（Ⅲ）は4名以上，（Ⅳ）は10名以上配置されている。

検査

《留意事項》

1．尿中一般物質定性半定量検査（D000）については，判断料は算定できません。

2．次の場合は，同一区分の判断料は1月1回のみ算定します。

（1）同一月内において，外来・入院を通して検体検査を行った場合

（2）複数科で，検体検査を行った場合

> **Check** ☞
>
> 　判断料を包括しない入院料に係る病棟から，判断料を包括する入院料の病棟に転棟した場合，当該月は前病棟で算定した判断料の請求は認められます〔平12.10.6付厚生省事務連絡（『早見表』p.508）より〕。なお，病理診断における病理診断料，病理判断料についても同様です。

3．検査項目区分の点数を準用した場合（尿を検体として，血液化学検査の点数を準用するような場合）は，準用先の区分の「注」（包括算定）も適用されます。また判断料は準用先の区分の属する判断料によります。

　　また，尿，血液，または穿刺液・採取液を用いて，生化学的検査（Ⅰ）または（Ⅱ）の検査を同時（同日）に併せて行った場合は，尿，血液，穿刺液・採取液の各項目数を合わせて，通して包括算定を行います（ただし，同日に血液採取を2回以上行ったような場合は2回目以降は別に算定します）（『早見表』p.457，D001に関する通知「同一日に尿，穿刺液・採取液及び血液を検体として…」参照）。

4．判断料の明細書への記載は，判と尿・血・生Ⅰ・生Ⅱ・免・微を組み合わせて表示します。

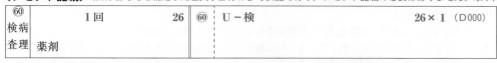

🖩 レセプト算定事例　37

検体検査料の算定例①

　尿の蛋白・ウロビリノゲン・潜血反応・グルコースの定性半定量検査を施行（院内）した場合の算定はどうなるか。

〔レセプト記載〕（区分番号等を補足した色文字部分は参考表記であり，レセプト記載の必要はありません。以下同）

⑩ 検病査理	1回	26	⑩	U－検		26×1（D000）
	薬剤					

U－検のみだと判断料が算定できないよ

注1）U－検は尿中一般物質定性半定量検査（D000）の省略名（**図表10-2**参照）。
　2）判断料は算定できません。
　3）U－は検体が尿の意。

🖩 レセプト算定事例　38

検体検査料の算定例②

　前の算定例の検査と同時に，尿沈渣（鏡検法）を施行（院内）した場合の算定はどうなるか。

〔レセプト記載〕

⑩ 検病査理	2回	87	⑩	U－検，沈（鏡検） 判尿		53×1 …26＋27（D002） 34×1
	薬剤					

注　尿中一般物質定性半定量検査以外の尿・糞便検査を行った場合は，尿・糞便等検査判断料を算定できます。

検査

レセプト算定事例　39

包括算定の算定例

　静脈採血により，総ビリルビン，直接ビリルビン，総蛋白，ALT，アルブミン，ナトリウム，クロール，銅を測定した場合の算定はどうなるか。

D007「1」～「8」の検査を5項目以上行った場合は別に点数が設定されているよ

〔レセプト記載〕

⑥ 検査 病理	3回	277
	薬剤	

⑥	B－BIL/総，BIL/直，TP，ALT，アルブミン，ナトリウム及びクロール，銅（7項目）	
		93×1　（D007「1」「3」「5」）
	B－V	40×1　（D400「1」）
	判生Ⅰ	144×1

　　注1）ナトリウムとクロールは，一方のみでも，双方測定しても，合わせて1項目として算定します。
　　　2）B－は検体が血液の意。B－Vは静脈血採取の意（6歳未満は35点加算）。

3．基本的検体検査実施料および基本的検体検査判断料

1．基本的検体検査実施料（D025）
　1．入院の日から起算して4週間以内の期間　　140点
　2．入院の日から起算して4週間を超えた期間　110点

　特定機能病院における入院患者について検体検査を行った場合は，基本的検体検査実施料および当該所定点数に含まれない各項目の検体検査実施料により算定します。

　ただし，①療養病棟，結核病棟，精神病棟に入院している患者，②HIV感染者療養環境特別加算，二類感染症患者療養環境特別加算，重症者等療養環境特別加算または③特定入院料を算定している患者については適用しません。

検査

Check☞
① 　1月を通じて，基本的検体検査実施料に包括されている検査項目のいずれも行わなかった場合は，当該月は本実施料を請求できません。
　　1月を通して1回以上行った場合は，1月間を通して所定点数を算定できます。
　　例　5／1から入院中の患者に対して，5／10に初めて検体検査を行った場合は，5／1に遡及して，基本的検体検査実施料および判断料を算定できます。
　　　　4月入院，5月退院の患者で，4月に本実施料，判断料に包括されている検査項目のいずれかを行い，5月には行わなかった場合は，5月は本実施料を算定できません。
② 　再入院の場合は再入院の日から新たに起算します。また外泊期間中は，入院日数に含めません。
③ 　基本的検体検査実施料に含まれる検査名の明細書への記載は必要ありません。

2．基本的検体検査判断料（D027）
　特定機能病院において基本的検体検査実施料を算定した場合は，基本的検体検査判断料604点を月1回に限り算定します。

　D026検体検査判断料「注4」検体検査管理加算，同「注5」国際標準検査管理加算の届出医療機関において検体検査を行った場合は，月1回に限り，それぞれの加算が算定できます。

　同一月内には，基本的検体検査判断料とそれに包括される尿・糞便等検査，遺伝子関連・染色体検査，血液学的検査，生化学的検査（Ⅰ），免疫学的検査，微生物学的検査の各判断料は併せて算定できません〔別に算定できるのは生化学的検査（Ⅱ）判断料のみ〕。

　基本的検体検査判断料の明細書への記載の例

判基	604

D．生体検査料（第3節）

生体検査料については，検査項目によって，
①新生児加算，乳幼児加算，幼児加算
②（生体検査の）判断料
③（同一検査を同一月に2回以上行った場合の）逓減制——が設定されています。

1．生体検査料の新生児・乳幼児加算

新生児，6歳未満の乳幼児に対して，（点数表の第3節の）生体検査を行った場合は，新生児加算，乳幼児加算または幼児加算ができます。

対　象	加　算　点　数	備　　考
新 生 児	所定点数の100/100	生後28日未満
乳 幼 児	所定点数の70/100	3歳未満
幼　　児	所定点数の40/100	3歳以上6歳未満

ただし，①（生体検査の）判断料関係，②他医作成記録の診断料関係，③各種監視など，人体に触れて行う検査項目でないものは加算の対象となっていません（具体的な項目は『**早見表**』**p.510**，生体検査料の「通則」参照）。

2．生体検査の判断料

1．次の生体検査を行った場合は，（各実施料と併せて）各生体検査判断料を月1回算定します。
　(1)「呼吸循環機能検査等（D200スパイログラフィー等検査からD204基礎代謝測定までの検査）」
　　　（→D205呼吸機能検査等判断料140点）
　(2)「脳波検査等」（→D238脳波検査判断料1　350点（要届出），2　180点）
　(3)「神経・筋検査（D242尿水力学的検査を除く）」（→D241神経・筋検査判断料180点）
　(4)「ラジオアイソトープを用いた諸検査」（→D294ラジオアイソトープ検査判断料110点）

> **Check☞**
> 生体検査の判断料は，一般に検査技師が検査を実施して，その記録をもとに医師が判断する検査が対象となっています。

2．各判断料は対象となる検査の種類または回数にかかわらず，月1回に限り算定します。
　　同一月内において入院および外来の両方，または複数の診療科において生体検査を行った場合であっても，同一の生体検査判断料は月1回を限度として算定します。
3．生体検査判断料の明細書への記載は，判と呼・脳・神・ラを組み合わせて表示します。

3．生体検査料の逓減制

下記の生体検査は，同一月内に同一検査を2回以上実施した場合は，2回目以降は所定点数の90/100に相当する点数により算定します。
1．「呼吸循環機能検査等（D206からD214-2までの検査）」
2．「超音波検査等（D215（「3」のニを除く），D216）」
3．「内視鏡検査（D295からD323，D325）」

> **Check☞**
> 逓減制の対象となる生体検査は，一般に医師自ら実施する生体検査が対象となっています。

検査

算定ポイント【生体検査料の逓減制】

1. **逓減の対象となる"所定点数"は，当該項目の「注」に掲げられている加算点数を含みます。**
   （薬剤料，特定保険医療材料料などは含まれません）
2. **"同一検査"とは，**（通知で特に規定される場合を除き）検査項目区分および区分内の「1，2，3，…」が異なる場合は，別検査とみなします。
   ≪同一検査とみなされる**特に規定される場合**≫
   D208 心電図検査の「1」～「5」，D209 負荷心電図検査の「1」，「2」，D210 ホルター型心電図検査の「1」，「2」，D313 大腸内視鏡検査「1」のイ，ロ，ハ
   また，準用点数の検査と準用先の区分の検査は同一検査とみなします。
3. 次の場合は，それぞれを通算して逓減の対象とします。
   (1) 外来・入院にまたがって，同一検査を行った場合
   (2) 複数の診療科で，同一検査を行った場合
4. 逓減算定を行った場合は，明細書への記載は，検査名の右に減と表示します。
   なお，超音波検査で同一月にD215の「1」から「5」までに掲げる検査を2以上同一臓器について行った場合は，同一検査とみなし逓減制の対象とします。

📱 レセプト算定事例　40

〈超音波検査〉
生体検査料の算定例（逓減制）①
　超音波検査断層法（肝・膵）を施行し，同一月の後日，超音波検査断層法（頸部），パルスドプラ法を（各医療機関内で）施行した場合の算定はどうなるか。

部位は違うけど同一検査をしているので逓減になるんだ

〔レセプト記載〕

⑥検病査理	2回	980	⑥	超音波断層「2」ロ（1）（肝・膵）	530×1
	薬剤			超音波断層「2」ロ（3）（頸部）減	
				パルスドプラ法	450×1

注1）同一検査（同一区分D215「2」）のため，部位〔ロ（1）～（3）〕が異なっても，（同一検査として）2回目以降の検査が逓減の対象となります。また，D215「2」のロ（1）（胸腹部）とロ（3）（その他）も同一検査とみなします。なお，「2 断層撮影法」により，ロ（1）（胸腹部）とロ（3）（その他）を併せて行った場合は，同一方法によるため，部位数にかかわらず，高いほうの点数（530点）1回のみ算定します。
　　2）当区分「注」のパルスドプラ法加算を含めて，逓減の対象となります。（350＋150）×90/100→450
　　3）「2」ロ（1）胸腹部については，明細書に臓器または領域を記載します。「2」ロ（3）その他についても，明細書には審査の便のため，部位を記載するほうが好ましいです。

📱 レセプト算定事例　41

生体検査料の算定例（逓減制）②
　超音波検査断層法（肺）施行，同一月の後日，心臓超音波（経胸壁心エコー法）を（医療機関内で）施行した場合の算定はどうなるか。

同一検査でないし，部位も違うので逓減しないのね

〔レセプト記載〕

⑥検病査理	2回	1,410	⑥	超音波断層「2」ロ（1）（肺）	530×1
	薬剤			心臓超音波「3」イ（経胸壁心エコー法）	880×1

注　検査料の区分が異なり〔D215「2」（断層撮影法）と「3」（心臓超音波検査）〕，部位が異なるため，別検査とみなします。ただし，「3」の「イ」経胸壁心エコー法，同「ロ」Mモード法，同「ハ」経食道心エコー法は同一検査とみなします。

検査

検査

ヒント💡 ≪超音波検査の種類≫

a **Aモード法**；超音波が頭蓋内等の組織や臓器に当たって反射するエコーを波形として表します。

b **断層撮影法（Bモード法）**；人体の断層像を表します。

注 パルスドプラ法；ある深さの血管内の血流を測定します。頸動脈等で行われます。

c **心臓超音波検査**

　イ　経胸壁心エコー法（UCG：断層及びM）；心臓内部の構造（断層像）と心臓の動態（Mモード法）を同時に見ることができます。

　ロ　Mモード法；心臓の動態を（光の強弱として）連続的に記録します。

　ハ　経食道心エコー法；肺・肋骨・胸骨などの影響が少ないため，とくに大動脈の疾病の診断に有用です。

　ニ　胎児心エコー法；胎児の心疾患の診断を目的として行う胎児の心臓エコー法です。

d **ドプラ法**；血流計測や胎児の心拍動検出に用いられます。

e **血管内超音波法**；（特定保険医療材料）「007血管内超音波プローブ」を血管内に挿入し，血管内腔を観察します。

🧮 レセプト算定事例 42

心電図検査（同一月に3回）の算定

　心電図検査12誘導を施行，同一月の後日，負荷心電図検査12誘導，心電図検査6誘導を施行（三者を別日に施行）した場合の算定はどうなるか。

〔レセプト記載〕

⑥	3回	591	⑥	ECG12	130×1 （D208「1」）
検査 病理	薬剤			ECGフカ12	380×1 （D209「1」）
				ECG6 減	81×1 （D208「5」）…90×90/100

　注　心電図検査と負荷心電図検査は，区分が異なるため，別検査として扱います。

　　　ただし，D208心電図検査の「1」から「5」は，通知により，同一検査として扱います。

🧮 レセプト算定事例 43

生体検査の判断料の算定例

　基礎代謝測定施行，同一月の後日，機能的残気量測定を施行した場合の算定はどうなるか。

⑥	BMR	85 〔D204基礎代謝測定〕
	機能的残気量測定	140 〔D200スパイログラフィー等検査「3」〕
	呼吸機能検査等判断料	140 〔D205〕

　注　呼吸機能検査等判断料は項目数にかかわらず，1月につき1回算定します。

🧮 レセプト算定事例 44

新生児・乳幼児加算の算定例

1．D312直腸ファイバースコピー，粘膜点墨法施行，1歳の場合の算定はどうなるか。

　（550＋60）×1.7＝1,037点

2．上記検査を同一月に2回以上行った場合の2回目以降の場合

　（550＋60）×0.9×1.7＝933.3→933点

　注　逓減してから新生児・乳幼児加算を行い，最後に小数点以下第1位を四捨五入

3歳未満の乳幼児は100分の70を加算するよ

E．診断穿刺・検体採取料（第4節）

　検査に当たって患者から検体を穿刺または採取した場合は，（点数表の第4節）診断穿刺・検体採取料に掲げる所定点数を加算します（**第3部「検査」の通則1**）。

Check☞
① 穿刺や切除などに当たって麻酔を行う場合が多いです。麻酔を行った場合は麻酔の部の所定点数を加算します。ただし，麻酔の手技料が算定できない麻酔の薬剤は検査の部の薬剤料として算定します。
② 採血料は，入院においては，動脈血採取以外は入院料に含まれ算定できません。

図表10-3　検体の種類と検体採取料一覧（主なもの）　　　　　　　　　　　　　　＊印は外来患者のみ算定可

採取方法		検体（部位）	採取料（区分）	採取方法		検体（部位）	採取料（区分）
採血	採血	動脈血	D419「3」	切除（組織試験採取，切採法）		皮膚	D417「1」
		静脈血	D400「1」＊			筋肉	D417「2」
		その他	D400「2」＊			甲状腺	D417「9」
穿刺	穿刺	脳脊髄液	D401，D402，D403			乳腺	D417「10」
		骨髄	D404，D404-2			心筋	D417「14」＋D206略
		関節	D405			その他	
		上顎洞	D406	開胸，開腹による		開胸	D416「1」
		腎嚢胞，水腎症	D407			開腹	D416「2」
		ダグラス窩	D408	内視鏡下	内視鏡下採取	消化器他	D414
		リンパ節等	D409		経気管	肺，気管	D415，D415-2，D415-3
		乳腺	D410		超音波内視鏡下穿刺吸引	消化管	D414-2
		甲状腺	D411	腔内（ゾンデ等使用）		胃液・十二指腸液	D419「1」
		前立腺	D413			鼻腔・咽頭拭い液	D419「6」
		肝，肺	D412			子宮頸管粘液	D418「1」
	胸腔・腹腔穿刺	胸水，腹水	D419「2」			子宮腟部	D418「2」
	経皮的腎生検	腎	D412-2			子宮内膜	D418「3」
				その他	静脈内にカテーテルを挿入	副腎静脈血	D419「5」

〔備考〕
1）乳腺，甲状腺などは，穿刺による場合と切除による場合があります。
2）自然に排出されるもの，採取できるもの（尿，糞便，喀痰，分泌物，眼脂，膿，鼻汁，咽頭粘液など）は採取料は算定できません。
3）手術材料（手術に当たって採取した検査材料）は，採取料は手術料に含まれ，別に算定できません。
4）乳房生検に当たって，K474-3 乳腺腫瘍画像ガイド下吸引術が行われることがあります（手術の部で算定）。

🖩 レセプト算定事例　45

検体検査料＋診断穿刺・検体採取料の算定例
　血液ガス分析，動脈血採取をした場合の算定はどうなるか。

「B－A」は動脈血採取のことだよ

〔レセプト記載〕

⑥⓪ 検査 病理	3回	339	⑥⓪	血液ガス分析	135×1	（D007「36」）
	薬剤			B－A	60×1	（D419「3」）
				判生Ⅰ	144×1	

　注1）検査名より検体の種別（血液）が明らかな場合は，検体名の記載を省略してもよいです。
　　2）動脈血採取を6歳未満の乳幼児に対して行った場合は，35点を加算します。

検査

F．検査に当たって施用した薬剤料（第5節）

検査に当たって施用した薬剤の価格の合計が15円を超える場合に算定できます。

薬　剤　の　価　格	点　　　　　数
a　15円以下の場合	→算定しない
b　15円を超える場合	→投薬・注射の薬剤料と同様の端数処理（五捨五超入）

　患者に直接施用する薬剤が該当し，検査用試薬や検体に付加する凝固阻止剤などの費用は，検査料に含まれます。

　検査に伴い麻酔を行った場合は，麻酔の部の所定点数を算定しますが，麻酔（手技）料の算定できない麻酔を行った場合の薬剤料は，検査の部の薬剤料として算定します。

🧮 レセプト算定事例　46

生体検査料＋薬剤料の算定例

　糖負荷試験　血糖定量，尿糖定量各4回測定。トレーランG液75g　225mL　1瓶投与をした場合の算定はどうなるか。

〔レセプト記載〕

血糖・尿糖の検査料は別に算定できないね

㉚検病査理		1回	200
	薬剤		21

㉚	常用負荷試験	200 × 1　（D288「1」）
	トレーランG液75g　1瓶	21 × 1　（205.2円）

　注1）採血料は，当検査料の「注」に"検体採取の費用を含む"と記されているため，加算できません。
　　2）生体検査料のため，検体検査判断料は算定できません。

🧮 レセプト算定事例　47

〈内視鏡検査〉

生体検査料＋診断穿刺・検体採取料＋薬剤料＋病理診断の算定例

　十二指腸ファイバースコピー施行，同一月の後日，胃ファイバースコピー，胃生検および病理組織標本作製（組織切片）を（専任の病理医が勤務しない診療所で）施行（ブスコパン注20mg 2 A皮下注射，麻酔キシロカインゼリー2％10mL使用）した場合の算定はどうなるか。

〔レセプト記載〕

㉚検病査理		6回	3,466
	薬剤		18

㉚	EF－十二指腸	1,140 × 1　（D308）
	EF－胃　減	1,026 × 1 …1,140×90/100
	内視鏡下生検法	310 × 1　（D414）
	T－M（組織切片）　1臓器	860 × 1　（N000「1」）
	ブスコパン注20mg 2 A	
	キシロカインゼリー2％10mL	18 × 1　（計￥181）
	判病判	130 × 1　（N007）

　注1）胃ファイバースコピーと十二指腸ファイバースコピーは同一検査（同一区分）のため，逓減となります。ただし，内視鏡下生検法，フィルム料，薬剤料は逓減の対象となりません。
　　2）麻酔（手技）料を算定できない麻酔を行った場合の麻酔の薬剤は，検査に当たって使用した薬剤として扱います。
　　3）T－Mは，病理組織標本作製の略（**図表10-2**参照）。

生検の採取料や病理診断料が加算されるよ

≪内視鏡検査の時間外等加算≫

　緊急のため，診療表示時間外に内視鏡検査（D296-3，D324，D325を除く）を行った場合は，時間外・休日・深夜加算ができます。

種別	所定点数	レセ表示	備　　　考
時間外加算	40/100	外	休日・深夜を除く
休 日 加 算	80/100	休	深夜を除く
深 夜 加 算	80/100	深	午後10時から午前6時までの間

＊時間外特例医療機関における厚生労働大臣が定める時間は，40/100加算 特外

＜算定要件＞

　外来：①初・再診料（外来診療料含む）の時間外等加算を算定する初・再診に引き続き時間外等に内視鏡検査を開始した場合

　　　　②初・再診後8時間以内の時間外等に内視鏡検査を開始した場合

　入院：休日・深夜加算のみ算定可。ただし，①，②で入院手続き後に内視鏡検査を開始した場合は，時間外加算の算定可

--- **ヒント💡**～≪内視鏡検査の各種加算≫ --

a　食道ヨード染色法（D306）；食道内壁にヨード液を散布すると，上皮が褐色に染まりますが，腫瘍上皮は褐色に染まらない性質を利用して，色の相違により癌細胞の発見を行います。

b　粘膜点墨法；治療上の目印として，墨汁を消化管内壁（患部）に注射します。治療の前後の比較，手術時の目印のためなどに行われます。

c　色素内視鏡法；粘膜に色素を散布すると，粘膜表面の凹凸が色のちがいとして表れます（インジゴカルミン等の色素の費用は別に算定できません）。

d　超音波内視鏡；内視鏡の先端部に超音波装置を内蔵し，消化管等の内部より超音波を発射します。癌の粘膜下への深達度や浸潤範囲を知ることができます。

e　狭帯域光強調；拡大内視鏡と狭帯域光照射の併用により，粘膜表面の血管の微細な変化をとらえることができ，癌の早期発見がしやすくなります。

検査

G. 特定保険医療材料料 （第6節）

　検査に当たって，別に厚生労働大臣が定める保険医療材料（特定保険医療材料）〔材料価格基準別表Ⅱに定めるもの（『早見表』p.969）〕を使用した場合は，その材料価格を加算します（材料価格を10円で除し，1点未満の端数は四捨五入して得た点数とします）。

　特定保険医療材料の明細書への記載に当たっては，〔商品名，（告示名），規格，材料価格，使用個数〕を記載します〔『早見表』p.1624ク(イ)〕。[→レセプト算定事例55]

H. 検査の種類別の算定例

（**超音波検査**はレセプト算定事例40，41，**内視鏡検査**は47の項を参照）

1. 微生物学的検査（細菌検査）の算定

算定ポイント【微生物学的検査】

病原微生物は①細菌，②ウイルス，③真菌，④原虫類などに分かれます。

細菌検査（D017〜D022）は，陰性（菌がいない）の場合と陽性（菌がいる）の場合で，検査手順が異なります。

＜検査手順＞	＜検査目的＞
①細菌顕微鏡検査（塗抹）	菌の有無，菌種を推定
②細菌培養検査	菌の有無を確認
	（陰性の場合はここまで）
↓陽性の場合	↓病原菌を分離
③細菌同定検査	菌の種類性質を究明（病原菌を確定）
④細菌薬剤感受性検査	薬剤に対する細菌の感受性を検査

1．したがって，感受性検査の依頼があっても，培養検査の結果が陰性の場合は，細菌薬剤感受性検査は（行わないため）算定できません。

2．培養検査の結果が陰性で同定検査を行わなかった場合でも，同定検査を予定していたものであれば，培養同定検査（D018）の所定点数を算定できます。

3．培養同定検査は検体の種類により点数が異なりますが，その具体的検体名を例示すると，以下のようになります。

(1) 口腔，気道・呼吸器（喀痰，咽頭，鼻汁，気管支液）

(2) 消化管（糞便，胃液，胆汁）

(3) 血液，穿刺液（髄液，腹水，胸水，関節液）

(4) 泌尿器，生殖器（尿，婦人科の分泌物）

(5) その他（耳漏，膿，婦人科以外の分泌物，眼脂，皮膚）

検査

🖩 **レセプト算定事例　48**

細菌検査の算定例①

　胃液の細菌顕微鏡検査，培養同定検査，感受性検査を依頼。キシロカインゼリー2％5mL使用，胃液採取。検査室で培養同定検査の結果，細菌を認め，2菌種の細菌感受性検査を行った場合の算定はどうなるか。

〔レセプト記載〕

⑩	5回	867
検病	薬剤	3
査理		

⑩		
胃液S－M	67×1	（D017「3」）
S－培・同定	200×1	（D018「2」）
S－感受性（2菌種）	240×1	（D019「2」）
胃液採取	210×1	（D419「1」）
キシロカインゼリー2％5mL	3×1	（31.5円）
判微	150×1	

注1）感受性検査は行った菌種数により算定します。

　2）検体名を明細書に記載します。

　3）検体の種類により，検体採取料を加算できる場合があるので，算定もれのないように注意します（当例では胃液採取料）。

　4）Sは細菌検査の省略名（**図表10-2**参照）。

📖 レセプト算定事例 49

細菌検査の算定例②

喀痰結核菌検査のため，蛍光顕微鏡検査・抗酸菌培養検査（液体培地法以外），抗酸菌同定検査・薬剤感受性検査の依頼があった。培養検査の結果，陰性（菌がいない）であった場合の算定はどうなるか。

陰性の場合同定検査や感受性検査は行わないよ

〔レセプト記載〕

⑥ 検査 病理	3回	409	⑥	喀痰細菌顕微鏡検査（蛍光顕微鏡） 　　　　　　　　　　　　　　　　**50×1**（D017「1」） 抗酸菌分離培養検査2　　　**209×1**（D020「2」） 判微　　　　　　　　　　　　　　　**150×1**
	薬剤			

〔備考〕 抗酸菌分離培養検査の結果が陽性（菌がいる）の場合に限り，抗酸菌同定（D021），抗酸菌薬剤感受性検査（D022）が施行されます。

≪細菌薬剤感受性検査が翌月実施された場合の請求≫

細菌薬剤感受性検査が培養検査の翌月実施された場合は，感受性検査のみを翌月の明細書で請求します（抗酸菌同定検査を翌月実施した場合も同様に請求します）。

算定ポイント【細菌薬剤感受性検査のみの翌月請求】

1．外来患者で翌月来院しない場合は，（再診行為がないため）明細書の実日数は「0日」とします。
2．明細書に，前月に細菌培養同定検査を請求した旨および「○月○日検査依頼分」と記載するのが望ましいです。

2．腫瘍マーカー（D009）の算定

腫瘍マーカーは，悪性腫瘍が体内に存在する場合に，血液中，尿中などに出現する物質であり，癌の存在を知るための目印（マーカー）となります。

1．悪性腫瘍が疑われる患者に対し，腫瘍マーカー検査を行った場合は，検査の部の腫瘍マーカー（D009）により算定します。

この場合，悪性腫瘍が疑われてから，悪性腫瘍の診断の確定または転帰の決定（疑いがなくなる）までの間に1回を限度として算定します。

2．悪性腫瘍であると確定した患者に対し，腫瘍マーカー検査を行った場合は，悪性腫瘍特異物質治療管理料（B001「3」）により算定します。

📖 レセプト算定事例 50

腫瘍マーカーの算定例

(1) 〔病名〕肝癌疑
　〔診療開始日〕6月15日
　〔測定項目〕AFP，BFP 精密

癌疑いと癌が確定した場合では算定の仕方が変わるのね

(2) 6月中に肝癌の診断が確定し，（その後に）腫瘍マーカー検査を行った場合は，悪性腫瘍特異物質治療管理料を算定します〔上記の項目であれば，初回月加算を含め550点（2項目以上400点＋初回月加算150点）〕。この場合，6月は腫瘍マーカー検査料を算定できません。

(3) 肝癌の診断が確定し，7月に腫瘍マーカー（上記の項目）を測定した場合の算定はどうなるか。
　〔算定〕悪性腫瘍特異物質治療管理料（精密）で算定します。

〔レセプト記載〕
　(1)の場合－（病名が〔○○癌の疑い〕の場合）

⑥ 検査 病	3回	414	⑥	AFP，BFP（2項目）	230×1（D009）
	薬剤			B－V	40×1（D400「1」）
				判生Ⅱ	144×1

〔レセプト記載〕
　(3)の場合－（病名が〔○○癌〕と確定した場合）：医学管理等で算定

⑬	医学管理	400	⑬	悪（その他のもの）AFP，BFP	400×1
					〔B001「3」「ロ」(2)〕

　　注　明細書に行った腫瘍マーカーの検査名を記載します。

〔参考〕腫瘍マーカーの算定フローチャート

a　悪性腫瘍を疑い，腫瘍マーカーを測定；
　　悪性腫瘍または悪性腫瘍でないと確定までに「⑥腫瘍マーカー」1回のみ算定

　　　　　↓　　悪性腫瘍でないと確定

b　悪性腫瘍と確定後に腫瘍マーカーを測定；「⑬悪性腫瘍特異物質治療管理料」1月につき1回
　　算定
　　(1)　悪性腫瘍と確定後に初めて腫瘍マーカーを行った場合は，悪性腫瘍特異物質治療管理料の
　　　　"精密なもの"のみ「初回月加算」（注3）ができます。
　　(2)　同月中に検査の部の腫瘍マーカーを併せて算定することはできません。

3．内分泌負荷試験（D287）の算定

各種内分泌器官から分泌されるホルモンの分泌状態を検査する方法として，次の方法があります。
　(1)　血中または尿中のホルモンを直接測る方法
　(2)　ホルモンの作用の結果を測定し，間接的に機能を測る方法

内分泌負荷試験は，分泌を亢進または抑制させる薬剤を負荷して，(1)または(2)により，機能を測る
方法です（**図表10-4**）。

【算定ポイント【内分泌負荷試験】】

　それぞれの負荷試験内においては，測定する検査項目の種類，測定回数にかかわらず，一連につき月
1回1,200点（ゴナドトロピンは1,600点）の算定です（成長ホルモンについては月2回算定可）。さらに
内分泌負荷試験は1月に3,600点を限度として算定します。

- - - Check ☞ - - -
　1月内にゴナドトロピン（1,600点），副甲状腺負荷試験（1,200点），下垂体後葉負荷試験（1,200点）を施行した
場合は計4,000点となりますが，1月3,600点を限度とするため，最後に行った下垂体後葉負荷試験は800点として算
定します。

負荷試験は，薬剤の負荷前と，負荷後30分，60分，90分などと検査測定を行いますが，合わせて1
つの検査（1回の算定）です。

図表10-4　内分泌器官と内分泌負荷試験（下垂体前葉）の例

内分泌器官の分泌ホルモン		各ホルモンの働きなど	刺激する器官	負荷する薬剤（例）	測定する項目（例）
下垂体前葉	**成長ホルモン（GH）**	発育，成長を促す	－	インスリン，アルギニン，グルカゴン，L－DOPA，クロニジン，プロプラノロール，睡眠，ブロモクリプチン，GRF，LH－RH	血糖 GH
	ゴナドトロピン	別名　性腺刺激ホルモン		LH－RH，クエン酸クロミフェン 注　LH－RH は黄体化刺激ホルモン放出促進ホルモン	LH FSH
	黄体形成ホルモン（LH）	男：男性ホルモン（テストステロン）の分泌を促す 女：排卵，黄体形成を促す			
	卵胞刺激ホルモン（FSH）	男：精巣（睾丸）を刺激 女：卵巣を刺激	精巣 卵巣		
	プロラクチン（PRL）	黄体を刺激して，黄体ホルモン（プロゲステロン）の分泌を維持する	黄体（乳腺）	TRH，ブロモクリプチン，インスリン 注　TRH は甲状腺刺激ホルモン放出促進ホルモン	PRL
	甲状腺刺激ホルモン（TSH）	甲状腺を刺激して，サイロキシン（T_4）の生成，分泌を促す	甲状腺	TRH	TSH
	副腎皮質刺激ホルモン（ACTH）	副腎皮質を刺激して，コルチゾール，コルチコステロンの分泌を促す	副腎皮質	インスリン，デキサメサゾン，メトピロン，ヒト CRH	ACTH コルチゾール

検査

レセプト算定事例　51

内分泌負荷試験の算定例

　負荷薬剤：ノボリンR注　25単位（100単位1mLバイアル）
　測定項目：成長ホルモン（GH）4回，血糖1回，コルチゾール5回，ACTH3回——この場合の算定はどうなるか。

測定回数によらず合わせて1回の算定になるよ

　〔レセプト記載〕
下垂体前葉負荷試験（GH）	1,200
下垂体前葉負荷試験（ACTH）	1,200
ノボリンR注100単位1mLバイアルを0.25mL（25単位）	7（66円）

　注1）成長ホルモンと血糖の測定は，成長ホルモン（GH）の負荷試験として算定し，コルチゾールとACTHの測定は副腎皮質刺激ホルモン（ACTH）の負荷試験として算定します。
　　2）食前，6時，8時，10時などと測定を行い，日内の変動を調べる場合は，負荷試験ではないので，個別検査項目の所定点数により算定します。

4．その他の算定例

レセプト算定事例　52

「負荷試験」の算定

　肝機能テスト（ICG2回法），ジアグノグリーン注射用25mg1瓶静注，静脈血採取2回行った場合の算定はどうなるか。

| ⑥ | 肝機能テスト | 100〔肝機能テスト（D289「2」）〕 |
| | ジアグノグリーン注射用25mg1瓶 | 80〔検査の薬剤料（801円）〕 |

　注1）注射料，採血料は当検査料の「注」に"注射，検体採取の費用を含む"と記されているため，加算できません（薬剤料は算定できます）。
　　2）負荷試験は，薬剤を負荷する前と，負荷後何分後，何分後と検体を採取し，測定します。合わせて1つの検査として算定します。また，負荷薬剤の算定もれのないよう注意します。

レセプト算定事例 53

他の区分の点数を準用算定する場合①

静脈血の総コレステロール，中性脂肪，鉄，尿酸，クレアチンおよび尿のナトリウム，クロール，クレアチン，NAGを同時測定した場合の算定はどうなるか。

⑥ B－総コレステロール，中性脂肪，鉄，尿酸，クレアチン，
　U－ナトリウム及びクロール，クレアチン

　　　　　　　　　　　93〔血液化学検査D007「1」「3」に該当するため，血液と尿の項目数を合
　　　　　　　　　　　　　せて包括算定する（通して7項目）〕
　U－NAG　　　　　　41〔尿中特殊物質定性定量検査D001「5」〕
　B－V　　　　　　　　40〔静脈血採取D400「1」（外来の場合）〕
　[判生Ⅰ]，[判尿]　　 178〔判断料（生Ⅰ144点＋尿34点）〕

注 1．保医発通知「同一日に尿，穿刺液・採取液及び血液を検体として生化学的検査（Ⅰ）又は生化学的検査
　　　（Ⅱ）の検査項目を測定する場合」（『**早見表**』p.457）参照。
　 2．NAGは尿中特殊物質定性定量検査の「5」の所定点数によるため，明細書には血液化学検査の包括算
　　　定とは別個に記載します。

レセプト算定事例 54

他の区分の点数を準用算定する場合②

髄液の一般検査・クロール（Cl），腰椎穿刺，（麻酔）
塩酸プロカイン1％5mL使用した場合の算定はどうなるか。

クロールは髄液で検査した場合でもD007 血液化学検査の点数で算定するよ

⑥ Pl－検　　　　　　　　　　　　　　　　　　62〔髄液一般検査（D004「4」）〕
　　　クロール　　　　　　　　　　　　　　　 11〔髄液クロール定量（D007「1」）〕
　P－腰椎　　　　　　　　　　　　　　　　　260〔腰椎穿刺（D403）〕
　塩酸プロカイン1％5mL1A　　　　　　　　　9〔検査の薬剤料（94円）〕
　[判尿][判生Ⅰ]　　　　　　　　　　　　　 178〔判断料（34点＋144点）〕

注 髄液クロールは，血液化学検査の所定点数を準用します（D004「18」）。判断料は準用先の区分の属する判断
　 料，すなわち生Ⅰで算定します。検査に当たって麻酔料の算定できない麻酔を行った場合の薬剤料は，検査の
　 薬剤料として算定します。

検査

レセプト算定事例 55

特定保険医療材料料の算定例

観血的肺動脈圧測定開始，8時間測定，ダブルルーメンカテーテル〔材料コード　003「1」動脈圧測定用カテーテル（肺動脈圧及び肺動脈楔入圧測定用カテーテル）〕1個，生理食塩液1L1袋，（麻酔）キシロカイン注ポリアンプ1％10mL1A使用した場合の算定はどうなるか。

⑥＊観血的肺動脈圧測定（開始日）　　　　　　　　　　　1,300点（D230「注1」）
　　8時間測定　　　　　　　　　　　　　　　　　　　　570点（D230「2」）
　　ダブルルーメンカテーテル〔動脈圧測定用カテーテル（肺動脈圧
　　　及び肺動脈楔入圧測定用カテーテル）14,000円〕1本　1,400点（特定保険医療材料料）
　　生理食塩液1L1袋，キシロカイン注ポリアンプ1％10mL1A　43点〔検査の薬剤料（435円）〕

注1）行った時間の長さや測定回数により点数が異なる場合は，明細書に測定した時間や回数を記載し，点数の
　　　根拠を明らかにします。
　2）検査に当たって麻酔料の算定できない麻酔を行った場合の薬剤料は，検査の薬剤料として算定します。

2 病理診断

病理診断は，体から採取した細胞や組織を，顕微鏡を用いて観察するものです。正常な細胞や組織には見られない形態の異常により，腫瘍等の病的状態の診断をします。

A．病理診断の基礎知識

病理診断には「**細胞診検査**」と「**病理組織検査**」の種別があります。そのほかに「**免疫染色（免疫抗体法）**」があります。

1．細胞診検査

喀痰，分泌物，尿，腹水，子宮頸管擦過等の液体や剥離細胞等の検体組織から得た細胞を顕微鏡下で観察します。検体採取にあたって患者への侵襲が少ないことや，標本作製が簡便・迅速なこと等の長所があります。悪性腫瘍等の「スクリーニング検査」として行われることが多いです。

2．病理組織検査

細胞の集まりである組織を手術や生検（診断穿刺・切除等）により採取し，組織の細胞の配列の状態等を顕微鏡下で観察します。「組織診」は悪性腫瘍等の「確定診断」に行われます。

> **ヒント** ≪病理標本作製≫
>
> **標本作製**とは，「病理組織検査」に当たって，手術材料や生検材料（切除，穿刺等により採取）を顕微鏡検査ができるように加工することをいいます。標本は下記の手順で作製します。
>
> ①**切り出し**：臓器等から病変部を切り出し組織片とします。
>
> ②**薄切り**：光が通るよう，細胞が重ならないように薄く（1mmの3/1000～8/1000くらいに）スライスします。
>
> ③**染色**：細胞核，細胞質等を青，赤等の異なる色で染め分けます。
>
> ──そのうえで，顕微鏡により拡大し，細胞，組織の形態を観察します。
>
> **備考**　「細胞診」の場合は，検体（分泌物や擦過材料等）をスライドガラスに塗布し，③**染色**へ進みます。

3．術中迅速病理組織検査，術中迅速細胞診

術中に迅速に病理診断をするものです。その診断結果を以後の手術の進め方に反映させます。たとえば，乳腺腫瘍で，手術で切除した検体について術中迅速病理検査を行い，その結果が悪性腫瘍であって腋窩部転移がある場合は，腋窩部郭清まで手術を施行します。

4．免疫染色（免疫抗体法）

形態学的観察では診断がつかない場合に，免疫抗体法（抗原抗体反応）による蛍光反応や発色反応を補助手段として用いて，病理診断をするものです（「抗原抗体反応」は本章1のAの2．参照）。

B．病理診断の算定

病理診断は，第1節病理標本作製料と第2節病理診断・判断料から構成されます。

病理診断に当たって，患者に薬剤を使用した場合や特定保険医療材料を使用した場合は，検査の部の薬剤料，特定保険医療材料料と同様に算定します（「通則1」，「通則2」，「通則3」）。

1．病理診断料（N006）について

1）病理診断を専ら担当する医師が勤務する病院または病理診断を専ら担当する常勤の医師が勤務する診療所において下記の診断を行った場合に算定できます。

N006病理診断料の「1」（組織診断料）は，N000 病理組織標本作製，N001電子顕微鏡病理組織標本作製，N002 免疫染色（免疫抗体法）病理組織標本作製，N003 術中迅速病理組織標本作製に基づく診断を行った場合または当該保険医療機関以外の医療機関で作製した組織標本を診断した場合に，「2」（細胞診断料）は，N003-2迅速細胞診，N004細胞診「2」により作製さ

検査

れた標本に基づく診断を行った場合に，各月1回に限り算定します。

　2）病理診断を専ら担当する常勤の医師が，病理診断の結果を文書により主治医等へ報告した場合は，**病理診断管理加算**（「注4」）が算定できます（届出）。また，悪性腫瘍に係る手術の検体からN000病理組織標本作製「1」やN002免疫染色（免疫抗体法）病理組織標本作製による組織標本の診断を行った場合は**悪性腫瘍病理組織標本加算**（注5）が算定できます（届出）。

> ### Check ☞
> 専任の病理医が勤務していない病院および診療所においては，N007病理判断料を算定します。

2．病理判断料（N007）について

　N004 細胞診「1」，またはN005 HER2遺伝子標本作製，N005-2 ALK融合遺伝子標本作製，N005-3 PD-L1タンパク免疫染色（免疫抗体法）病理組織標本作製，N005-4 ミスマッチ修復タンパク免疫染色（免疫抗体法）病理組織標本作製，N005-5 BRAF V600E変異タンパク免疫染色（免疫抗体法）病理組織標本作製に基づく診断を行った場合は，**病理判断料（130点）**を月1回に限り算定します。

算定ポイント【病理診断】

1．同一月に病理診断料と病理判断料を併せて算定することはできません（いずれか一方のみを算定します）。なお，病理診断料の「1」組織診断料と「2」細胞診断料は同一月に併せて算定できます。

2．①同一月内において，外来・入院を通して病理診断を行った場合，②複数の科で病理診断を行った場合のいずれにおいても，病理診断料または病理判断料の算定は月1回のみです。

3．判断料の明細書への記載は，病理診断料は 判組診 判細診 ，病理判断料は 判病判 と表示します。

4．同時に**対称器官について病理組織標本作製**を行った場合は，両側の器官の病理組織標本作製料に係る点数とします（「通則5」）。たとえば，同時に左右の卵巣の病理組織標本作製を行った場合は，左右をあわせて病理組織標本作製の所定点数を1回のみ算定します。

5．病理標本作製にあたって，検体採取を行った場合は，検査の部の第4節**診断穿刺・検体採取料**を加算します（「通則1」）（本章1のE参照）。

6．他施設に「病理学的検査」の実施を委託することができます（「通則6」）。

6-2．**デジタル病理画像による術中迅速病理組織標本作製，迅速細胞診**（「通則7」）とは，遠隔病理診断をいい，手術中に術中病理組織迅速顕微鏡検査または迅速細胞診のデジタル画像を送信して「診断」を他医療機関に依頼して行うものです。届出は送受信側の双方で行いますが，保険請求は依頼側（送信側）のみ行います。

🖩 レセプト算定事例　56

病理診断＋診断穿刺・検体採取料の算定例

　肝針生検，病理組織標本作製（組織切片）（病理医が勤務する病院で）施行，キシロカイン注ポリアンプ1％5mL1管（59円）使用，エックス線透視下，ディスポ生検針1個（1,200円）使用した場合の算定はどうなるか。なお，病理医が病理診断の結果を文書により報告した（病理診断管理加算1届出施設）。

〔レセプト記載〕

				⑥	P－肝　　　　　　1,600×1（D412経皮的針生検法）
⑥		2回	3,100		T－M（1臓器）（組織切片）
検病査理	薬剤		6		860×1（N000病理組織標本作製「1」） キシロカイン注ポリアンプ1％5mL1A　　6×1 判組診 病管1 640×1〔N006「1」520点＋「注4」イ⑴120点〕

　注1）生検針，透視の費用は経皮的針生検法の所定点数に含まれます。

　　2）明細書に穿刺部位，病理組織標本作製の検体名を明記します。

（※　練習問題は p.256掲載）

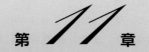

第 11 章

⑦ 画像診断

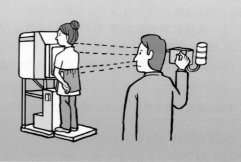

p.00/p.00は，"本書ページ数／「診療点数早見表」2024年度版ページ数" です。

　画像診断は，身体内部の状態を「画像」として表わし診断するものです。

　画像診断には，①エックス線診断，②核医学診断，③コンピューター断層撮影診断〔CT（コンピューター断層）撮影，MRI（磁気共鳴コンピューター断層）撮影等〕の種類があります。

　エックス線診断は，エックス線を発見したレントゲンの名前で知られ，レントゲンとも呼ばれます。患者の身体の内部をエックス線の通過によりフィルムに焼きつけ，画像を解析します。近年は，電子媒体に画像データを記録するデジタル撮影が多く行われます。

　CTは人体を立体的に断層撮影でき，臓器ごとにその横断面の精密な画像が描写できます。

　MRIは，放射線は使用せずに核磁気共鳴現象を画像化します。放射線を用いないため，被ばくのリスクがなく，身体の縦断面も撮影できます。

　核医学診断は，放射性同位元素（ラジオアイソトープ）を患者の体内に注入し，臓器に集積された放射性同位元素の計測により，主に腫瘍の存在等を診断します。

〔レセプト記載例〕

⑦ 画像診断		2回	242
	薬　剤		

画像診断の種類・撮影部位・回数，フィルムの種類・枚数・大きさを記載する

⑦	＊胸部単純X-P画像記録用大角1枚，デジタル撮影　　　　　172×1
	＊ 写画1　　　　　　　　　　　70×1

画像診断の費用の構成

　画像診断の費用は，次のように区分されます。

（1）（通則3）時間外緊急院内画像診断加算

（2）（通則4，5）画像診断管理加算

（3）（通則6，7）遠隔画像診断

画像診断

(4)　（第1節）エックス線診断料

(5)　（第2節）核医学診断料

(6)　（第3節）コンピューター断層撮影診断料

(7)　（第4節）薬剤料

(8)　（第5節）特定保険医療材料料（フィルムおよび特定保険医療材料）

　最初に，「通則」で定められている画像診断の全般に係る規定（加算）である「時間外緊急院内画像診断加算」，「画像診断管理加算」，「遠隔画像診断」（A～C）について説明します。

　引き続き，3つに分類される画像診断料を種類――「エックス線診断料」，「核医学診断料」，「コンピューター断層撮影診断料」（D～F）ごとに説明します。

☆画像診断に使われる用語

略　語	意　味	略　語	意　味
X－P	X線写真撮影（Xray Photograph）	CAG	頸動脈造影または冠動脈造影
X－D	X線透視診断	DIC	点滴胆囊撮影
アンギオ（AG）	血管造影撮影，動脈造影撮影	DIP	点滴腎臓撮影
スポット（SP）	狙撃撮影（特殊撮影）	HSG	子宮卵管造影撮影
トモ（TOMO）	断層撮影（特殊撮影）（Tomography）	CT	コンピューター断層撮影
ミエロ（グラフィー）	脊髄造影撮影	MRI	磁気共鳴コンピューター断層撮影

A．時間外緊急院内画像診断加算（通則3）

　入院中の患者以外の患者について，緊急のために，診療表示時間外に医療機関内において，撮影および画像診断を行った場合は，所定点数に1日につき110点を加算します。

> **Check☞**
> ①　入院中の患者は対象となりませんが，診療表示時間外に外来受診した患者に対して，画像診断の結果入院の必要を認めて，引き続き入院となった場合は算定できます。
> ②　明細書に⦅緊画⦆と表示し，撮影開始日時を記載します。
> ③　画像診断の種類は，エックス線診断，コンピューター断層撮影診断等その種類を問いません（他医にて撮影したフィルムの診断のみを行った場合は加算の対象としません）。

〔レセプト記載〕

⑦	⦅緊画⦆　○日○時○分	110×1

B．画像診断管理加算1，2，3，4（「通則4」，「通則5」）

　画像診断を専ら担当する常勤の医師が画像診断を行い，その結果を文書により報告した場合は，（1の届出医療機関については）第1節，第2節，第3節ごとに画像診断管理加算1（70点）を月1回に限り算定できます。

　画像診断管理加算2，3，4の届出医療機関については，1も届け出たものとみなされ，第1節については画像診断管理加算1（70点）を，第2，第3節については画像診断管理加算2（175点），画像診断管理加算3（235点）または画像診断管理加算4（340点）を各節ごとに月1回に限り算定できます。

《施設基準》

「1」：①放射線科を標榜する医療機関，②画像診断を専ら担当する常勤の医師が1名以上

「2」：①放射線科標榜の病院，②同医師数が1名以上

「3」：①放射線科標榜の救急救命センターを有する病院，②同医師数が3名以上

画像診断

「4」：①放射線科を標榜する特定機能病院，同医師数が6名以上

そして，「2」「3」「4」については，さらに核医学診断およびコンピューター断層診断の少なくとも8割以上を当該医師が行い，かつ，その読影結果を主治医に報告することが要件となっています。

C．遠隔画像診断（「通則6」，「通則7」）

「遠隔画像診断」（テレラジオロジー）を行った場合は，受信側医療機関（画像診断管理加算1，2，3または4の届出医療機関）が，画像診断の結果を送信側（依頼側）の医療機関に文書等で報告した場合は，受信側医療機関で画像診断管理加算1，2，3または4を月1回に限り算定できます（遠隔画像診断の届出医療機関に限ります）。

《留意事項》

受信側の医療機関における診断等の費用（画像診断管理加算等）の扱いは，送信側医療機関との合議によります。すなわち，画像診断に係る費用の保険請求は送信側医療機関（遠隔診断依頼医療機関）が一括して行い，受診側医療機関（遠隔診断実施医療機関）は，（保険請求を行わず）診断等に係る費用を送信側医療機関より受領する扱いとなります。

《施設基準》

受信側医療機関については，画像診断管理加算1，2，3または4の届出医療機関であって，特定機能病院，臨床研修指定病院，へき地医療の拠点病院・中核病院・支援病院のいずれかであることが要件となっています。

> ──**ヒント**💡──《遠隔画像診断》
> 「遠隔画像診断」はへき地などで画像診断の専門医がいない場合に，通信機器を介して画像を送信し，中核病院の専門医が画像診断を行うものです〔N003のデジタル病理画像による術中迅速病理組織標本作製，N003-2のデジタル病理画像による迅速細胞診についても同様です（病理診断「通則7」）〕。

D．エックス線診断料（第1節）

1．エックス線診断とは

体にエックス線を当てると，体を透過するエックス線量の差により，"蛍光像"が生じます。その蛍光像を直接見たり，写真撮影をして，生体の状態を診断することをエックス線診断といいます。直接見て診断するのを「透視診断」，写真を見て診断するのを「写真診断」といいます。

2．エックス線診断の種類

1．撮影方法

a．単純撮影

特殊な装置や造影剤を用いずに行う撮影方法です。骨，空気，脂肪，軟部組織などのエックス線透過度の違いにより体内構造が描出されます。頭部，胸部，腹部，骨などの撮影で行われます。

b．造影撮影

単純撮影で観察困難な臓器は，エックス線を透過しにくく，体に害のない物質（造影剤）を種々の方法（内服，注射，注入など）で，目的の臓器に送り込んで，その臓器のエックス線像を得ます。

各種撮影方法（a，b，cは単純撮影で算定）は次のとおりです。

> (a) **拡大撮影**：拡大して写すことにより，細部構造を知ることができます。
> (b) **高圧撮影**：高い電圧をかけて，骨の陰影を淡くして，それに重なる病変をとらえやすくします。
> (c) **軟部組織撮影**：低い電圧をかけて透過度を弱くし，甲状腺などの軟部組織の陰影を写し出します。
> (d) **サブトラクション処理**：血管造影フィルム（静止像）の再処理を行い，骨や組織など血管以外のものを消去して，血管をより見やすくします。

ｃ．特殊撮影

断層撮影，スポット撮影，パントモグラフィーなどがあります。

> (a) **断層撮影（トモグラフィー，TOMO）**：体のある深さの断面を鮮明に写す方法です。
> (b) **スポット撮影（SP，狙撃撮影）**：限局部位を迅速に撮影することにより，病変部の状態を観察します。フィルムを分割して使用することが多いです。
> (c) **パントモグラフィー（パノラマエックス線撮影法）**：1枚のフィルム上に上顎骨および下顎骨（歯牙含む）の全体が撮影できます。

ｄ．乳房撮影

乳房撮影専用の機器を用いて撮影します。乳房撮影は Mammo Graphy（マンモグラフィー）と呼ばれます。

２．診断方法

ａ．透視診断

蛍光像を直接見ることにより，動きを見たり，立体的な観察をすることが可能です。消化管などで行われます（現在ではエックス線テレビを利用することが多い）。

ｂ．写真診断

写真撮影は，蛍光像を直接フィルムに写す直接撮影と，蛍光像をカメラで縮小して撮影する間接撮影があります。間接撮影は連続撮影が可能で，胸部や胃の集団検診に用いられます。

写真診断は細部を観察し，また繰り返し見ることができます。

３．エックス線診断の費用の構成

図表11-1　胸部Ｘ線撮影装置

エックス線診断の費用は，次の(1)～(8)の組合わせで算定します。

(1) 透視診断料（E 000）
(2) 写真診断料（E 001）
(3) 撮影料（E 002）
(4) フィルム料（E 400）
(5) 薬剤料（E 300）
(6) 造影剤注入手技料（E 003）
(7) 特定保険医療材料料（E 401）
(8) 電子画像管理加算（第１節の通則 4）

ほかに麻酔料があります。

１．エックス線診断の算定の基本

(1) 撮影方法，撮影部位が異なる場合は，撮影方法，撮影部位ごとに一括して，診断料，撮影料，フィルム料の端数処理を行います。フィルム料の合計の１点未満の端数は四捨五入します。

(2) 撮影の種類，部位，フィルムの規格・枚数を明細書に書きます。

> **例** 胸部単純撮影（アナログ）　大角１枚使用
>
> 　　ａ．写真診断料　　　　　　　　85点〔写真診断料 E 001「1」イ〕
> 　　ｂ．撮影料　　　　　　　　　　60点〔撮影料 E 002「1」イ〕
> 　　ｃ．フィルム料　115円　→　　12点

〔レセプト記載〕

⑦ 画像診断	1 回	157	⑦	胸部単純 X-P（アナログ）　大角１枚	157 × 1
	薬剤				

注1) フィルムの価格は厚生労働大臣の定める価格によります。

　2) X-Pはエックス線写真の意

　3) 明細書には画像診断の種類と併せて「撮影部位」(胸部)を記載します〔明細書の記載は『**早見表**』p.1625コ，p.1674参照〕。

２．診断料および撮影料の算定

ａ．透視診断料　110点（E000）

　透視診断料は，透視を，診断の目的で行った場合に算定できます。撮影の位置決めや，撮影の時期決定のための透視，また処置や検査の補助手段としての透視は算定できません。

　１傷病に関する一連の透視は，時間を隔てて行う場合も１回として算定します。

ｂ．写真診断料および撮影料（E001およびE002）

　撮影の方法（①単純撮影，②特殊撮影，③造影剤使用撮影，④乳房撮影）によって，撮影料および写真診断料が区分されています。いずれも，<u>撮影料はアナログ撮影とデジタル撮影で異なります</u>。

　アナログ撮影は，フィルムに画像を映し出すものです。一方，**デジタル撮影**は，画像をフィルムに写さず，電子媒体に記録するものです（デジタル撮影については後述）。

　(a)　単純撮影で算定するもの：単純撮影のほか，高圧撮影，拡大撮影，軟部組織撮影

　(b)　特殊撮影で算定するもの：断層撮影，スポット撮影（胃，胆嚢，腸），パントモグラフィー等

　(c)　造影剤使用撮影で算定するもの：消化管，腎臓，胆嚢，膀胱などの造影のほかに，血管造影，瘻孔造影，リンパ管造影，脳脊髄腔造影，心臓形態エックス線検査等

> ---◆ **Check** ☞ ---
> ①　心臓および冠動脈造影は検査の部のD206心臓カテーテル法による諸検査の所定点数により算定し，逆行性膵胆管造影は，D308「注１」により算定します。
> ②　写真診断料および撮影料は，「フィルムへのプリントアウトを行わずに画像を電子媒体に保存した場合」も算定できます。

《撮影料の乳幼児加算》

- ・新生児加算　　　　　　　　　　：撮影料の80／100加算
- ・３歳未満の乳幼児加算　　　　　：撮影料の50／100加算
- ・３歳以上６歳未満の幼児加算：撮影料の30／100加算

　　例　４歳の幼児の胸部単純撮影（デジタル）の撮影料

　１）１枚撮影の場合　68点×1.3＝88.4→（四捨五入）→88点

　２）３枚撮影の場合　68点×1.3＋（68点×1.3×0.5）×２＝176.8→（四捨五入）
　　　→177点（最後に端数整理を行います）

ｃ．他医撮影写真診断料

　他の医療機関で撮影したフィルムについて診断した場合は，撮影部位，撮影方法（単純，特殊，造影・乳房）ごとに，写真診断料を（フィルム枚数にかかわりなく）１回算定します。

　　例　他医撮影の胃造影四ツ切６枚，スポット撮影四ツ切２枚を診断

　　⑦　他医撮影Ｘ-Ｐ診断 ⎤
　　　　胃造影，スポット　⎦　　　168（造影診断料72点＋特殊診断料96点＝168点）

　注　撮影部位，撮影方法が同じ場合であっても，別々の日に行った撮影は，各診断料を算定します。

ｄ．「エックス線診断料」の通則「３」

　同一部位を，**同時**に２枚以上，**同一方法**により撮影した場合の写真診断料・撮影料は，１枚目は所定点数により，２枚目から５枚目までは所定点数の50/100とし，６枚目以後の写真診断料・撮影料は算定しません（ただし，特殊撮影および心臓・冠動脈造影の場合を除きます）。

１．**同一部位**とは，同一フィルム面に写せる範囲をいいます。たとえば，食道・胃・十二指腸，腎と尿管，胸椎下部と腰椎上部のような場合は，各々同一部位として扱います。

２．**同時**とは，診断をするために予定した一連の経過の間をいいます。たとえば，胆嚢造影撮影の予定された30時間後の撮影は同時として扱います。ただし，胸部の単純撮影の結果，断層撮影の必要を認めて，胸部の断層撮影を行った場合は，同時とはみなしません。

３．**同一方法**とは，撮影方法別です。撮影方法は単純・特殊・造影・乳房の４つです。したがって，

各方法のなかでの方向別撮影などは別の撮影方法とはなりません。

4．写真診断料・撮影料は，（フィルムの大きさにかかわりなく）同一部位につき5枚目まで算定できます。

5．フィルム料は，2枚目以後50/100になりません。また6枚目以後も使用した枚数のフィルム料を算定できます。

以下，例題において写真診断料を㊄，撮影料を㊨，フィルム料を㋐，薬剤料を㊩と略します。

📟 レセプト算定事例 57

「通則3」の算定例①

頭部単純撮影（アナログ） 四ツ切6枚使用した場合の算定はどうなるか。

㊄$85 + 85/2 × 4 = 255.0 →$ 　　　　　255点
㊨$60 + 60/2 × 4 = 180.0 →$ 　　　　　180点
㋐$62円 × 6 = 372円 →$ 　　　　　　　37点

〔レセプト記載〕

⑰ 画像診断	1回	472	⑰ 頭部単純 X-P（アナログ） 四ツ切6枚	472× 1
	薬剤			

📟 レセプト算定事例 58

「通則3」の算定例②

胸部単純撮影（アナログ） 大角1枚，大四ツ切5枚
腹部単純撮影（アナログ） 半切2枚
上記の撮影をした場合の算定はどうなるか。

> 部位ごとに分けて計算するよ

胸部 {
㊄$85 + 85/2 × 4 = 255.0 →$ 　　　　255点
㊨$60 + 60/2 × 4 = 180.0 →$ 　　　　180点
㋐$115円 + 76円 × 5 = 495円 →$ 　　　50点
}

腹部 {
㊄$85 + 85/2 = 127.5 →$ 　　　　　　128点
㊨$60 + 60/2 = 90.0 →$ 　　　　　　　90点
㋐$120円 × 2 = 240円 →$ 　　　　　　24点
}

〔レセプト記載〕

⑰ 画像診断	2回	727	⑰ 胸部単純 X-P（アナログ）大角×1，大四×5	485× 1
	薬剤		腹部単純 X-P（アナログ）半切×2	242× 1

注　胸部と腹部は別部位となるため，診断料・撮影料，フィルム料は部位ごと，すなわち胸部，腹部ごとに算定します（フィルムの大きさごとではありません）。また，診断料，撮影料は，別々に各合計点数の小数点以下第1位を四捨五入します。

📟 レセプト算定事例 59

フィルムを2分割した場合の算定

右手単純撮影（アナログ） 六ツ切1枚（2分割），2 R
注　2 Rは2方向のこと。六ツ切1枚を2分割して，2方向撮影。
上記の撮影をした場合の算定はどうなるか。

> フィルムを分割した場合，診断料や撮影料はどうなるのかな

㊄$43 + 43/2 = 64.5 →$ 　　　　65点　（2枚分の診断料・撮影料）

㊨$60 + 60/2 = 90.0 →$ 　　　　90点

㋐$48円 × 1 = 48円 →$ 　　　　　5点　（六ツ切1枚のフィルム料）

〔レセプト記載〕

⑦ 画診 像断	1回	160	⑦ 右手単純 X-P（アナログ）　六×1，2R	160×1
	薬剤			

注1）診断料・撮影料の1枚はフィルムの大きさにかかわりありません。1枚のフィルムを2分割した場合は，2枚としての診断料・撮影料を算定します。
　2）フィルムを分割使用した場合の書き方は，六F（2分割）×1でもよいです。要は，フィルムの規格，使用枚数，診断料・撮影料の枚数が明らかであればよいです。

六ツ切1枚

	1 R 半枚	2 R 半枚

右手

e．対称部位の撮影

四肢や耳などの対称器官（対称部位）を両側別々に撮影した場合は，次のように取り扱います。

(1)　患側の対照として健側を撮影した場合は，患側と同一部位の同時撮影を行った場合と同じ取扱いとします。

(2)　両側とも疾患がある場合は，各別部位として算定します。

注　なお，この取扱いは，両側を1枚のフィルムに写しえない場合に限られます。

🖩 レセプト算定事例　60

片側に疾患がある場合に健側を併せて撮影した場合

　両膝単純撮影（アナログ）六ツ切2枚，各1R（右側が患側）を行った場合の算定はどうなるか。

> 疾患があるのは片側だけで，両側撮影した場合は？

　㊦43＋43/2＝64.5→　　　　　　　　　　　65点
　㊦60＋60/2＝90.0→　　　　　　　　　　　90点（同一部位を2枚撮影と同じ）
　㋦48円×2＝96円→　　　　　　　　　　　10点

〔レセプト記載〕

⑦ 画診 像断	1回	165	⑦ 両膝単純 X-P（アナログ）　六×2，各1R	165×1
	薬剤			

🖩 レセプト算定事例　61

両側に疾患がある場合の対称部位の算定

　両前腕単純撮影（アナログ）大四ツ切1枚（2分割），各1R（左右とも疾患あり）
　注　大四ツ切1枚を2分割して，左右の前腕を各半枚使用し1方向撮影。
　上記の撮影をした場合の算定はどうなるか。

> 両腕に疾患があって，両側撮影した場合は？

　右　｛㊦43＋㊦60＝　　　　　　103点（1枚目の診断料・撮影料）
　前
　腕　｛㋦76円/2＝38円→　　　　　4点（大四ツ切半枚のフィルム料）
　左前腕は右前腕と同じ（107点）

〔レセプト記載〕

⑦ 画診 像断	2回	214	⑦ 右前腕単純 X-P（アナログ）　大四半枚 　　 左前腕単純 X-P（アナログ）　大四半枚	107×1 107×1
	薬剤			

注1）両前腕ともに疾患があるため，左右別部位として，算定します。
　2）フィルムの使用量が半枚の場合の記載は，大四F×1/2でもよいです。

六ツ切1枚

左前腕 1R 半枚	右前腕 2R 半枚

f.「エックス線診断料」の「通則2」

同一部位を，同時に2以上撮影した場合の写真診断料は，第1の診断については所定点数により，第2の診断以後は所定点数の50/100とします。

> **Check** 🖝
>
> 異なる撮影方法で，同一部位を同時に撮影した場合に，「通則2」を適用し，第2の撮影方法の診断料は所定点数の50/100で算定します。
>
> たとえば，　①腎単純，②腎造影
> 　　　　　　①胸部単純，②胸部断層
> 　　　　　　①胃造影，②胃スポット
>
> を各同時に①②の順に撮影した場合は，②の診断料が所定点数の50/100となります。

🖩 レセプト算定事例　62

「通則2」の算定例

胸部単純（アナログ）　大角2枚
胸部断層（アナログ）　大四ツ切4枚
注　単純と断層の撮影は，予定された一連の撮影とします。
上記の撮影をした場合の算定はどうなるか。

> 撮影方法は違うけど部位が同じ場合は？

単純　診撮⑦　　　　　　　　　　　計241点

断層
- 診 96×50／100＝48点
- 撮 260点×1＝260点
- ⑦ 計304円→30点

計338点

〔レセプト記載〕

⑰ 画診 像断	1回	579	⑰	胸部単純 X-P（アナログ）大角×2 胸部断層 X-P（アナログ）大四×4	同時 579×1
	薬剤				

注1）胸部の単純撮影と断層撮影を，同時に行ったため，第2の撮影方法である断層撮影の診断料は所定点数の50/100で算定します。
　2）断層（特殊撮影）の診断料・撮影料は，フィルムの枚数にかかわらず，（同一部位）一連の撮影につき，所定点数を1回算定します。

g．基本的エックス線診断料（E004）

特定機能病院における入院患者について，エックス線診断（単純撮影）を行った場合は，基本的エックス線診断料により算定します。

基本的エックス線診断料（1日につき）
1．入院の日から起算して4週間以内の期間　55点
2．入院の日から起算して4週間を超えた期間　40点

> **Check** 🖝
>
> 基本的エックス線診断料に撮影料と診断料は含まれますが，フィルム料は含まれないため，別に算定します。

〔算定要領は，第10章検査・病理診断の ① 検査のCの3．（基本的検体検査実施料）を参照〕

画像診断

レセプト算定事例　63

入院期間によって点数が違ってくるわ

基本的エックス線診断料の算定

6月16日入院，6月25日退院。大角フィルム10枚使用した場合の算定はどうなるか。

〔レセプト記載〕

⑦⓪ 画像診断	2回	665	⑦⓪ [基エ]（10日）	55×10
	薬剤		大角フィルム10枚	115×1

h．電子画像管理加算（エックス線診断料の「通則4」）

撮影した画像を電子化して管理および保存した場合は，部位ごとに一連の撮影について，次の点数を加算します。なお，フィルム代の算定はできません。

イ　単純撮影　　57点　　ハ　造影剤使用撮影　66点
ロ　特殊撮影　　58点　　ニ　乳房撮影　　54点

Check☞

（同一の部位について）2以上の撮影を行った場合（イとロ，イとハなど）は，主たる撮影に係る点数（点数の高いほう）のみ算定します。胸部と腹部など，別部位を同時に撮影した場合は，部位ごとに算定します。

《デジタル撮影》

エックス線像を（直接エックス線フィルムに写さずに）デジタル信号化して，画像に電子処理を加えるものです。それにより下記のようなメリットが生じます。

(1) 画像加工ができます…病変部を見やすくするため，コントラストを強調したり，画像の拡大・縮小等ができます。
(2) 放射線の被曝量が少ないです…コンピューターによる濃度調節が可能なため，放射線の被曝量を少なくできます。

図表11-2　CRシステム

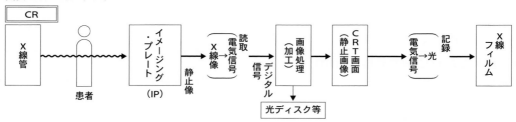

デジタル撮影は下記のような種類があります。

(a) **コンピューテッド・ラジオグラフィー法（CR）**；通常の静止像の撮影に行われます（**図表11-2**参照）。
(b) **デジタル・サブトラクション・アンギオグラフィー法（DSA）**；血管撮影（アンギオグラフィー）に行われます。サブトラクション処理をコンピューターで行い，（骨・組織等を消去し）血管像のみを連続的に透視できます。コントラストの増幅が可能なため，静脈への少量の造影剤注入により，全身の動脈の状態をとらえることもできます。
(c) **デジタル透視撮影法（IIDR）**；画像処理を加えた動態透視が（タイムラグなしに）できます。消化管などすべての臓器の透視に利用できます。

ヒント💡　《電子画像管理（加算）》

デジタル撮影した画像を電子媒体に保管する「電子画像管理」は，**フィルムの保管スペースの節約，画像データの検索が容易**等のメリットがあります。撮影した画像を「フィルム」に記録せず，モニター（受像機）にて診断を行う『フィルムレスシステム』の導入により，**フィルムの費用の節約**も図れます。
電子画像管理はCR，DSA，IIDR等において広く行われています。

画像診断

【🖩　レセプト算定事例　64】

電子画像管理加算の算定

　胸部単純撮影（デジタル）　フィルムレス２枚，電子画像管理加算ありの場合の算定はどうなるか。

単純　㊵㊴	計230点
電子画像管理加算（単純）	57点

💬 フィルムは使っていないね

〔レセプト記載〕

⑦	1回	287	⑦　胸部単純 X-P（デジタル）　フィルムレス× 2　　㊞電画
画像診断	薬剤		287× 1

　注1）電子画像管理加算は㊞電画と表示します。
　　　2）デジタル撮影を行いフィルムを使用した場合は，（撮影・診断料230点の他に）画像記録用フィルムを算定します。なお，フィルム代を算定しない場合は上記（電子画像管理加算）としての算定も可能です（合計点数の高い方を選択可）。

3．フィルム料（E400）

（1）　フィルム料は材料価格基準別表Ⅲに定めるもの（『**早見表**』p.571）によります。

（2）　フィルム料は，撮影方法，撮影部位ごとに使用したフィルムの価格を合計し，合計価格を10円で除し，1点未満の端数は四捨五入して算出します。

（3）　6歳未満の乳幼児に対して，胸部単純撮影，腹部単純撮影を行った場合は，フィルムの価格を1割増し（1.1倍）した価格により算定します。

（4）　画像記録用フィルムは，①コンピューテッド・ラジオグラフィー法撮影，②デジタル・サブトラクション・アンギオグラフィー法，③シンチグラム（画像を伴うもの）（E100），④シングルホトンエミッションコンピューター断層撮影（E101），⑤コンピューター断層撮影（E200），⑥磁気共鳴コンピューター断層撮影（E202）に用いるフィルムをいいます。

4．薬剤料（E300）

薬　剤　の　価　格	点　　　　　　　数
a　　15円以下の場合	→算定しない
b　　15円を超える場合	→投薬・注射の薬剤料と同様の端数処理（五捨五超入）

（1）　造影撮影を行った場合は，"造影剤"の費用は薬剤料として算定します。

（2）　撮影効果を上げる目的で，発泡剤などの"造影補助剤"を使用した場合は，造影剤の薬価と合算し，薬剤料として算定します。胃腸透視時のブスコパン，プリンペランの注射や胃腸透視の撮影終了後に内服する"緩下剤"等は，画像診断の部の薬剤料として算定します。

（3）　画像診断に伴い，麻酔を行った場合は麻酔の部の所定点数を算定しますが，麻酔（手技）料の算定できない麻酔の薬剤料は，画像診断の部の薬剤料として算定します。

5．造影剤使用撮影の算定

　造影剤注入の際の特定の手技については**"造影剤注入手技料"**（E003）が加算できます。

　造影剤注入手技は，①経口注入（飲む），②血管内注入，③腔内注入および穿刺注入，④内視鏡下の注入，⑤観血手術による注入の種類があります（「G　造影剤使用エックス線撮影の部位別算定要領」参照）。

6．特定保険医療材料料（E401）

　特定保険医療材料〔材料価格基準別表Ⅱに定めるもの（『**早見表**』p.969）〕を使用した場合は，材料価格を10円で除して得た点数を加算します（1点未満の端数は四捨五入）。

　明細書への記載に当たっては，〔商品名，（告示名），規格，材料価格，使用個数〕を記載します。

　≪画像診断に当たって使用する特定保険医療材料の例≫（E401）

　1）注腸造影撮影時（「注腸」に使用）

017　3管分離逆止弁付バルーン直腸カテーテル

2）血管造影撮影時（「血管カテーテル法」に使用）

①001　血管造影用シースイントロデューサーセット

②002　ダイレーター

③009　血管造影用カテーテル

④012　血管造影用ガイドワイヤー等

📟 レセプト算定事例　65

造影撮影の算定

腎盂造影撮影（IVP）（アナログ）　半切3枚，（造影剤）イオパミロン300　20mL　2瓶静注（外来，6歳以上）を使用した場合の算定はどうなるか。

診 72＋72／2×2＝144.0→		144点
撮 144＋144／2×2＝288→		288点
⑦ 計360円→		36点
薬 イオパミロン注300　20mL　　2瓶　計1,828円→		183点

〔レセプト記載〕

腎盂造影X-P（アナログ）　半切3枚⌉
イオパミロン注300　20mL　2瓶静注⌋　　651点

> 造影剤を使っているから造影剤使用撮影料と薬剤料を算定するよ

📟 レセプト算定事例　66

注腸造影撮影の算定

注腸造影撮影（アナログ）　四ツ切6枚，大四ツ切2枚，（造影剤）バリトップHD　100g

注腸，透視診断，（麻酔薬）キシロカインゼリー3mL，3管分離逆止弁付バルーン直腸カテーテル1個を使用（商品名略）した場合の算定はどうなるか。

診 撮（5枚以上）		648点
⑦ 計524円→		52点
薬 バリトップHD　100g		
キシロカインゼリー2％3mL　⌋計166.9円	→17点	
造影剤注入手技料（注腸）	300点（E003「6」イ）	
透視診断料　110×1＝	110点	
特定保険医療材料料　（材料コード017）3管分離逆止		
弁付バルーン直腸カテーテル　1個	1,120円→112点	

> 6枚目以降の写真診断と撮影料は算定できないね

〔レセプト記載〕

⑦⑩			⑦⑩	注腸造影 X-D,
画診 像断	2回 薬剤	1,222 17		X-P（アナログ）　四×6，大四×2 ⌉ 注腸注入手技料 バリトップHD　100g キシロカインゼリー2％3mL ⌋ 3管分離逆止弁付バルーン直腸カテーテル 1個（1,120円）

注腸注入手技料　……　1,110×1
キシロカインゼリー2％3mL　……　17×1
3管分離逆止弁付バルーン直腸カテーテル 1個（1,120円）　……　112×1

注　麻酔（手技）料の算定できない麻酔の薬剤料は，画像診断の部の薬剤料として算定します。

📟 レセプト算定事例　67

胃・十二指腸造影の算定（造影とスポットの一連撮影）

胃・十二指腸造影撮影（アナログ）　四ツ切4枚，六ツ切2枚，（造影剤）バリトップHD　100g，（造影補助剤）バロス発泡顆粒3g，ブスコパン注20mg1A皮下注，スポット撮影（アナログ）四ツ切（4分割）2枚，透視診断を施行した場合の算定はどうなるか。

①造影撮影

診 撮（5枚以上）		648点
透視診断料110×1＝		110点
⑦ （四ツ4枚，六ツ2枚）計344円→		34点
薬 バリトップHD　100g（148円）＋バロス発泡顆粒3g		
（44.1円）＋ブスコパン注20mg1A（59円）計251.1円→		25点

> 造影撮影とスポット撮影を同時にやっているよ

画像診断

②スポット撮影

$\begin{cases} 診撮96×50/100＝48点, 撮260点 \\ ⑦（四ツ2枚）計124円→ \end{cases}$　　　　　　　　　　　308点
　　　　　　　　　　　　　　　　　　　　　　　　　　　　12点

〔レセプト記載〕

⑦		1回	1,112	⑦	胃・十二指腸造影 X-D	
画診	薬剤		25		X-P（アナログ） 四×4, 六×2 スポット（アナログ） 四×2	1,112×1
像断					バリトップ HD 100g, バロス発泡 顆粒3g, ブスコパン注20mg1A	25×1

注1）造影撮影とスポット撮影を同時に行ったため，第2の撮影方法であるスポット撮影（特殊撮影）の診断料は，「通則2」により所定点数の50/100で算定します。
　2）診断料・撮影料およびフィルム料は，撮影方法別に造影とスポットと分けて算定します。明細書も分けて記載します。
　3）バロス発泡顆粒，ブスコパン注射は，画像診断の部の薬剤料として扱います。
　4）造影剤注入手技料は，経口注入のため，とくに算定できません。

🖩 レセプト算定事例　68

単純と造影の一連撮影

　腎尿管単純撮影（アナログ）　半切1枚,
　腎盂造影撮影（アナログ）　半切3枚, イオパミロン注300　20mL　2瓶　静注
　　注　単純と造影の撮影は，予定された一連の撮影とします。
　上記の撮影をした場合の算定はどうなるか。

①単純　診撮⑦　　　　　　　　　　　　　　計157点

②造影 $\begin{cases} 診 (72×50/100)×3＝108→108点 \\ 撮 144+144/2×2＝288→288点 \end{cases}$ ］ 396点

　　　 ⑦計360円→　　　　　　　　　　　　　36点
　　　 薬計1,828円→　　　　　　　　　　　183点

〔レセプトの記載〕

①腎尿管単純X-P（アナログ）　半切F×1　　157 ］
②腎盂造影X-P（アナログ）　　半切F×3　　　　　615 ］ 772
　イオパミロン注300　20mL　　2瓶

注（下線部）　単純撮影と造影撮影を同時に行ったため，第2の撮影方法である造影の診断料は「通則2」により所定点数の50/100で算定します〔"エックス線・CT点数早見表"の造影（その他）の診断料・撮影料の計から36点を差し引くと同結果となります。本例では，432点－36点＝396点〕。

（「エックス線診断（診断料・撮影料），フィルム料の早見表」は『**早見表**』p.572参照）

画像診断

E．核医学診断料（第２節）

1．核医学診断とは

　放射性同位元素（ラジオアイソトープ，RI）を患者の体内に注入すると，検査対象臓器にRIが集積します。臓器に集積されたRIの放出する放射能を，体外から計測します。その臓器・組織へのRIの取込み状況により，臓器の形状や腫瘍の存在，また生体の機能を調べます。

2．核医学診断の種類

1．体外からの計測による検査

(1)　シンチグラム（画像を伴うもの）（E 100）

　体内のγ線の分布状況を画像に描出し，臓器の形状，腫瘍の存在などを観察します。

　また全身シンチグラムは，１枚の画像に全身を縮小して描出し，悪性腫瘍の転移などの検索を行います（**図表11-3**）。

　血流動態シンチグラムは，心臓の血流の状態などをみます。

(2)　シンチグラム（画像を伴わないもの）（検査の部）（D 293）

　生体に吸収されたRIの時間的変化をグラフなどに表わすことにより，生体の機能をみます。甲状腺ラジオアイソトープ摂取率測定やレノグラム，肺局所機能検査，その他があります。

図表11-3　全身シンチグラム
（E 100「3」）

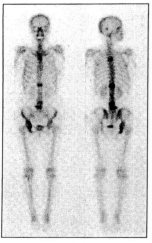

前立腺癌の骨転移
全身の前面像と後面像

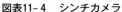

図表11-4　シンチカメラ

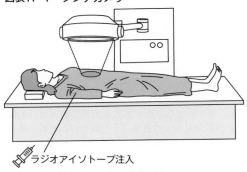

例）・クエン酸ガリウム（腫瘍の部分や炎症が
　　　起きている部分に集まる）
　　・塩化タリウム（生体状態の心筋に集まる。
　　　壊死した部分がどこか特定できる）

ラジオアイソトープ注入

2．体外からの計測によらない諸検査（検査の部）（D 292）

　赤血球寿命測定を例に掲げると，患者から血液を採取し，その血液にRIを付着させて患者の体に戻し，その後，経時的に数回採血をして血液中のRIの量を測ることで赤血球の寿命を計算します。

3．シングルホトンエミッションコンピューター断層撮影診断（SPECT）（E 101）

　略して，スペクト（SPECT）といいます。

　静注したRIの吸収度を，X線CTと同様の原理で描出します。X線CTと異なり，細かな形の変化は追えませんが，血流や細胞の活動状況を知ることができます。脳や心臓などで行われます。

4．ポジトロン断層撮影（PET）（E 101-2）（E 101-3）（E 101-5）等

　略して，PETといいます。サイクロトロン（粒子エネルギー加速装置）で生産した^{15}O，^{18}FDG等を吸入もしくは注射して^{15}O，^{18}FDG等から放出される陽電子（ポジトロン）を，ポジトロンCTカメラにより撮影し，断面像を得ます。

　形態による診断ではなく，局所血流量，局所酸素代謝量等の代謝機能による診断ができます。主に悪性腫瘍の診断に用いられます。

　PETに使用するFDG製剤等のPET用薬剤は医療機関内で製造する方法と市販の医薬品を購入する方法があります。

　E101-3，E101-4は，ポジトロン断層撮影（PET）の画像と，CTまたはMRIの画像を同一画面に重ねて描出するもので，各撮影の特性による相乗効果が得られます（**図表11-5**）。

図表11-5　ポジトロン断層撮影（E101-2，E101-3）

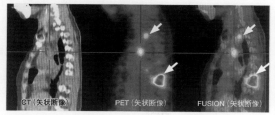

肺癌のリンパ節転移（上の矢印）と脊椎転移（下の矢印）画像。左からCT，PET，CTとPETの複合画像

3．核医学診断の費用の構成

　核医学診断の費用は，次の(1)～(5)より構成されます。

(1)　シンチグラム（画像を伴うもの）料（E100），シングルホトンエミッションコンピューター断層撮影料（E101），ポジトロン断層撮影料（E101-2），ポジトロン断層・コンピューター断層複合撮影料（E101-3），ポジトロン断層・磁気共鳴コンピューター断層複合撮影（E101-4），乳房用ポジトロン断層撮影（E101-5）

注　新生児，3歳未満の乳幼児または3歳以上6歳未満の幼児に対して行った場合，E100，E101は各所定点数の80/100，50/100，30/100を加算します。E101-2～E101-4は，各「注4」の点数を加算します。

(2)　核医学診断料（E102）

(3)　電子画像管理加算（通則3）

(4)　薬剤料（ラジオアイソトープ等の価格）

(5)　フィルム料（E400）

(6)　特定保険医療材料料

算定ポイント【核医学診断料】

1．次の核医学診断のうち，同一のラジオアイソトープを用いていずれか2以上を併施した場合は，主たる核医学診断に係る所定点数のみを算定します。
　《検査の部》
　(1)　体外からの計測によらない諸検査（D292）
　(2)　シンチグラム（画像を伴わないもの）（D293）
　《画像診断の部》
　(3)　シンチグラム（画像を伴うもの）（E100）
　　①部分（静態），②部分（動態），③全身
　(4)　シングルホトンエミッションコンピューター断層撮影診断（E101）
　(5)　ポジトロン断層撮影（E101-2）
　(6)　ポジトロン断層・コンピューター断層複合撮影（E101-3）
　(7)　ポジトロン断層・磁気共鳴コンピューター断層複合撮影（E101-4）
　(8)　乳房用ポジトロン断層撮影（E101-5）
　　なお，シンチグラム（画像を伴うもの）の①②③を（同一のラジオアイソトープを用いて）2以上併施した場合も，主たる点数により算定します。

2．**電子画像管理加算**：電子画像管理を行った場合は，一連の撮影について120点を加算します。なお，本加算を算定した場合はフィルムの費用は算定できません。

3．**核医学診断料**は，核医学診断の種類・回数にかかわらず，月1回に限り算定します。①外来・入院の両方で行った場合，②複数の診療科で行った場合——いずれも月1回のみの算定となります。
　　「1」（450点）はE101-2～E101-5（ポジトロン断層撮影），「2」（370点）はE100（シンチグラム），E101（SPECT）が各対象となります。

4．**ラジオアイソトープの注入手技料**は所定点数に含まれます。

5．シングルホトンエミッションコンピューター断層撮影診断（SPECT）（E101）において，負荷試験（運動負荷後と安静時等）を行った場合は，E101「注3」により，所定点数の50/100を加算します。

画像診断

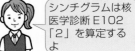
レセプト算定事例　69

シンチグラム（RI）の算定

　肝シンチグラム（静態）を行った。画像記録用フィルム大四ツ切1枚，テクネフチン酸キット1回分，ウルトラテクネカウ185MBqを使った。この場合の算定はどうなるか。

〔レセプト記載〕

⑦	2回	1,689	⑦	肝シンチグラム（静態）	
画診	薬剤	751		画像記録用　大四×1	1,319×1
				テクネフチン酸キット1回分， ウルトラテクネカウ185MBq	751×1（計7,513円）
像断				核医学診断料2	370×1

　注1）明細書には，実際に使用した薬価基準上の銘柄名を記載します。
　　2）使用されるラジオアイソトープは，上記のように複数の製品を〔使用時に「キット」と「ジェネレータ」（ウルトラテクネカウ，メジテック等）を調合して〕使用する場合と，調合済の単独の製品を使用する場合がありますので，実際に使用している医薬品の銘柄名等を確認します。
　　3）フィルムは画像記録用を使用します（レセプトに画像記録用と明記）。
　　4）明細書には画像診断の種類と併せて「撮影部位」（肝）を記載します。
　　5）MBq（メガベクレル）は，放射性医薬品の単位

> シンチグラムは核医学診断E102「2」を算定するよ

レセプト算定事例　70

シンチグラムとスペクトを併施した場合

　心筋に対して，シンチグラム（静態）とスペクトを行い，心血流の動態をシンチグラムで検査。画像記録用フィルム大四ツ切3枚，塩化タリウム-Tl201　111MBqを使用。この場合の算定はどうなるか。

　⑦　心筋シンチグラム（静態）
　　　心血流動態シンチグラム（動態）　　1,800
　　　心筋スペクト
　　　画像記録用大四ツ切3枚　　　　　　56（558円）
　　　塩化タリウム-Tl201　111MBq　　5,024（50,238.6円）
　　　核医学診断料2　　　　　　　　　　370
　注　静態シンチ（1,300点），動態シンチ（1,800点），スペクト（1,800点）のうち，もっとも高い点数1,800点のみを算定します。

F．コンピューター断層撮影診断料（第3節）

コンピューター断層撮影診断の費用は，次の(1)〜(5)より構成されます。

(1)　コンピューター断層撮影料（CT）（E200），非放射性キセノン脳血流動態検査料（E201），磁気共鳴コンピューター断層撮影料（MRI）（E202）
　　注　新生児，3歳未満の乳幼児または3歳以上6歳未満の幼児に対し行った場合は，各所定点数の80/100，50/100，30/100を加算します（ただし，頭部外傷に対してE200（CT），E201，E202（MRI）を行った場合は，「通則4」に規定する頭部外傷撮影加算を加算します）。

(2)　コンピューター断層診断料（E203）

(3)　電子画像管理加算（通則3）

(4)　薬剤料（E300）

(5)　フィルム料（E400）

(6)　特定保険医療材料料（E401）

算定ポイント【コンピューター断層撮影診断料】

1. **「通則2」**：コンピューター断層撮影（E200）および磁気共鳴コンピューター断層撮影（E202）を同一月に2回以上行った場合は，当該月の2回目以降の断層撮影の費用は，一連につき所定点数の80/100となります。

2. **電子画像管理加算**：電子画像管理を行った場合は，一連の撮影について120点を加算します。なお，本加算を算定した場合はフィルムの費用は算定できません。

3. **コンピューター断層診断料（450点）**は，実施したコンピューター断層撮影（E200〜E202）の種類，回数にかかわらず，月1回に限り算定します。なお，①外来・入院の両方で行った場合，②複数の診療科で行った場合──いずれも月1回のみの算定となります。

4. フィルム料は"画像記録用フィルム"の価格によります。

5. 造影剤注入手技料および麻酔料（閉鎖循環式麻酔を除く）は所定点数に含まれます。なお，麻酔の薬剤料は算定できます。

6. 他医療機関で撮影したコンピューター断層撮影フィルムを初診の際に診断した場合は，コンピューター断層診断料を算定できます。なお，当病院で撮影したCT・MRI等の診断を同一月に併せて行った場合でも，コンピューター断層診断料の算定は，（併せて）月1回のみです。

7. 開設者が同一である医療機関間または検査施設提供の契約を結んだ医療機関間で，CT撮影およびMRI撮影を同一月に（合わせて）2回以上行った場合は，2回目以降は一連につき所定点数の80/100として算定します（1．参照）。

Check ☞
2回目以降も造影剤使用加算（CT 500点，MRI 250点）等の「注」加算および新生児・乳幼児加算は算定できます。

1．コンピューター断層撮影（CT）

体の周囲360°からエックス線を照射し，（反対側から得られた）エックス線吸収度の数値をコンピューターで解析し，体の（その部分の）横断面の画像を描出するものです（**図表11-6**）。

診断が早くでき，苦痛や危険を伴わない特色があります。

注 脳槽CT撮影（造影含む）（CTC）は，腰椎穿刺等により脳槽に造影剤を注入し，経時的にCT撮影をすることにより，脳脊髄液の動態を観察します。

算定ポイント【コンピューター断層撮影料】

CT撮影を行い，引き続いて造影剤使用撮影を行った場合は，所定点数に500点を加算します。

ただし，経口造影剤については「造影剤使用加算」は算定できません。

2．磁気共鳴コンピューター断層撮影（MRI）

生体を強い磁場の中において電磁波を照射すると，体内の原子核が共鳴現象を起こすことを利用したものです（**図表11-6**）。エックス線CTと同様の断層画像が得られますが，次の点で異なります。

(1) 形状だけでなく，組織の活動性に基づく描写が得られます（小病巣や等濃度病巣であっても，腫瘍などの活動があれば画像に現れます。また血流の動きがわかります）。

(2) 輪切り像だけでなく，縦切り像も得られます。

(3) エックス線の被曝がなく安全です。

備考 MRアンギオグラフィー（MRA）は血管撮影を非侵襲で行うことができます。なお，MRCPは胆管膵管CTをいいます。

画像診断

図表11-6　CT，MRI 装置

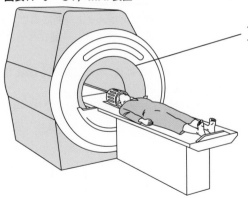

・CT はこの中がX線照射装置になっている
・MRI はこの中が磁場になっている

算定ポイント【磁気共鳴コンピューター断層撮影科】

　　MRI 撮影を行い，引き続いて造影剤使用撮影を行った場合は，所定点数に250点を加算します。
　　ただし，経口造影剤については「造影剤使用加算」は算定できません。

3．非放射性キセノン脳血流動態検査

　　非放射性キセノンガス（放射能を放出しない安定したキセノンガス，商品名ゼノンコールド）を吸入させて，頭部のコンピューター断層撮影を行うものです。同ガスを使用することにより，CT のみの場合の形態的診断に加えて，脳血流量等の機能の診断が可能となります。

📟 レセプト算定事例　71

コンピューター断層撮影診断の算定（CT のみの場合）
　　腹部を CT 撮影した（マルチスライス型ではない，画像記録用フィルム大四ツ切２枚使用）。この場合の算定はどうなるか。
　　（計算）　腹部 CT（ニ）　　　　　　　　　　　　　　　560（E 200「1」ニ）
　　　　　　画像記録用大四 F × 2　　　　　　　　　　　37（372円）
　　　　　　コンピューター断層診断料　　　　　　　　　450（E 203）
　　〔レセプト記載〕

⑦ 画診 像断	2 回	1,047	⑦	腹部 CT（ニ）　画像記録用大四 × 2	597 × 1
薬剤				CT 診断料	450 × 1

📟 レセプト算定事例　72

CT で，頭部（大四1枚），胸部（大四2枚）を同時に施行
　　頭部と胸部を CT 撮影（マルチスライス型ではない）し，画像記録用フィルム大四ツ切を，頭部に1枚，胸部に2枚使用した。この場合の算定はどうなるか。
　　⑦┌頭部・胸部 CT（ニ）　　　　　　　　560（E 200「1」ニ）
　　　└画像記録用大四 F × 3　　　　　　　　56（558円）
　　　　コンピューター断層診断料　　　　　　450（E 203）
　　注　同時に複数の部位を撮影した場合でも，所定点数を1回のみ算定します。

複数の部位を CT 撮影した場合はどうなるのかな？

📟 レセプト算定事例　73

MRI の算定
　　MRI（3 テスラ以上の機器）（共同利用施設外）で脊椎を造影撮影した（画像記録用フィルム大四ツ切7枚使用）。造影剤のガドビスト静注シリンジ7.5mL 1 筒を使用した。この場合の算定はどうなるか。
　　（計算）　脊椎造影 MRI（3 テスラ以上の機器）「ロ」　　　1,850（E 202「1」ロ1,600点＋造影剤使用加算250点）

画像記録用大四Ｆ×7 　　　　　130（1,302円）
ガドビスト静注シリンジ7.5mL　1筒 　　622（6,222円）
コンピューター断層診断料 　　　　　　450（Ｅ203）

注　静注用造影剤使用のため，MRI の所定点数に造影剤使用加算（250点）を加算します。

〔レセプト記載〕

⑦		2回	2,430	⑦	脊椎造影 MRI（3テスラ以上の機器）「ロ」	
画診	薬剤		622		画像記録用大四×7	1,980×1
像断					ガドビスト静注シリンジ7.5mL 1筒	622×1
					CT 診断料	450×1

🖩 レセプト算定事例　74

MRI を行い，同一月の後日，造影 CT を施行

　胸部に MRI（1.5テスラ以上3テスラ未満）撮影を行い，画像記録用フィルム大四ツ切7枚使用。同一月の後日，胸部に造影CT（マルチスライス型ではない）を実施し，画像記録用フィルム大四ツ切2枚と造影剤のイオパミロン注300　100mL 1瓶を使用した。この場合の算定はどうなるか。

同じ月に MRI と CT をやっているね

⑦┌胸部 MRI（2） 　　　　　　　　1,330（Ｅ202「2」）
　└画像記録用大四ツ切7枚 　　　　130（1,302円）
　┌胸部造影 CT（ニ）（2回目以降）948……（通則「2」560点×80/100＋造影剤使用加算500点）
　│画像記録用大四ツ切2枚 　　　　37（372円）
　└イオパミロン注300　100mL　1瓶　326（3,263円）
　　コンピューター断層診断料 　　　450

注　MRI と CT を同一月に施行したため，CT は「2回目以降」と表示するのが望ましいです。後者（CT）は所定点数の80/100（＋造影加算500点）で算定します。

🖩 レセプト算定事例　75

前の算定例で，「電子画像管理」（フィルムレス）の場合

⑦┌胸部 MRI（2），電画 　　　　　1,450…（1,330点＋120点）
　└フィルムレスシステム
　┌胸部造影 CT（ニ）（2回目以降），電画 1,068…（560点×80/100＋500点＋120点）
　│イオパミロン注300　100mL　1瓶　326
　└フィルムレスシステム
　　コンピューター断層診断料 　　　450

注　電子画像管理加算は電画と表示します。一連の撮影ごとに120点を1回加算します。

G.　造影剤使用エックス線撮影の部位別算定要領

備考　造影剤注入手技料は，Ｅ003（造影剤注入手技）を参照してください。

画像診断

1．消化管造影

種類（略称）	算定要領（造影剤注入方法など）
食道造影 （Oesophagus）	バリウム製剤を経口注入（0点）します。2分割撮影は2方向（R）として算定します。〔例　4/2，4ツ切（2分割）→各2Rとして算定〕
胃・十二指腸造影（GIS）	経口注入または胃十二指腸ゾンデ法（120点）により注入します。
注腸造影 （Einlauf） （Barium enema）	造影剤を肛門より大腸に注入します。（大腸造影）（注腸料300点） 前処置としての高位浣腸の手技料は注腸料に含まれます。 特定保険医療材料（材料コード017）3管分離逆止弁付バルーン直腸カテーテルを使用した場合は，その価格（材料価格1,120円）を加算します。

(1)　消化管撮影は，食道〜胃〜小腸（十二指腸）は同一部位として扱い，大腸（結腸）は別部位とし

て扱います。

> **備考** 胃の造影撮影の後，（時間を経て）小腸・大腸撮影を行った場合（追腸撮影）は，撮影料・診断料は（胃の）"同時・一連撮影"として取扱います（術前検査の一環として，とくに病名がつかない場合）。

(2) 胃の撮影で，フィルムを4分割撮影（六ツ切／4分割，四ツ切／4分割など。各6ツ切4分割，4ツ切4分割をさす）した場合は，スポット撮影（特殊撮影）として算定します。

造影撮影とスポット撮影を同時に行った場合は，第2の撮影であるスポット撮影の診断料は所定点数の50/100となります。（⊛アナログ260点・デジタル270点＋働96×50/100＝48点）（なお，スポット撮影は，胃と胆嚢および腸に限り算定できます。食道は対象となりません）

(3) 消化管造影ではほとんどのケースで透視診断を行います（透視診断はおおむね2時間につき1回算定できます）。

(4) ブスコパン，プリンペランの注射は，画像診断の部の薬剤として扱います。

> **備考** ブスコパン注：胃腸のぜん動運動を抑える目的で使用します。
> プリンペラン注：腸管内のバリウムの通過を促進させます。

2．胆嚢，胆管造影

種類（略称）	算定要領（造影剤注入方法など）
点滴静注法（DIC）	点滴静注します。外来患者で1日の注入量が500mL（6歳未満は100mL）未満の点滴静注は，点滴注射（その他の場合）の所定点数（53点）を算定します。
経皮胆管造影（PTC）	胆管穿刺により注入します（2,270点）（D314）。なお，経皮的胆管ドレナージ（PTCD）（K682-2）に伴って経皮胆管造影を行った場合は，胆管穿刺（2,270点）は別に算定できません。胆管に留置したドレーンチューブより造影剤注入を行った場合は，腔内注入料（120点）を算定します。
逆行性膵胆管造影（ERCP，EPCG）	十二指腸ファイバースコピー挿入（1,140点＋600点）により，造影剤を（経口的に）膵胆管に注入します。請求は検査の部で，D308（胃・十二指腸ファイバースコピー）「注1」として算定します（画像診断の部の診断・撮影料は算定できません。フィルム料，薬剤料のみ加算）。

3．泌尿器の造影

種類（略称）	算定要領（造影剤注入方法など）
静脈性腎盂造影（IVP，IP）	造影剤を静注します。排泄性腎盂造影ともいいます。
逆行性腎盂造影（RP）	尿道から尿管カテーテル法（1,200点）（D318）により，造影剤を腎盂尿管へ注入します。空気を注入する場合は気体腎盂造影（PP）といいます。
点滴静注腎盂造影（DIP）	造影剤を点滴静注します。腎針生検時に併施する場合があります。
膀胱造影（CG）	造影剤を経尿道的に膀胱内に注入します。造影剤を水でうすめたり，膀胱に空気を注入したりして膀胱を充満して撮影します。
尿道造影（UG）	尿道に造影剤を注入します。
精嚢腺造影	精管切開（2,550点）（K829）を行い注入します。

(1) 造影剤を尿道より注入する場合，表面麻酔（キシロカインゼリーなど使用）を行うことが多いです。表面麻酔や浸潤麻酔の場合は麻酔（手技）料が算定できないため，麻酔に伴う薬剤の費用は画像診断の部の薬剤料として算定します。

(2) 腎尿管膀胱撮影で，同時に単純撮影と造影撮影を行った場合は，第2の撮影の診断料は所定点数の50/100となります。

4．その他の部位の造影

種類（略称）	算定要領（造影剤注入方法など）
脊髄造影（Myero Graphy） 脳室造影（PVG）	腰椎穿刺注入（120点），後頭下穿刺注入，または脳室穿刺注入等のいずれかにより，造影剤を注入します。脳・脊髄腔造影の撮影料は，所定点数に148点を加算します。 　注　脳室穿刺注入は開頭術または穿頭術の後に行います。
心臓形態X線検査 （胸部バリウム撮影）	バリウムを経口注入し，食道を造影することにより，（食道の形状から）心臓形態を診断します。診断撮影料は食道造影に準じます。
リンパ管造影 （Lymph Graphy）	リンパ管切開注入（1,200点）（K626「1」）を行います。リンパ管全体を同一部位とし，一連の経過の撮影（24時間後など）を含め，同時撮影として算定します。
子宮卵管造影（HSG） （ヒステログラフィー）	子宮卵管内注入（120点）。卵管の閉塞の有無などを検索します。
嚥下造影	嚥下障害の患者について，食物が口腔，咽頭，食道を通って胃まで送り込まれる"嚥下の過程"を造影して観察します（嚥下造影240点）。

備考　気管支造影は，使用する造影剤の販売中止により，現在は行われません。

5．血管造影（Angio Graphy）

(1)　**同一部位**：（ある疾患の診断のために行った）一連の撮影は，撮影血管の数にかかわらず，血管系全体を同一部位として扱います（ただし，静脈系，動脈系は一般に別部位として扱われます）。

(2)　**薬剤**：生理食塩液（生食），ヘパリンを造影剤と併せて使用した場合は，画像診断の薬剤料として扱います。なお，生食，ヘパリンはカテーテル内の血液の凝固を阻止する目的で使用します。

(3)　**造影剤注入方法**：ダイレクト法（直接穿刺）とカテーテル法があります。

　①　**ダイレクト法（直接穿刺）**

　　血管に直接穿刺して注入します。頸部動脈（CAG，VAG）や四肢の血管撮影で行われます。注入手技料は，注射の部の動脈注射などの点数によります。

　②　**カテーテル法**

　　血管を穿刺または切開してカテーテルを挿入します（**図表11-7**）。

　　　注　カテーテル挿入に伴う切開や縫合の手技料は別に算定できません。

　a．**動脈造影カテーテル法**

　　　総頸動脈，腹部動脈，胸部動脈その他の主要血管を造影撮影した場合は1,180点を算定します。主要血管の分枝血管にカテーテルを選択的に挿入して，造影撮影を行った場合は，分枝血管の数にかかわらず，3,600点を算定します。

　　　注　主要血管を撮影せず，分枝血管のみを撮影した場合であっても，分枝血管加算はできます。
　　　　　付図　人体の構造「動脈系」（**p.238**）を参照。

　b．**静脈造影カテーテル法　3,600点**

　　　（副腎静脈，奇静脈，脊椎静脈に限ります）

　　　注　その他の静脈については，カテーテル法は算定できません。

(4)　**特定保険医療材料の使用**：カテーテル法に伴い，血管造影用カテーテル，血管造影用ガイドワイヤー，カテーテルシース，イントロデューサー，ダイレーターなどの特定保険医療材料を使用した場合は，特定保険医療材料料を算定します。

〔カテーテルシースほかの使用目的〕

(1)　カテーテルシースは，①体動による疼痛の予防，②カテーテル操作を容易にする目的で使用されます。

(2)　イントロデューサーは，カテーテルの挿入を誘導します。

(3)　ダイレーターは，穿刺または切開した血管壁の刺入口を拡張します。

画像診断

(5) **血管内手術**：血管内手術に伴う画像診断の費用は，血管内手術の所定点数に含まれます（診断料・撮影料，造影剤注入手技料は手術料に含まれます）。なお，使用した特定保険医療材料，フィルム，造影剤等の費用は，手術の部で算定します。

血管内手術の例：脳血管内手術，血管塞栓術，血管拡張術，血栓除去術，腎血管性高血圧症手術，経皮的冠動脈形成術，経皮的僧帽弁形成術など。

(6) **心・冠動脈造影**：心・冠動脈造影を行った場合は，検査の部の"心臓カテーテル法による諸検査（D206)"の所定点数により算定します。

〔**参考**〕「静脈系」（右心房，右心室，肺動脈等）は，D206「1」右心カテーテルの所定点数により，「動脈系」（左心房，左心室，肺動脈，肺静脈等）は，同「2」左心カテーテルの所定点数により算定します。

心・冠動脈造影に当たり，シネフィルムを使用した場合は，フィルムの費用は〔心臓カテーテル法による諸検査（心カテ），経皮的冠動脈形成術（PTCA）等の〕検査や手術等の所定点数に含まれ，別に算定できません。

図表11-7　カテーテル操作の手順

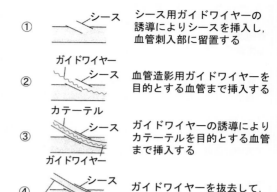

① シース用ガイドワイヤーの誘導によりシースを挿入し，血管刺入部に留置する

② 血管造影用ガイドワイヤーを目的とする血管まで挿入する

③ ガイドワイヤーの誘導によりカテーテルを目的とする血管まで挿入する

④ ガイドワイヤーを抜去して，カテーテルのみを残す

（※　練習問題は p.259掲載）

第12章

⑧⓪ リハビリテーション

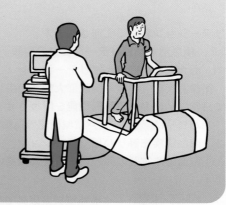

p.00/p.00は，"本書ページ数／「診療点数早見表」2024年度版ページ数" です。

　リハビリテーションとは，病気や事故などで損なわれた身体機能を，患者が通常の生活が送れるように回復するために行う治療です。

　実際に行う治療としては，身体の基本的動作能力を回復させる理学療法，応用的動作能力の回復を目指す作業療法，言語コミュニケーションの回復を図る言語聴覚療法等があります。リハビリは，理学療法士（PT），作業療法士（OT），言語聴覚士（ST）などにより行われます。

　疾患別リハビリテーション料については，疾患ごとに治療日数の上限が定められています。リハビリテーションは実施時間20分を1単位として算定されます。リハビリテーションを始める前に医師，看護師，PT，OT，ST等が共同で総合実施計画書を作成して治療計画に沿って行っていきます。

　その他の個別リハビリテーションには，摂食機能や視能訓練を行うものや，障害者，がん患者，認知症患者を対象にしたものなどがあります。

　レセプトは⑧⓪その他欄に記載します。

〔レセプト記載例〕

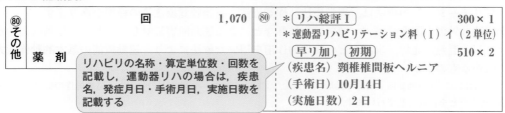

⑧⓪その他		回	1,070
	薬　剤		

リハビリの名称・算定単位数・回数を記載し，運動器リハの場合は，疾患名，発症月日・手術月日，実施日数を記載する

⑧⓪	＊リハ総評Ⅰ	300×1
	＊運動器リハビリテーション料（Ⅰ）イ（2単位）	
	早リ加 ，初期	510×2
	（疾患名）頸椎椎間板ヘルニア	
	（手術日）10月14日	
	（実施日数）2日	

A. リハビリテーションの基礎知識

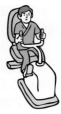

　リハビリテーションは，心大血管疾患，脳血管疾患等，廃用症候群，運動器，呼吸器等の5つの疾患群に対応した「**疾患別リハビリテーション料**」と，摂食機能訓練，視能訓練，施設入所・通院の障害者，がん患者，認知症患者等を対象とした「**個別のリハビ**

リハビリ

リテーション料」に大別されます。

1．疾患別リハビリテーションの種類

1．心大血管疾患リハビリテーション

　循環器疾患（心臓や胸腹部大動脈の疾患等）による運動機能の低下に対して，心・循環機能を高めて日常生活における運動機能を回復させます。

　リハビリは，患者の心・循環機能の運動に耐える能力に応じて，徐々に運動機能を高めていきます。

2．脳血管疾患等リハビリテーション

　①脳血管や神経の障害による運動機能の低下や，②聴覚・言語の障害等に対して機能の向上を図ります。

> **ヒント** 💡 ≪機能訓練室以外での訓練≫
>
> 　医療機関内の専門施設外で訓練を行った場合も算定が認められます。患者が機能訓練室に来て訓練を受けるよりも，病棟等での生活の中で訓練を行うほうが，ADL（日常生活動作）の向上にプラスであるということがあります。
>
> 　以前，テレビで「車椅子から立ち上がれ」という番組があり，PT（理学療法士）やOT（作業療法士）が早番，遅番のローテーションを組み，早朝から病棟で患者さんの生活——洗面，食事，歩行等——の中で訓練を行っていました。自分で歩ける，できるということが大事なのですね。

3．廃用症候群リハビリテーション

　急性疾患等に伴う安静による廃用症候群の患者に対して，動作能力・日常生活能力等の低下の回復を図ります。

> **ヒント** 💡 ≪廃用症候群（はいようしょうこうぐん）≫
>
> 　長期の臥床（がしょう）（床について寝ること）により，全身的な『使わないことによる機能退化』が起こります。これを「廃用症候群」といいます。具体的には，関節の拘縮・筋肉の衰え，心臓・肺機能および内臓機能の衰え，さらに行動意欲の衰えをもたらします。脳梗塞などの脳血管障害や転倒による骨折により，寝たきりになって廃用症候群になることが多いです。

4．運動器リハビリテーション

　骨折や関節の疾患等の運動器疾患による運動機能の低下に対して，機能の回復を図ります。

5．呼吸器リハビリテーション

　呼吸器疾患による運動機能の低下に対して，呼吸機能に応じて，日常生活における運動機能の向上を図ります。

　（各疾患別リハビリテーション料の対象疾患は『早見表』p.618の「参考」を参照）

2．リハビリテーションの療法

　リハビリテーションの療法は，理学療法，作業療法，言語聴覚療法等の種類があります。

　理学療法は外傷や脳血管障害，頸肩腕症候群などによる運動障害に対し，自動的・他動的運動と，マッサージ，温熱，光線，水治などの物理的作用を用いた療法により，運動機能の**基本的動作能力**の回復をはかるものです。

　注　具体的には，①運動範囲（関節可動域）の拡大，②筋力の増強，③耐久力の強化，④協調動作の獲得，⑤運動速度の回復などを目的として行います。

　作業療法は運動機能の**応用的動作能力**の回復を目的とする，家事用設備や日常生活動作用設備等を用いて行う作業による療法です。

　注　応用的動作能力とは，起床，食事，排泄等の日常生活動作をいいます。

　言語聴覚療法は，失語症，構音障害，言語発達障害，難聴に伴う聴覚・言語機能の障害または人工内耳埋込手術等に伴う聴覚・言語機能に障害を持つ患者に対して言語機能または聴覚機能に係る訓練を，言語聴覚士が行うものです。

B.　リハビリテーションの費用の算定

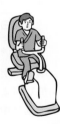

1．リハビリテーションの費用は，（第1節）リハビリテーション料，（第2節）薬剤料より構成されます（「**通則1**」，「**通則2**」）。

　　薬剤料は，薬剤の価格が15円を超える場合に算定します。

2．リハビリテーション料として掲げられていない特殊なリハビリテーションの費用は，掲載されている最も近似するリハビリテーションの所定点数により算定します（厚生労働省の準用通知によります）（**通則3**）。

3．明細書への記載

　　リハビリテーション料は，明細書の⑳その他欄に記載します。

　　算定した項目名，回数・算定単位数，合計点数を記載すると共に，「摘要」欄に**実施日数**を記載します。

　　心大血管疾患リハビリテーション料，呼吸器リハビリテーション料を算定した場合は，**対象となる疾患名**および**治療開始日**を，脳血管疾患等リハビリテーション料，廃用症候群リハビリテーション料，運動器リハビリテーション料および難病患者リハビリテーション料については，**疾患名および発症月日，手術月日，急性増悪した月日または最初に診断された月日**を，障害児（者）リハビリテーション料については，発症月日を記載します。その他の記載のしかたについては，「明細書の記載要領」に関する通知〔『**早見表**』**p.1626**（20）「サ」，**p.1678**〕を参照してください。

　　廃用症候群リハビリテーション料の所定点数を算定する場合は，「廃用症候群に係る評価表」を，毎月明細書に添付するか，または同内容を摘要欄に記載して請求します。

C.　主なリハビリテーションとその算定

1．疾患別リハビリテーション料に共通の事項

1．1単位ごとに所定点数を算定

　　患者に対して「20分以上個別療法として訓練」（1単位という）を行った場合にのみ算定できます。

　　備考　個別療法とは，理学療法士等と患者が1対1で訓練を行うことをいいます。

2．1日の算定単位数の上限（通則4）

　　患者1人につき1日6単位に限り算定します。ただし，「厚生労働大臣が定める患者」については，1日9単位を限度とします〔『**早見表**』**p.619※1**〕。

3．算定日数の上限

　　各疾患別リハビリテーション料ごとに算定日数の上限（標準的算定日数）が定められています（**図表12-1**）。ただし，「厚生労働大臣が定める患者」であって，①"治療を継続することにより状態の改善が期待できると医学的に判断される場合"または②"患者の疾患，状態等を総合的に勘案し，治療上有効であると医学的に判断される場合"は上限日数を超えて所定点数を算定できます〔『**早見表**』**p.619※2**〕。

　　備考　上記の①により，標準的算定日数を超えて算定する場合は，明細書の摘要欄に「具体的な継続の理由」を記載します。

　　標準的算定日数を超えた場合で上記の①②に該当しない場合（維持期のリハビリ）は，月13単位を限度として算定できます。

　　ただし，脳血管疾患等リハビリテーション料，廃用症候群リハビリテーション料，運動器リハビリテーション料で入院中の要介護被保険者等である場合はH001，H001-2，H002の各「注6」に掲げる低減点数により算定します。なお，要介護被保険者等の外来患者については，標準的算定日数を超

リハビリ

えた場合は算定できません。

> **備考** 1月13単位を超えた分については，保険外併用療養費の「選定療養」＜診療報酬に規定する回数を超えて受けた療養＞の対象として，患者から実費徴収をすることが認められます。

疾患別リハビリテーション料（H000〜H003）の「算定限度日数」の起算日	
H000 心大血管疾患リハ H003 呼吸器リハ	治療開始日から
H001 脳血管疾患等リハ H002 運動器リハ	発症，手術もしくは急性増悪または最初に診断された日から
H001-2 廃用症候群リハ	廃用症候群の診断または急性増悪から

> **ヒント💡** **≪リハビリの目的：急性期・回復期のリハ／維持期のリハ≫**
> リハビリテーションは，**急性期および回復期の状態に対応した**，期間・到達目標を定めた計画的なリハビリテーション（主として**身体機能の早期改善を目的とするもの**）と，**維持期の状態に対応したリハビリテーション**（主として**身体機能の維持，生活機能の維持・向上を目的とするもの**）に分けられます。
> 「急性期・回復期のリハ」は医療保険で，「維持期のリハ」は介護保険で主として担うべきものとされます。
> そのため，医療保険では標準的算定日数（上限日数）を定めています。

4．早期リハビリテーション加算および初期加算（H000，H001，H001-2，H002，H003の各「注2」「注3」）

入院中の患者に対しリハビリテーションを行った場合は，治療開始日，発症，手術または急性増悪等の日から30日に限り，「早期リハビリテーション加算」として，1単位につき25点を算定します。さらに14日以内は，「初期加算」（届出医療機関に限る）として1単位につき45点を加算します。

> **備考** いずれの加算も，慢性的疾患（廃用症候群を除く）の場合は「手術または急性増悪した場合」に限られます。

14日以内：1単位につき70点（25点＋45点）加算	15日から30日以内：1単位につき25点加算

> ＊ 初期加算の施設基準：リハビリテーション科の常勤医師が1名以上配置されていること。

脳血管疾患等リハビリテーション料，運動器リハビリテーション料における早期リハビリテーション加算および初期加算は，以下の場合は，**外来患者も対象**となります。

・脳卒中または大腿骨頸部骨折で当該医療機関または他医療機関を退院した患者で，A246「注4」地域連携診療計画管理加算を算定した患者。

「早期リハビリテーション加算」，「初期加算」の起算日	
H000 心大血管疾患リハ H003 呼吸器リハ	"発症，手術もしくは急性増悪"から7日目または治療開始日のいずれか早いものから
H001 脳血管疾患等リハ H002 運動器リハ	発症，手術または急性増悪から
H001-2 廃用症候群リハ	急性疾患等の発症，手術もしくは急性増悪または廃用症候群の急性増悪から

4-2．急性期リハビリテーション加算（H000，H001，H001-2，H002，H003の各「注4」）

入院中の重症患者（下記のいずれかに該当する患者）に対して，発症・手術・急性増悪から7日目または治療開始日のいずれか早い日から14日を限度に1単位につき50点をさらに加算します。

対象患者：①相当程度以上の日常生活能力低下を来している患者，②重度認知症で日常生活に介助が必要な患者，③特別な管理を要する処置等を実施している患者，④感染対策が特に必要な感染症・疑似症患者——のいずれかに該当する患者

5．リハビリテーションデータ提出加算（H000，H003の各「注6」，H001，H001-2，H002の各「注8」）

（A245データ提出加算の届出を行っていない医療機関において）診療報酬の請求状況，診療内容に関するデータを継続して厚生労働省に提出している場合は，リハビリテーションデータ提出加算として月1回に限り50点を加算できます。

6．施設基準

　各疾患別リハビリテーション料は施設基準に（Ⅰ）と（Ⅱ）〔脳血管疾患等リハビリテーション料，廃用症候群リハビリテーション料，運動器リハビリテーション料はさらに（Ⅲ）〕があり，届出保険医療機関のみ算定できます。

　備考　施設基準は①医師や理学療法士・作業療法士・言語聴覚士等の人員の要件と，②訓練室の面積，設備等の要件があります。

図表12-1　疾患別リハビリテーション料の種類と点数，標準的算定日数

	心大血管疾患リハビリテーション料	脳血管疾患等リハビリテーション料	廃用症候群リハビリテーション料	運動器リハビリテーション料	呼吸器リハビリテーション料
（Ⅰ）	205点	245点	180点	185点	175点
（Ⅱ）	125点	200点	146点	170点	85点
（Ⅲ）	―	100点	77点	85点	―
標準的算定日数	150日	180日	120日	150日	90日

※算定単位数，算定日数の各上限の除外対象患者（『**早見表**』p.618「参考」を参照）

> **ヒント**　≪施設基準における「専任」と「専従」の違い≫
> 　「専任の常勤医師」とは，当該医療機関に常時勤務する医師（常勤）であって，理学療法等を実施中の患者についての医学的な管理に責任を持ち，緊急事態には適切に対応できる医師をいいます。専任の医師が外来診療等を行うこと（兼任）は可能です。
> 　「専従の理学療法士等」の専従とは，もっぱら当該業務に従事することをいいます。

7．併算定が認められないもの

(1)　疾患別リハビリテーションと併せて行ったJ117～J119-4の処置の費用は，各リハビリテーション料の所定点数に含まれます（**通則5**）。

(2)　B001「17」慢性疼痛疾患管理料を算定する患者に対して疾患別リハビリテーションを行った場合，疾患別リハビリテーション料（H000～H003）の所定点数は算定できません（**通則6**）。

8．実施計画の作成，患者への説明

　リハビリテーションの実施に当たっては，医師は定期的な機能検査等をもとに，その効果判定を行い「リハビリテーション実施計画」を作成する必要があります。また，リハビリテーション開始時およびその後3カ月に1回以上患者に対して当該リハビリテーション実施計画書の内容を説明の上交付し，その写しを診療録に添付しなければなりません。

2．リハビリテーション総合計画評価料（H003-2）

　疾患別リハビリテーション料の各（Ⅰ）〔脳血管疾患等リハビリテーション料，廃用症候群リハビリテーション料，運動器リハビリテーション料については，さらに（Ⅱ）〕またはがん患者リハビリテーション料，認知症患者リハビリテーション料を算定する場合は，医師，看護師，理学療法士他の多職種が共同して「リハビリテーション実施計画」を作成し，当該計画に基づき行った当該リハビリの効果，実施方法等について共同して評価を行った場合は，1月につき所定点数を算定できます。

　脳リハ，廃用リハ，運動器リハの各（Ⅰ）（Ⅱ）の算定患者のうち，要介護被保険者等であって介護保険のリハビリへの移行が予定される患者は「2」の対象となり，それ以外の患者は「1」の対象となります。

リハビリ

レセプト算定事例　76

発症日から30日以内に運動器リハを3単位やったんだね

運動器リハビリテーション料の算定例（7月分）

⑧	＊運動器リハビリテーション料（Ⅰ）イ [早リ加]	210×3
	＊運動器リハビリテーション料（Ⅰ）イ	185×13
	大腿骨骨折，発症日6月4日，実施日数10日	
	＊リハビリテーション総合計画評価料1	300×1

注1）　疾患名，発症月日，手術月日または急性増悪した月日，実施日数を記載します。
　2）　[早リ加] は，「早期リハビリテーション加算」のレセプト記載にあたっての略称名。なお，「初期加算」の略称名は [初期]（「明細書の記載要領」に関する通知を参照）。

3．目標設定等支援・管理料（H003-4）

　要介護被保険者等に対するリハビリテーション（H001，H001-2，H002）の実施において，定期的な医師の診察等に基づき，多職種が患者と共同して患者の特性に応じてリハビリテーションの目標設定と方向付けを行い，その進捗を管理した場合に，3月に1回に限り算定できます。

　そして，要介護被保険者等に対し H001，H001-2，H002のリハビリテーションを実施する場合，各「算定限度日数」の1/3（60日，40日，50日）を経過後，過去3月以内に目標設定等支援・管理料を算定していない場合は，各リハビリテーション料の所定点数（「注6」までを適用した点数）の90/100により算定します（各リハビリテーション料の「注7」）。

D．その他のリハビリテーション料

1．摂食機能療法（H004）

　発達遅延，顎切除および舌切除の手術，または脳血管疾患等の後遺症による摂食機能障害者に対し，摂食機能の改善をはかるものです（**図表12-2**）。

　「摂食嚥下機能回復体制加算」（注3）は，鼻腔栄養を行う患者や胃瘻造設患者に対し，高い割合で経口摂取可能な状態に回復させている医療機関を評価したものです。

2．視能訓練（H005）

　斜視や弱視等の視力障害の患者に対して各種矯正訓練を行い，視力の改善をはかるものです（**図表12-3**）。

図表12-3　シノプトフォア（大型弱視鏡）を用いた両眼視機能訓練

図表12-2　ベッドでの摂食機能療法

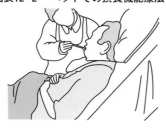

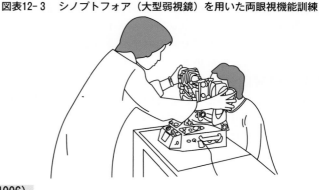

3．難病患者リハビリテーション料（H006）

　厚生労働大臣の定める施設基準届出施設において，神経難病等の患者であって，要介護の者に対して，社会生活機能の回復を目的として，リハビリテーションを行うものです。難病患者のデイケアといえます。

４．障害児（者）リハビリテーション料（H007）

　肢体不自由児施設等への入所または通所者であって「厚生労働大臣の定める患者」（別表第10の２）に対して，施設基準適合届出医療機関においてリハビリテーションを行った場合に１日６単位を限度として算定します。なお，脳血管疾患等リハビリテーション料や運動器リハビリテーション料は併せて算定できません。

５．がん患者リハビリテーション料（H007-2）

　がんの治療に際し，合併症，機能障害が生じる可能性があり，早期からのリハビリにより機能低下を抑え，また早期回復を図るものです。入院患者のみ算定でき，１日６単位を限度として算定します。

６．認知症患者リハビリテーション料（H007-3）

　重度認知症の状態にある入院患者（A314認知症治療病棟入院料算定患者または認知症に関する専門の医療機関の入院患者）に対し，個別療法を20分以上行った場合に，入院日から１年を限度として週３回に限り算定します。

　重度の認知症患者に対する短期の集中的な認知症リハビリを評価したものです。

７．リンパ浮腫複合的治療料（H007-4）

　リンパ浮腫指導管理料（B001-7）の対象となる手術等の後にリンパ浮腫に罹患した患者に対し，複合的治療を行った場合に対象となります。

８．集団コミュニケーション療法料（H008）

　聴覚・言語障害の複数の患者に対して，言語療法士が個別療法でなく集団を対象としてコミュニケーション療法を行うものです。

　〔参考〕　その他の（リハビリテーションの部以外の）リハビリテーション関係の診療報酬

・（B006-3）**退院時リハビリテーション指導料**（300点）

　　退院時に，患者又は家族等に退院後のリハビリテーションについて指導した場合

・（B007）**退院前訪問指導料**（580点）

　　入院１月超が見込まれる患者の退院前に（理学療法士等が）患家を訪問し，退院後の療養上の指導をした場合

・（C006）**在宅患者訪問リハビリテーション指導管理料**

　　在宅患者や居宅系施設入居者等に対して理学療法士，作業療法士，言語療法士等が訪問して療養上必要な指導を行うものです。

　　通院が困難な居宅患者に対して，理学療法士等を訪問させ，基本的動作能力または応用的動作能力もしくは社会的適応能力の回復を図るための訓練等について指導を行った場合

リハビリ

第13章

⑧ 精神科専門療法

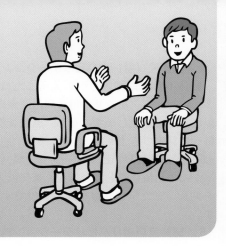

p.00/p.00は，"本書ページ数／「診療点数早見表」2024年度版ページ数" です。

　精神科専門療法は，精神疾患の患者に対して，対話や作業等を通して行う療法を総称します。

　治療法は大きく分類して，電気痙攣等人工的衝撃を与える身体療法，医師との対話による精神療法，作業やレクリエーション等の集団的・社会的行動による生活療法，主に向精神薬剤投与による薬物療法の4種類に分けられます。

　精神科専門療法は精神科標榜の医療機関で，精神科の医師が精神疾患の患者に行うのが原則ですが，一部，標準型精神分析療法，認知療法・認知行動療法，心身医学療法――は精神科以外でも算定可能です。

　レセプトは⑧その他欄に記載します。

〔レセプト記載例〕

⑧その他		9回 4,600	⑧
	薬　剤		

⑧
　＊通院・在宅精神療法「1」「ハ」
　　（1）30分以上の場合①　　　　410×1
　＊精神科作業療法（1日につき）　220×5
　＊精神科訪問看護・指導料（I）イ（1）
　　精訪看I複訪看看（1）①
　　　　　　　　　　　　　　　　1,030×3

精神

ヒント💡　≪精神疾患とは≫

　精神科専門療法の対象となる「精神疾患」は，精神障害を来す疾患を総称します。心因性，内因性，外因性に分類されます。
A　心因性：神経症や心因反応等があります。神経症は，本人の性格の偏りが主原因で，環境が及ぼす心理的原因が誘因となり，環境に不適応を起こし，不安等の症状を引き起こします。
B　内因性：統合失調症やうつ病等があります。うつ病は，抑うつ気分，精神運動制止，不安焦燥感，自律神経症状を主訴とし，社会生活に支障を起こします。
C　外因性：脳腫瘍，脳梗塞等の脳器質性疾患やアルコール，薬物，ギャンブル等の依存症など，外因性要因が原因で起こります。

A．精神科専門療法の基礎知識

　精神科専門療法において行われる①身体療法，②精神療法，③生活療法，④薬物療法について説明します。

1．身体療法

　身体に人工的に痙攣，昏睡などを起こさせ，その衝撃によって治療する方法です。

1．精神科電気痙攣療法（Ⅰ000）

　通称ECT。頭皮への通電により（意識を失い，痙攣を起こし）睡眠に入るもので，興奮状態の鎮静化の作用があり，重篤なうつ病や緊張病に有効とされます。閉鎖循環式全身麻酔による電気痙攣療法は，身体への侵襲を最少限に抑えたい場合に，無痙攣的に行われるものです。

2．経頭蓋磁気刺激療法（Ⅰ000-2）

　頭部に磁気を生成する装置を当て，反復経頭蓋磁気刺激（rTMS）を加え，特定の脳神経を活性化させるうつ病の治療法です。前頭前野の脳神経細胞を繰り返し刺激すると，その働きが活発になり，うつ病治療に有効とされます。

ヒント💡　≪身体療法≫

　昔は「マラリア発熱療法」，「インスリン衝撃療法」等がありました。これは，高熱，昏睡等を意図的に起こして，その「衝撃」により精神疾患を改善しようとするものでした。
　しかし，今は人権問題もあり行われず，身体療法は「電気痙攣療法」「磁気刺激療法」のみ行われています。

2．精神療法

　医師と患者との言語もしくは非言語的コミュニケーションにより，患者の精神の変容をはかる治療法です。言葉の効果，心理的手法を用いた治療法です。

1．入院精神療法（Ⅰ001），通院・在宅精神療法（Ⅰ002）

　精神疾患の患者や精神症状のある脳器質性障害の患者に対して，一定の治療計画に基づいて精神面から効果ある心理的影響を与えることにより，精神疾患等に起因する不安や葛藤を除去し，情緒の改善を図り洞察へと導く治療方法を総称します。

2．標準型精神分析療法（Ⅰ003）

　自由連想法で（ベッドに横たわらせ）自由に話させることにより，心の下に潜伏している"無意識の世界"を具現化します。それを認識させ，洞察させることにより，心の問題の解決をはかります。

3．認知療法・認知行動療法（Ⅰ003-2）

　うつ病等の気分障害の患者に対し，認知（行動）療法を行った場合に対象となります。外来患者のみ算定できます。
　認知（行動）療法とは，患者の環境に対する誤った考え方（**認知**）を是正することにより，**行動**を変化させる療法（トレーニング）です。

精神

4．心身医学療法（Ⅰ004）

　心理・社会的要因に基づく身体的傷病を，患者に対しての心理的影響により改善をはかります。

> ─〔ヒント💡〕─ ≪心身医学療法の「カウンセリング」≫
>
> 　心身医学療法の「カウンセリング」は，カウンセラーは患者の「共感的理解」にもっぱら努め，批判，説教，議論は一切しません。それによって「患者自らが克服していく力が湧いてくる」のを待ちます。

5．入院集団精神療法（Ⅰ005），通院集団精神療法（Ⅰ006）

　集団内の対人関係の相互作用を用いて，自己洞察の深化，社会適応技術の習得，対人関係の学習等をもたらすことにより病状の改善をはかります。

3．生活療法

　日常生活と同様の作業やレクリエーションを行わせ，目的をもった集団のなかでの行動を通して，自発性や意欲の向上，対人関係能力の回復をはかります。

1．精神科作業療法（Ⅰ007）

　手工芸，木工，印刷，農耕，園芸などの生産的作業を行わせることにより，患者に完成の喜びを与え，自発性・意欲を高め，身体生理的側面と心理社会的側面の相互作用により，「社会生活」ができるようにするものです。おもに入院患者に対して行われます。

2．レクリエーション療法

　スポーツ，演芸会，ゲームなどのレクリエーションを通して，楽しみ，喜びを与え，意欲を高め，感情の鈍麻を改善します。

> ─**Check☞**─
>
> 精神科のショート・ケア，デイ・ケア，ナイト・ケア，デイ・ナイト・ケア
> 　精神障害のある外来患者が対象となり，社会生活機能の回復を目的として，患者個々の症状に応じたプログラムを作成して1日に各3，6，4，10時間を標準として行われます。

4．薬物療法

　薬物の投与により，精神に作用を及ぼす療法です。主な薬物の種類を掲げます。

(1)　精神安定剤：緊張や不安を解消し，興奮状態を鎮静化させ，精神の安定をはかります。

(2)　抗うつ剤：意識・意欲・情動などの精神機能を高め，抑うつ状態の解消をはかります。

(3)　催眠剤：鎮静・催眠をもたらします。

(4)　抗てんかん剤：てんかんによる痙攣・意識消失発作の治療に用います。

> ─〔ヒント💡〕─ ≪向精神薬≫
>
> 　精神疾患の多くは脳内物質（セロトニン，ノルアドレナリン，ドーパミン等）の不足や過剰が原因の一つと推測され，薬物投与によりそれらの働きを強めたり，弱めたりする薬物療法が行われます。これら，精神活動に作用する薬物を「向精神薬」といいます。

B．精神科専門療法の費用の算定

1．精神科専門療法の費用は，（第1節）精神科専門療法料，（第2節）薬剤料より構成されます。

2．精神科専門療法は，標準型精神分析療法（Ⅰ003），認知療法・認知行動療法（Ⅰ003-2），心身医学療法（Ⅰ004）を除き，精神科を標榜する保険医療機関においてのみ算定できます。

3．精神科専門療法において対象とする「精神疾患」とは，ICD-10（国際疾病分類）の第5章「精神および行動の障害」（F00～F99），第6章の「アルツハイマー病」（G30），「てんかん」（G40，41），「睡眠障害」（G47）──と定義されています。

4．精神科専門療法にあたって薬剤を使用した場合は，薬剤の価格が15円を超える場合に薬剤料を算定します。なお，精神病特殊薬物療法は，投薬の部で算定します。

図表13-1　精神科専門療法一覧　　　　　　　　　　　　　　　　（明細書の項目番号は，⑧その他欄）

区分	項目名と点数	入外院来	算定要件等
I 000	**精神科電気痙攣療法**（1日に1回を限度） 　1．閉鎖循環式全身麻酔を行った場合　　2,800 　2．1以外の場合　　　　　　　　　　　150	入外	・「1」は薬剤料，特定保険医療材料以外の麻酔の費用を含む。 ・「1」のみ麻酔医加算900点
I 000-2	**経頭蓋磁気刺激療法**　　　　　　　　　2,000	入外	・届出病院のみ算定できる。 ・初回の治療から8週，計30回を限度
I 001	**入院精神療法**（1回につき） 　1．（I）　　　　　　　　　　　　　　400 　2．（II）入院の日から 　　イ　6月以内　150　　ロ　6月超　80	入 入	・入院精神療法，通院・在宅精神療法とも精神疾患や精神症状のある脳器質性障害のある患者が対象となる。 ・家族に対し行った場合も算定できる。
I 002	**通院・在宅精神療法**（図表13-2）	外	
I 002-2	**精神科継続外来支援・指導料**（1日につき）　55 　注3　療養環境支援加算　　　　　　　　40 　注4　特定薬剤副作用評価加算（月1回）　25 　注5　1処方で抗うつ薬・抗精神病薬いずれか 　　　3種類以上で（注2の場合を除く）要件を 　　　満たさない場合　50/100に減算	外	・同一日の他の精神科専門療法の併算定不可 ・初診料算定時は算定不可 ・「注2」1処方で抗不安薬・睡眠薬，抗うつ薬・抗精神病薬各3種類以上の場合は原則算定不可 ・「注3」は，保健師等による療養環境支援を行った場合
I 002-3	**救急患者精神科継続支援料** 　1．入院中（入院後6月以内）週1回　　900 　2．入院外（退院後24週限度）週1回　　300	入 外	・精神疾患を有する自殺企図等による入院患者に対して，精神科医師・看護師・精神保健福祉士等による助言・指導を行った場合　　（届出）
I 003	**標準型精神分析療法**（1回につき）　　390	入外	・精神科以外の診療科にあっても算定できる。 ・診療時間が45分超の場合に算定できる。
I 003-2	**認知療法・認知行動療法**（1日につき） 　1．医師による場合　　　　　　　　　480 　2．医師及び看護師が共同して行う場合　350	外	・診療時間が30分以上の場合。一連の治療について16回を限度として算定する。　　（届出）
I 004	**心身医学療法**（1回につき） 　1．入院中　　　　　　　　　　　　　150 　2．外来　　イ　初診時　110　　ロ　再診時　80 　注5　20歳未満　200／100加算	入外	・精神科以外の診療科にあっても算定できる。 ・初診料を算定した日は，診療時間が30分超の場合に限り算定できる。 　この場合は明細書に診療時間を記載する。
I 005	**入院集団精神療法**（1日につき）　　　100 　注1　入院の日から6月に限る。週2回を限度	入	・1回に15人を限度とし，1日1時間以上行った場合
I 006	**通院集団精神療法**（1日につき）　　　270 　注1　6月に限る。週2回を限度	外	・1回に10人を限度とし，1日1時間以上行った場合
I 006-2	**依存症集団療法**（1回につき）　（届出） 　1．薬物依存症の場合　　　　　　　　340 　2．ギャンブル依存症の場合　　　　　300 　3．アルコール依存症の場合　　　　　300	外	・「1」は，治療開始日から6月を限度として週1回。特に必要性を認める場合は，治療開始日から2年以内に限り，さらに週1回24回可 ・「2」は，治療開始日から3月を限度として2週に1回。 ・「3」は，週1回かつ計10回を限度。 ・同一日の他の精神科専門療法併算定不可
I 007	**精神科作業療法**（1日につき）　　　　220	入外	・社会生活機能の回復を目的とする。　（届出）
I 008	**入院生活技能訓練療法**（1週につき） 　入院の日から 　1．6月以内　100　　　2．6月超　75	入	・行動療法により，社会生活機能の回復をはかる。 ・1回15人を限度とし，1日1時間以上行った場合
I 008-2 I 009 I 010 I 010-2	**精神科ショート・ケア** **精神科デイ・ケア**　　　　　点数等（略） **精神科ナイト・ケア** **精神科デイ・ナイト・ケア** 　　　　（『早見表』p.669〜673）	外	・施設基準届出医療機関に限り，算定できる。 ・社会生活機能の回復を目的とする。 ・いずれかの初回算定日より1年を超えた場合は週5日を限度とする。 ・初回算定日から1年以内は「早期加算」可

精神

I 011	精神科退院指導料（入院中1回） 320 （入院1月超の患者に限る） 　注2　精神科地域移行支援加算 200	入	・家族に対し行った場合も算定できる。 ・「注2」は，入院1年超の患者，家族等に対し医師，看護師等が共同して地域移行支援を行った場合
I 011-2	精神科退院前訪問指導料 380 　注2　共同指導加算 320	入	・入院中3回限度（入院6月超が見込まれる場合は6回限度） ・「注2」は複数職種が共同で訪問指導した場合
I 012	精神科訪問看護・指導料 （点数略） ＊訪問者の職種や，週3日目まで／4日目以降あるいは30分以上／未満等により点数が細分化されている　　　　　　　　　　『早見表』p.675	外	・保健師，看護師等が訪問指導 ・（I）は入院中以外の患者または家族を訪問，（III）は同一建物居住の入院中以外の患者または家族を訪問した場合，各原則，週3回を限度 ・感染防止対策に関する加算（届出診療所に限る）（初診料の「注11」～「注13」の加算と同様の取扱い）
	注4　複数名精神科訪問看護・指導加算 略 　注5　長時間精神科訪問看護・指導加算 520 　注6　夜間・早朝訪問看護加算 210 　　　　深夜訪問看護加算 420 　注7　精神科緊急訪問看護加算　月14日目まで 265 　　　　　　　　　　　　　　　15日目以降 200 　注10　精神科複数回訪問加算 略 　注11　看護・介護職員連携強化加算（月1回） 250 　注12　特別地域訪問看護加算　所定点数の50/100加算		注13　外来感染対策向上加算（月1回6点） 　　　　さらに，発熱患者等対応加算（月1回20点） 　注14　連携強化加算（月1回3点） 　注15　サーベイランス強化加算（月1回1点） 　注16　抗菌薬適正使用体制加算（月1回5点） 　注17　訪問看護医療DX情報活用加算（月1回5点）
I 012-2	精神科訪問看護指示料 300 　注2　精神科特別訪問看護指示加算 100 　注3　手順書加算（6月に1回） 150 　注4　衛生材料等提供加算（月1回） 80	外	・精神科の医師が訪問看護ステーションに対し，精神科訪問看護指示書を交付した場合，月1回に限り算定
I 013	抗精神病特定薬剤治療指導管理料 　1．（持続性抗精神病注射薬剤） 　　イ　入院中（投与開始月とその翌月） 250 　　ロ　入院外（月1回） 250 　2．（治療抵抗性統合失調症治療薬） 500	入 外 入外	・抗精神病特定薬剤（クロザピン）を投与している統合失調症患者に対して，計画的な医学管理や指導を行った場合　　　（「2」は届出） ・薬剤の費用は投薬や注射の部で別に算定する。
I 014	医療保護入院等診療料（患者1人に1回） 300	入	・精神保健指定医が治療計画を策定し，治療管理を行った場合　　　　　　　　　　　　（届出）
I 015	重度認知症患者デイ・ケア料（1日につき）1,040 　注2　早期加算（初回算定日から1年以内） 50 　注3　夜間ケア加算 100	外	・1日6時間以上行った場合　　　　　　（届出） ・I 008-2，I 009，I 010，I 010-2のデイ・ケア等は併せて算定できない。
I 016	精神科在宅患者支援管理料 　1　精神科在宅患者支援管理料1 （点数略） 　2　精神科在宅患者支援管理料2 （点数略） 　3　精神科在宅患者支援管理料3 （点数略） 　　　　　　　　　　　　　　　『早見表』p.685 　注5　精神科オンライン在宅管理料 100	外	・精神科医療機関に通院が困難な重度の精神障害を有する外来患者に対し，多職種が連携し，定期的な訪問診療・訪問看護を実施する場合に1人につき月1回に限り算定（「1」のイ，ロは初回算定月を含めて6月限度） ・「1」は保険医療機関が単独で実施する場合，「2」は訪問看護ステーションと連携して実施する場合，「3」は「1」または「2」を算定した患者で引き続き訪問診療が必要な患者が対象（「1」または「2」の初回算定月から2年を限度）　　　　　　　　　　　（届出）

精神

1．入院精神療法（I 001）

　入院精神療法（I）は，「精神保健指定医」により長時間（30分以上）の精神療法を行った場合に算定できます。入院初期において，患者への関わりを密にして，早期退院の促進をはかろうとするものです。

2．通院・在宅精神療法（I 002）

　通院・在宅精神療法は，診療に要した時間が5分を超えたときに限り算定できます。

図表13-2　Ｉ002　通院・在宅精神療法

1．通院精神療法	2．在宅精神療法
イ　措置入院患者の退院後の支援計画に基づく　660	イ　措置入院患者の退院後の支援計画に基づく　660
ロ　初診の日に	ロ　初診の日に
60分以上　(1)指定医　600　(2)他　550	60分以上　(1)指定医　640　(2)他　600
ハ　イ，ロ以外	ハ　イ，ロ以外
(1)30分以上　①指定医　410（情357）②他　390	(1)60分以上　①指定医　590　②他　540
(2)30分未満　①指定医　315（情274）②他　290	(2)30分以上60分未満　①指定医　410　②他　390
	(3)30分未満　①指定医　315　②他　290

注1　退院後4週間以内は（1と2を合わせて）週2回，その他は（1と2を合わせて）週1回を限度
注3　**20歳未満加算**：当該保険医療機関の精神科の初診から1年以内：350点
注4　**児童思春期精神科専門管理加算**：イ　16歳未満（2年以内）500点・（他）300点，ロ　20歳未満（60分以上）1,200点（届出）
注5　**特定薬剤副作用評価加算**〔1のハ(1)，2のハ(1)(2)に限る〕：（月1回）25点
注6　1処方で抗うつ薬・抗精神病薬をいずれか3種類以上で，要件を満たさない場合50/100に減算
注7　**措置入院後継続支援加算**（1のイに限る。3月に1回）：275点
注8　**療養生活継続支援加算**：（初回算定から1年限度）（月1回）イ　500点，ロ　350点
注9　**心理支援加算**（初回算定月から2年を限度）：250点（月2回限度）
注10　**児童思春期支援指導加算**（「1」算定の20歳未満の患者に対し，多職種共同支援）：イ　1,000点，ロ　450点または250点
注11　**早期診療体制充実加算**　略（『早見表』p.657）
注12　**情報通信機器を用いた精神療法の場合**：1のハ(1)①は357点，(2)①は274点
　備考　「1」のロ，「2」のロ，ハを算定する場合は，明細書の摘要欄に診療に要した時間を記載します。

```
―〔ヒント💡〕―≪精神保健指定医≫―
　精神保健指定医は，措置入院，応急入院等の非自発的な入院（本人の同意を必要としない入院）の要否や，入院患者の行動制限の要否を判定する役割を担っています。
　措置入院，応急入院等を行う精神科病院には，常勤の精神保健指定医をおくことが，精神保健福祉法により義務付けられています〔措置入院，応急入院については，第15章，第1部，Ａ，2（入院基本料等加算）の項参照〕。
```

3．精神科退院前訪問指導料（Ｉ011-2），精神科退院指導料（Ｉ011）等

　入院期間が長期となった精神科の患者の社会復帰に当たっては，一般の患者以上に患者の周囲の環境の調整が重要であるため，精神科退院前訪問指導（料），精神科退院指導（料）等が評価されています。

C．明細書の記載例

　備考　精神科専門療法の明細書の記載の仕方については，「明細書の記載要領」に関する通知〔『早見表』p.1626　(20)「サ」，p.1682〕を参照してください。

例1）診療所（内科）の外来で，心身症の患者に初診日に心身医学療法を行った。診療時間40分。

⑳その他	1回	110	⑳	心身医学療法（初診日40分）	110×1
	薬剤				

＊　初診の日に心身医学療法を算定した日は，当該診療に要した時間を記載します。
＊　心身医学療法と特定疾患療養管理料，ウイルス疾患指導料や小児特定疾患カウンセリング料等の特定疾患治療管理料は，同一月に併せて算定できません（『早見表』p.240「特掲診療料に関する通則」参照）。

例2）60床の一般病院（内科，外科）で，標準型精神分析療法を行った。診療時間50分。

⑳その他	1回	390	⑳	標準型精神分析療法（診療時間50分）	390×1

＊　標準型精神分析療法は45分を超えた場合に算定できるため，当該診療に要した時間を記載します。
＊　心身医学療法や標準型精神分析療法は，精神科以外の診療科にあっても算定できます。

精神

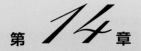

第 14 章

⑧ 放射線治療

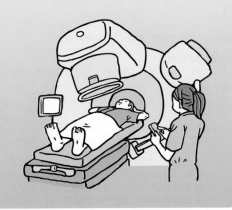

p.00/p.00は，"本書ページ数／「診療点数早見表」2024年度版ページ数"です。

　放射線治療は，各種の放射線を照射して，主として，悪性腫瘍の細胞にダメージを与え，治療することを目的とします。放射線療法は各臓器のなかのがん細胞のみに作用することを目指すため，正常な細胞への影響が比較的少ない特徴があります。手術や化学療法と併用して行う場合もあります。

　レセプトは⑧その他欄に記載します。

〔レセプト記載例〕

⑧ そ の 他	1回 2,920	⑧　＊放射線治療管理料（1門照射）（乳房）　2,700
	薬　剤	＊体外照射・エックス線表在治療（乳房）110×2
		照射部位を記載する

Ａ．放射線治療の基礎知識

1．放射線治療管理（料）（M000）

　放射線治療（放射線照射法）に当たっては，病巣（標的）に投入する放射線の線量をできるだけ多くし，それ以外の正常な組織に与える線量をできるだけ少なくする（副作用を少なくする）ことを目指します。

　照射計画作成の手順を述べますと，まず，CT画像で病巣の範囲を三次元的に確認し，次に，①放射線の入射方向，②（病巣の形態に合わせた）照射の範囲，そして，放射線の照射量のシミュレーションを行い，線量分布図を作成し，放射線の最適なかけ方を決定します。

　標的の線量を多くし，正常な組織の線量を少なくするために，多門照射や運動照射，原体照射，強度変調放射線治療などの照射法が用いられます。

　2門照射，3門照射等は，標的に対する放射線の入射方向の数をいいます（**図表14-1**）。

　放射線治療管理料は，放射線治療にあたっての放射線照射計画の作成等の放射線治療管理を評価したものです。

放射線

ヒント💡 ≪放射線の体外照射の方法≫

「対向２門照射」とは，腹部の標的に対し腹面からと背面からのように，180°対向する２門から照射することをいいます。「運動照射」は，照射口を標的の周囲を回転させながら照射する方法です。「原体照射」は，運動照射と併せて，照射口の絞りを標的の形に合わせて制御することにより，標的のみへ照射するものです。

「強度変調放射線治療」は，**専用のコンピュータを用いて，体外照射中に「多分割絞り」を変動**させ，腫瘍の形に合わせて腫瘍のみに照射し，腫瘍以外には照射しないように調節するものです。

図表14-1　Ｘ線の非対向２門照射による（体外）照射計画（線量分布図）（肺癌の例）

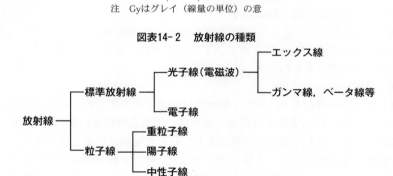

注　Gyはグレイ（線量の単位）の意

図表14-2　放射線の種類

放射線
- 標準放射線
  - 光子線（電磁波）
    - エックス線
    - ガンマ線，ベータ線等
  - 電子線
- 粒子線
  - 重粒子線
  - 陽子線
  - 中性子線

２．放射線治療の種類（図表14-2）

　放射線治療に当たっては，①電子線，②（加速した電子を金属に衝突させてできる）エックス線，③〔放射性同位元素（自然界に存在する放射線を出す物質）から発生する〕ガンマ線など，④粒子線等の放射線が利用されます。

　照射方法は次の種類があります。

１．体外照射（M001）

　体表または体内の病巣に体外より照射します。

２．密封小線源治療（M004）

　密封小線源治療は，放射性同位元素を容器に密封し，病巣の近接部に留置して放射線を照射するものです。

　(1)　外部照射：ストロンチウムなどを４cm以下の近距離または直接貼付します。

　(2)　腔内照射：子宮腔内などにラジウム管，イリジウム管などを挿入して照射します。

　(3)　組織内照射：舌がんなどの組織内にラジウム針，イリジウムなどを刺入します。

　(4)　放射性粒子照射：組織内に放射性粒子を刺入します。

　近年は，密封小線源治療の線源として，天然資源で入手しにくいラジウムなどに代わり，より安価で人工的に作れるコバルト60や医師や看護師が被曝しにくいイリジウム等に移行しつつあります。

放射線

> ┌─ **ヒント** ─┐ **≪前立腺癌に対する密封小線源永久挿入療法≫**
>
> 　前立腺癌の治療法として密封小線源（ヨウ素^{125}）永久挿入療法（M004「3」イ）があります。ヨウ素^{125}粒子80個程度を前立腺の病巣部に刺入し，永久的に埋め込むものです。
>
> 　挿入後は「放射線管理区域とした病室」に（2日程度）入院し，（埋め込んだ放射線粒子による）周囲の人への被曝線量が限度値より十分低いことを確認した後，居宅での療養とします。
>
> 　従来の「手術療法等と同等の治療効果」が得られ，侵襲が少なく，高齢者等手術が不可能な症例でも完治できます。また，手術による排尿障害，性機能障害（勃起不全）などを起こしません。

3．放射性同位元素内用療法（管理料）（M000-2）

　甲状腺癌，甲状腺機能亢進症，固形癌骨転移，B細胞性非ホジキンリンパ腫，骨転移のある去勢抵抗性前立腺癌，神経内分泌腫瘍または褐色細胞腫に対して放射性同位元素薬［ヨウ化ナトリウム（I^{131}）カプセル，ルタテラ静注他］を投与して，<u>体内から患部（甲状腺等）に放射線照射</u>し治療します。なお，治療に用いる放射線同位元素医薬品は，投薬や注射の部で算定します。

3．その他の放射線治療等

1．ガンマナイフによる定位放射線治療（M001-2）

　頭蓋内病変部の周囲に200個余の放射性同位元素（コバルト線源）を置いて，病巣部一点にガンマ線ビームを集中して照射します（**図表14-3**）。この方法により，大量の線量を患部に照射することができ，脳深部の腫瘍や動静脈奇型，動脈瘤等の治療に有効です。

図表14-3　ガンマナイフの仕組み

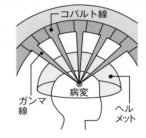

2．直線加速器による放射線治療（M001-3「1」）

　頭頸部腫瘍や体幹部腫瘍等に対し，放射線発生装置（直線加速器）で発生させたエックス線ビームによって，1回で集中的に大量照射を行い，腫瘍巣を破壊するものです。

3．粒子線治療（M001-4）

　重粒子線治療と陽子線治療があり，重粒子線治療は手術による根治的な治療法が困難な骨軟部腫瘍等に対し行った場合，陽子線治療は小児腫瘍（限局性の固形悪性腫瘍に限る），手術による根治的な治療が困難な肝細胞癌等に対して根治的治療法として行った場合に対象となります。

　粒子線治療の特徴：光子線（エックス線，ガンマ線等）や電子線を体外から照射すると体の表面近くで線量が最大となり，それ以降は深さとともに減少していきます。一方，粒子線はそのエネルギーによって体内に入る深さ（飛程）が定まり，その飛程の終端近くでエネルギーを急激に放出して止まります。

　粒子線治療は，この現象を利用して<u>体表面からの道筋にある正常な細胞にあまり影響を与えず，腫瘍細胞だけを殺傷することができる</u>特徴があります。

4．ホウ素中性子捕捉療法（M001-5）

　中性子捕捉療法（BNCT）は，点滴投与したホウ素薬剤が腫瘍細胞に取り込まれ，照射した中性子と反応して生じた「核分裂エネルギー」により，腫瘍細胞のみを選択的に破壊する療法です。

　多くの場合1回の照射で治療が完結します。切除不能な局所進行または局所再発の頭頸部癌の患者が対象となります。

　　備考　中性子線発生装置は，近年（原子炉からの発生でなく）病院に併設可能な「加速器ベースの照射システム」が開発されました。

5．全身照射（M002）

　全身照射は，造血幹細胞移植（骨髄移植，末梢血幹細胞移植，臍帯血移植）を行う前に患者の病的造血幹細胞を破壊しておく必要があるために行われます。

6．電磁波温熱療法（M003）

　がん細胞が高温に対して弱い性質を利用して，がん細胞を縮小，死滅をはかります。

放射線

7．血液照射（M005）

血液照射は，輸血後移植片対宿主反応（GVHD）予防のために医療機関で輸血用血液に対して放射線照射を行うものです。

すなわち，GVHD（輸血した血液中のリンパ球が，患者の体組織を異物とみて攻撃する反応。患者の免疫力の低下時などに発症する）を予防するために，（輸血する血液に）あらかじめ放射線照射を行い，白血球（リンパ球）の活性を低下させ，GVHD の発症を抑制します。

> **Check** ☞
> ① 凍結血漿は（リンパ球を含まないため），血液照射の対象としません。
> ② 未照射血液製剤を医療機関が購入し照射した場合に加算できます。照射済血液製剤を購入し，使用した場合は加算できません（第8章輸血の項参照）。

B．放射線治療の費用の算定

1．特殊な放射線治療の費用：放射線治療料の項に掲げられていない特殊な放射線治療の費用は，掲載されているもっとも近似する放射線治療の所定点数により算定します（準用通知による）**（通則2）**。

2．小児放射線治療加算（通則3）：15歳未満の者に対して放射線治療（M001-4，M001-5，M005を除く）を行った場合は，下記の加算ができます。

対　　象	新生児	3歳未満の乳幼児（新生児を除く）	3歳以上6歳未満	6歳以上15歳未満
所定点数の加算割合	80/100	50/100	30/100	20/100
レセプト表示	ⓝ新	乳幼	幼児	小児

3．M000放射線治療管理料

1）M001体外照射，M004密封小線源治療の「1」外部照射，同「2」腔内照射，同「3」組織内照射に当たり，線量分布図に基づき，照射計画を作成した場合は，**放射線治療管理料**（M000）を2回を限度として算定します。

> **Check** ☞
> 画像診断を実施し，その結果に基づき線量分布図を作成した場合は，画像診断の費用は，放射線治療管理料と別に算定できます。

2）高エネルギー放射線治療，強度変調放射線治療の際に，放射線治療を専ら担当する医師による放射線科的管理が行われた場合は，M000「注2」**放射線治療専任加算**を算定します（施設基準届出医療機関）。

　放射線治療専任加算は，放射線治療を専ら担当する，5年以上の経験を有する，常勤の医師および診療放射線技師が各1名以上いること等が要件となっています（**『早見表』p.1445**）。

3）放射線治療専任加算届出医療機関において，M001「2」（高エネルギー放射線治療），同「3」（強度変調放射線治療）を実施した場合は，**外来放射線治療加算**（M000「注3」）として，1日につき1回100点加算できます。なお，他医療機関入院中の患者について，M001「3」を行う場合も算定できます。

　備考　放射線治療管理料を算定しない日についても，当該加算のみを算定できます。

4）届出医療機関において，緊急時に放射線治療計画を他医療機関と連携して作成した場合に，**遠隔放射線治療計画加算**（「注4」）として，1回に限り，2,000点が算定できます。

放射線

4．M001体外照射

1）M001「2」高エネルギー放射線治療は，年間実施症例数が100以上であることが要件となっています。

当該施設基準を満たさない場合は所定点数の70％に相当する点数により算定します。

> 備考　この場合の症例数は，当該年に新たに開始された症例を指し，前年から一連として続けられている症例を含みません。

2）疾病，部位または部位数にかかわらず，体外照射（M001）については，"1回につき"所定点数を算定します。

なお，体外照射において，同一部位に対する「**1日2回以上の照射**」は，"悪性腫瘍細胞の方が正常な細胞よりも照射後の回復が遅い"性質を利用し，悪性腫瘍細胞がまだ回復しない間に2回目の照射を行うものです。「同一部位」について1回目と2回目の照射間隔が2時間を超える場合は，「イ」の所定点数を2回算定できます。

なお，1回目と「異なる部位」について2回目の照射を行う場合は「ロ」の所定点数を算定します。

5．M004密封小線源治療："一連につき"所定点数を算定します。

6．電磁波温熱療法（M003）：併用した放射線治療（体外照射など）の費用は別に算定できます。

7．明細書への記載：⑧その他欄に㉚と表示して，回数および点数を記載します（摘要欄には，放射線治療の名称，回数，点数を記載します）。

8．放射線治療〔高エネルギー放射線治療装置（直線加速器），ガンマナイフ装置を使用する場合に限る〕に当たり，当該放射線治療機器の安全管理，保守点検等を行う体制がある医療機関については，**B011-4 医療機器安全管理料「2」**（一連につき1,100点）が別に算定できます。

レセプト算定事例　77

放射線治療管理料，高エネルギー放射線治療

下記の事例について，算定はどうなるか（食道癌の入院患者の場合）。

1．線量分布図を作成し，照射計画を作成した（非対向2門照射）。
　注　放射線治療管理料および放射線治療専任加算の施設基準届出医療機関

2．高エネルギー放射線治療（非対向2門照射）を食道（癌）に対して行い，同一日に同一部位に，2時間超の間隔を空けて，2回目の照射を行った。
　注　高エネルギー放射線治療の施設基準届出医療機関

実施日：7日，10日，13日

〔レセプト記載〕（摘要欄）

⑧	1．＊放射線治療管理料（非対向2門照射）（食道）	3,100×1
	放射線治療専任加算	330×1
	2．＊高エネルギー放射線治療（非対向2門照射）（食道）（11：30～11：40）（7日）	1,320×1
	＊高エネルギー放射線治療（非対向2門照射）（食道2回目）（14：30～14：40）（7日）	1,320×1
	＊高エネルギー放射線治療（非対向2門照射）（食道）（10：50～11：00）（13日）	1,320×1
	＊高エネルギー放射線治療（非対向2門照射）（食道2回目）（14：20～14：30）（13日）	1,320×1

注　高エネルギー放射線治療の2回目が「同一部位で間隔が2時間超」の場合は，1回目の所定点数（1320点）が算定できます。その場合，レセプト摘要欄に1回目及び2回目の照射の開始時刻及び終了時刻を記載します。

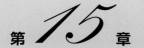

第 *15* 章
基本診療料（⑨⓪　入院料等）

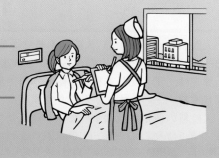

p.00/p.00は，"本書ページ数／「診療点数早見表」2024年度版ページ数"です。

入院医療は，医師がその必要性を認め，本人の同意を得たうえで行われます。

入院患者に対する基本診療料である入院料は，入院基本料，入院基本料等加算，特定入院料，短期滞在手術等基本料から構成されます。

入院料の算定は，入院後7日以内に「入院診療計画書」を患者に交付し，病名・推定入院期間・診療予定等を説明することが要件とされます〔第2部入院料等「通則7」（『早見表』p.66）〕。

入院基本料は，一般に入院の早い時期は初期加算といって当初は高い点数が設定され，14日を超え，30日を超え——とだんだん低くなります。これは入院初期の手厚い看護・医師による管理を評価したものであるとともに，不要な長期入院を防ぐことにもつながります。

入院料は「1日につき」算定され，入院日も退院日もそれぞれ1日として数えます。1日の定義は午前0時を境にリセットされるので，退院が午前中早い時間でも1日分の入院料を請求します。

入院基本料等加算には様々な項目がありますが，初日のみの加算，入院中1回限り，14日以内，入院中毎日——のように，算定できる日数は様々です。

特定入院料は，集中治療室に入院し，特別な高度の治療を必要とする患者や，特殊疾患，認知症等特定の患者を対象とする病棟についての入院料で，包括的点数（検査料などがあらかじめ含まれている扱い）となっています。

〔レセプト記載例〕

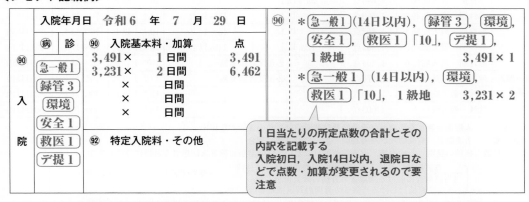

注　A205救急医療管理加算は，明細書の記載要領通知（『早見表』p.1638）により，別途記載要領が定められています。

1 入院料

1．入院料は，①第1節 入院基本料，②第2節 入院基本料等加算，③第3節 特定入院料，④第4節 短期滞在手術等基本料から構成されます。

2．算定は，①入院基本料＋入院基本料等加算，②特定入院料＋入院基本料等加算，③短期滞在手術等基本料——のいずれかとなります。

3．入院料の所定点数はすべて“1日につき”の点数です。

　例　午後9時入院し，翌日午前10時退院の場合は，（午前0時より2日目となり）2日分の入院料を算定します。

　備考　同一医療機関内で病棟（病室）を移動した日の入院料は，移動先の病棟（病室）の入院料により算定します。

4．原則として，入院診療計画，院内感染防止対策，医療安全管理体制，褥瘡対策，栄養管理体制，意思決定支援，身体的拘束最小化についての厚生労働大臣が定める基準を満たす場合に限り，入院料の算定ができます（通則7）。

　備考　診療所については，栄養管理体制は入院料算定の要件とはされません。また病院において栄養管理体制の基準のみ満たせない場合の取扱いが入院料の「通則8」に示されています。

A．入院料の構成

1．入院基本料（A100〜A109）

入院基本料は，入院環境，看護，医学管理等の入院医療の体制を総合的に評価したものです。

1．類型別設定

入院基本料は医療機関の機能，体制等に応じて，病棟等の類型別に区分されます。

［病院］	A100　一般病棟入院基本料
	A101　療養病棟入院基本料
	A102　結核病棟入院基本料
	A103　精神病棟入院基本料
	A104　特定機能病院入院基本料
	A105　専門病院入院基本料
	A106　障害者施設等入院基本料

［診療所］	A108　有床診療所入院基本料
	A109　有床診療所療養病床入院基本料

各入院基本料は①看護配置基準，②看護師比率，③平均在院日数等によりさらに区分されます。

例　「一般病棟入院基本料」の場合〔急性期一般入院料1〜4の「必要度評価」の数値は，許可病床200床以上の場合（かっこ内は200床未満の場合）〕

入院料等

	種別	基本点数	必要度評価 I	必要度評価 II	看護配置	看護師比率	平均在院日数
急性期一般入院基本料	急性期一般入院料1	1,688点	①21%，②28%以上	①20%，②27%以上	7：1以上	70%以上	16日以内
	急性期一般入院料2	1,644点	22%以上	21%以上	10：1以上	70%以上	21日以内
	急性期一般入院料3	1,569点	19%以上	18%以上	10：1以上	70%以上	21日以内
	急性期一般入院料4	1,462点	16%以上	15%以上	10：1以上	70%以上	21日以内
	急性期一般入院料5	1,451点	12%以上	11%以上	10：1以上	70%以上	21日以内
	急性期一般入院料6	1,404点	必要度評価実施		10：1以上	70%以上	21日以内
地域一般入院基本料	地域一般入院料1	1,176点	必要度評価実施		13：1以上	70%以上	24日以内
	地域一般入院料2	1,170点			13：1以上	70%以上	24日以内
	地域一般入院料3	1,003点			15：1以上	40%以上	60日以内

①看護配置　　：入院患者数と看護職員（看護師及び准看護師）数の実質的な比率

②看護師比率　：看護職員（看護師及び准看護師）数中の看護師の割合

③平均在院日数：病棟の種別（一般病棟，療養病棟等）ごとに，保険診療に係る入院患者を基礎に算出します。

$$\frac{\text{当該病棟における直近3カ月間の在院患者延日数}}{(\text{当該病棟における当該3カ月間の新入棟患者数}) + \text{当該病棟における当該3カ月間の新退棟患者数}) / 2} = \text{平均在院日数（小数点以下切上げ）}$$

④必要度評価　：「重症度，医療・看護必要度評価票」（『早見表』p.1098）による基準を満たす患者の割合を示す（IかIIを選択）。

2．入院期間に応じた加算

一般病棟入院基本料の場合

①入院後～14日　450点加算／日　　　②15日～30日　　192点加算／日

入院期間に応じた加算の例［急性期一般入院料6の場合］

入院期間	一般病棟入院基本料 ・急性期一般入院料6	加算	入院基本料
14日以内	1,404点	＋450点	1,854点
15日から 30日以内	1,404点	＋192点	1,596点
30日を超え た期間	1,404点	0	1,404点

2．入院基本料等加算（A200～A252）

入院基本料等加算は，入院基本料や特定入院料の種別により，加算できる入院基本料等加算が限定されています（『**早見表**』p.110，表参照）。

医療機関の機能，体制等に応じて，加算項目が設定されています。

◎入院基本料等加算

1）下記の表で，特に記すもの以外は「1日につき」の算定です。

2）［届出不要］と記してあるもの以外は，届出が必要です。

【院内体制】
A200　総合入院体制加算（14日限度）：総合的かつ専門的な急性期医療を24時間提供できる体制および医療従事者の負担の軽減・処遇の改善に資する体制等を評価したものです（全患者対象）。

A200-2　急性期充実体制加算（14日限度）：高度かつ専門的な医療および急性期医療の提供体制を評価（全患者対象）。

A204　地域医療支援病院入院診療加算（入院初日）：地域医療支援病院に入院した全患者について算定。［届出不要］

A204-2　臨床研修病院入院診療加算（入院初日）：全患者対象［届出不要］。

A204-3　紹介受診重点医療機関入院診療加算（入院初日）：紹介重点医療機関（初診料の項参照）において算定（全患者対象）。

A207　診療録管理体制加算（入院初日）：①診療記録管理者の配置，②診療記録の疾病別検索抽出が可能なこと，③患者へ診療情報の提示を行っていること等が要件です（全患者対象）。

A207-2　医師事務作業補助体制加算（入院初日）：勤務医の負担軽減・処遇の改善のため，医師事務負担の補助の体制がある場合（全患者対象）。

A233　リハビリテーション・栄養・口腔連携体制加算：急性期病棟において，ADLの維持・向上等を目的にリハビリ・栄養管理・口腔管理に係る計画を作成した日から14日を限度として1日につき算定（全患者対象）。

A234　医療安全対策加算（入院初日）：医療安全管理者を配置し，組織的，継続的な医療安全対策を実施することが要件です（全患者対象）。

A234-2　感染対策向上加算（入院初日）：専任の感染管理者を配置し，組織的な感染防止対策を実施します（全患者対象）。

A234-3　患者サポート体制充実加算（入院初日）：患者相談窓口を設置し，患者や家族等の支援を行います（全患者対象）。

A234-4　重症患者初期支援充実加算（3日限度）：救命救急入院料，特定集中治療室管理料等を算定する場合に，「入院時重症者対応メディエーター」が医師・看護師等とともに，患者・家族等に対して支援する体制を評価。

A234-5　報告書管理体制加算（退院時1回）：医療安全の一環として，画像診断報告書・病理診断報告書の遅延防止の体制を評価（全患者対象）。

A243　後発医薬品使用体制加算（入院初日）：後発医薬品に係る情報を収集し後発医薬品の採用を決定する体制のある医療機関を評価したもの。DPC対象病棟に入院している患者も含まれる（全患者対象）。

A244　病棟薬剤業務実施加算（「1」週1回，「2」1日につき）：病棟ごとに専任の薬剤師を配置し，薬剤関連業務を実施します（全患者対象）。

A245　データ提出加算（「1」「2」入院初日，「3」「4」90日超えるごとに1回）：DPCデータを的確に厚労省に提出している病院で，DPC包括算定患者以外の患者について加算します。

A252　地域医療体制確保加算（入院初日）：地域の救急医療体制，周産期医療体制または小児救急医療体制において重要な機能を担うとともに，病院勤務医の負担の軽減・処遇の改善に資する取り組みを評価するものです（全患者対象）。

【乳幼児】
A208　乳幼児加算・幼児加算：乳幼児加算は3歳未満，幼児加算は3歳以上6歳未満の場合。外泊の場合は算定できません。

【看護要員の配置】
A207-3　急性期看護補助体制加算（14日限度）：「看護補助を必要とする状態」にある7対1または10対1入院基本

入院料等

料を算定する急性期医療を行う病院が対象となります（全患者対象）。

A207-4　看護職員夜間配置加算（14日限度）：7対1，10対1入院基本料を算定する急性期医療を行う病院で，看護職員（看護師・准看護師）の手厚い夜間配置を評価（全患者対象）。

A213　看護配置加算：看護師比率が40％以上と規定される入院基本料を算定する病棟で，70％を超えて配置した場合（全患者対象）。

A214　看護補助加算：当該加算を算定できる病棟（7対1，10対1看護配置の場合，原則算定不可）において，看護補助者の配置基準に応じて加算（全患者対象）。

【療養環境】

A219　療養環境加算：病棟単位で1床当たりの平均床面積が8㎡以上である場合。

A220　HIV感染者療養環境特別加算（個室・2人部屋）：［届出不要］

A220-2　特定感染症患者療養環境特別加算（個室・陰圧室）：感染症法に基づく二類～五類感染症等の患者を個室または陰圧室に入院させた場合［届出不要］。なお，A210「2」二類感染症患者入院診療加算との併算定は可能［届出不要］。

A221　重症者等療養環境特別加算（個室・2人部屋）：医療上の必要から個室・2人部屋に入院した場合。地方厚生（支）局長に届け出た病床に限ります。

A221-2　小児療養環境特別加算（個室）：15歳未満の患者で，他患者への感染，または他患者からの感染の危険性が高いため個室に入院させた場合に算定できます［届出不要］。

A222　療養病棟療養環境加算，A222-2　療養病棟療養環境改善加算：（略）

A223　診療所療養病床療養環境加算，A223-2　診療所療養病床療養環境改善加算：（略）

【特殊病室（病棟）】

A211　特殊疾患入院施設管理加算：重度の肢体不自由児（者），脊髄損傷等の重症の障害者，筋ジストロフィー患者または神経難病患者を主として入院させている病棟または有床診療所が対象（当該病棟の全患者について算定可）。

A224　無菌治療室管理加算：白血病，再生不良性貧血などの患者に対し，必要があって無菌治療室管理を行った場合（一連の治療につき90日を限度）。

A225　放射線治療病室管理加算：悪性腫瘍のため，密封小線源または治療用放射線同位元素による治療を受けている患者を入院させる病室において，放射線被曝による人体への被害を最小限にするための，放射線に係る管理を行っている場合［届出不要］。

【難病・重症・特殊疾患等】

A205　救急医療管理加算（入院した日から起算して7日を限度）：都道府県の医療計画に記載される救急医療機関に緊急入院した重症患者について加算対象となります。

A205-2　超急性期脳卒中加算（入院初日）：脳梗塞患者に対し発症後4.5時間以内にアルテプラーゼ製剤（t-PA）を投与した場合，または他医療機関の外来で当該製剤を投与後に転医入院した場合。

A209　特定感染症入院医療管理加算：感染症法三類～五類等の患者に対し，適切な感染防止対策を実施した場合に7日を限度（ただし，疑似症患者は初日のみ，また特に感染の恐れが高い患者は7日に限らない）として算定します（届出不要）。

A210　難病等特別入院診療加算「1」**難病患者等入院診療加算**：神経難病患者または（開胸心手術または直腸悪性腫瘍患者の術後に発症した）MRSA感染症患者であって日常生活動作に著しい支障がある場合，またはエイズ患者もしくはHIV感染者が算定対象。

「2」**二類感染症患者入院診療加算**：感染症法に基づく第二種感染症指定医療機関に入院した二類感染症患者等が対象［「1」「2」とも届出不要］。

A212　超重症児（者）入院診療加算・準超重症児（者）入院診療加算：別に厚生労働大臣が定める状態が6月以上継続している患者等が対象。当加算は，看護要員が常時監視する病態がある場合に，通常の入院基本料では十分に評価できないため設けられています［届出不要］。

A226　重症皮膚潰瘍管理加算：療養病棟等において，重症皮膚潰瘍（褥瘡等）の計画的な医学管理を行う体制にあることが要件です［届出不要］。

A226-2　緩和ケア診療加算，A226-3　有床診療所緩和ケア診療加算：悪性腫瘍やHIV患者，末期心不全患者に対して，医師，看護師等から構成されるチームにより緩和ケアを行った場合に対象となります。

A226-4　小児緩和ケア診療加算：緩和ケアを要する15歳未満の小児患者に対し，小児緩和ケアチームによる診療が行われた場合に対象となります。

A230-4　精神科リエゾンチーム加算（週1回）：一般病棟等において，精神疾患を有する患者，自殺企図により入院した患者に対し，精神科医師，看護師，精神保健福祉士等から構成されるチームにより，精神症状等の評価等の診療を行います。

A248　精神疾患診療体制加算（「1」入院初日，「2」入院初日から3日以内に1回）：一般病院において身体合併症を有する精神疾患患者の転院の受け入れや，身体疾患や外傷のために救急搬送された精神症状を伴う患者の診療を行った場合。

A231-2　強度行動障害入院医療管理加算：（略）［届出不要］

A231-3　依存症入院医療管理加算（60日限度）：（略）

A231-4　摂食障害入院医療管理加算（60日限度）：（略）

A233-2　栄養サポートチーム加算（週1回）：栄養障害があると判定された患者に対し，医師，看護師，薬剤師，管理栄養士等から構成される栄養サポートチームにより診療を行った場合。

A236　褥瘡ハイリスク患者ケア加算（入院中1回）：専従の褥瘡管理者が重点的な褥瘡ケアが必要な患者に対して褥

瘡対策を実施します。

A205-3　妊産婦緊急搬送入院加算（入院初日）：産婦人科標榜医療機関に，妊娠の異常または入院を必要とする異常のある妊産婦を緊急入院させた場合。産婦人科以外の診療科への入院も算定可［届出不要］。

A236-2　ハイリスク妊娠管理加算（20日限度）：合併症を有する妊婦に対し，ハイリスク妊娠管理を行った場合に，1入院につき20日を限度として算定します。

A237　ハイリスク分娩等管理加算（8日限度）：「1」（ハイリスク分娩管理加算）は，40歳以上の妊産婦等で，医師がハイリスク分娩管理が必要であると認めた者が対象となります。「2」（地域連携分娩管理加算）は，地域周産期母子医療センター等の専門機関との連携体制を構築している医療機関が対象となります。

A242　呼吸ケアチーム加算（週1回）：人工呼吸器離脱のために必要な訓練を，医師，看護師，理学療法士，臨床工学技士等から構成される呼吸ケアチームで行った場合。

A242-2　術後疼痛管理チーム加算（手術日翌日から3日限度）：L008閉鎖循環式全身麻酔を伴う手術を行った患者で，術後に硬膜外麻酔後または神経ブロックにおける「局所麻酔剤持続的注入」または静注による麻薬の持続的注入を行う場合で，多職種による「術後疼痛管理チーム」により疼痛管理を行った場合。

A243-2　バイオ後続品使用体制加算（入院初日）：バイオ後続品の使用促進体制が整備されている医療機関において，バイオ後続品のある先発バイオ医薬品やバイオ後続品を使用している患者が対象となります。

A247　認知症ケア加算：認知症で介助を要する患者に対し，多職種による認知症ケアチーム等により対応し，認知症症状の悪化予防を図るもの。

A247-2　せん妄ハイリスク患者ケア加算（入院中1回）：全ての入院患者のせん妄のリスクを確認し，ハイリスク患者に対してせん妄対策を実施した場合。

A251　排尿自立支援加算（週1回，12週限度）：下部尿路機能障害を有するものまたは障害を生ずると見込まれるものに対し，機能回復のための包括的ケアを実施した場合。

【他医療機関・施設との連携】

A206　在宅患者緊急入院診療加算（入院初日）：診療所において在宅時医学総合管理料，在宅がん医療総合診療料，施設入居時等医学総合管理料，在宅療養指導管理料（在宅自己注射指導管理料を除く）を算定している患者について，病状の急変等に伴い（診療所医師の求めに応じて）応急入院させた場合［届出不要］。

A232　がん拠点病院加算（入院初日）：がん診療連携拠点病院または小児がん拠点病院の指定を受けている病院において，紹介入院した悪性腫瘍の患者について算定できます［届出不要］。

A253　協力対象施設入所者入院加算（入院初日）：介護保険施設等入所者を，病状急変等に伴い協力医療機関（在宅療養支援診療所・病院，在宅療養後方支援病院，地域包括ケア病棟入院料算定医療機関に限る）に入院させた場合に対象となります。

【入退院支援】

A246　入退院支援加算（退院時）：退院困難な患者の支援を目的とし，早期に住み慣れた地域で療養や生活を継続できるよう入院早期から退院支援計画に着手して入退院支援を行うもの。

A246-3　医療的ケア児（者）入院前支援加算（入院初日）：一定以上の医療的ケアを要する医療的ケア児（者）の入院前に医師，看護師等が患家等を訪問し療養計画を策定し，文書で提供した場合に算定対象となります。

【精神科入院】：精神保健福祉法の規定に対応するものなど。

A227　精神科措置入院診療加算（入院初日）：（略）

A228　精神科応急入院施設管理加算（入院初日）：（略）

A229　精神科隔離室管理加算：（略）

A230　精神病棟入院時医学管理加算：（略）

A230-2　精神科地域移行実施加算：精神病棟に5年を超えて入院する患者に対し，退院調整を実施し地域移行支援を行った場合。

A230-3　精神科身体合併症管理加算：精神障害者で身体合併症を有する患者に対して，精神科以外の診療科の医師と連携体制をとり，必要な診療を行った場合（治療開始日から10日を限度）。

A238-6　精神科救急搬送患者地域連携紹介加算（退院時），**A238-7　精神科救急搬送患者地域連携受入加算**（入院初日）：緊急に精神科救急病棟に入院した患者を，連携している他医の精神科病棟へ（紹介し）転院させた場合に，紹介した病院は「紹介加算」，受け入れた病院は「受入加算」を算定します。

A246-2　精神科入退院支援加算（退院時1回）：精神病棟入院患者のうち，①退院困難な要因を有する患者や②連携医療機関において当該加算を算定した転院患者に対して，入退院支援を行った場合に対象となります。

A249　精神科急性期医師配置加算：精神症状とともに身体疾患や外傷を有する患者や，急性期の精神疾患患者，またはクロゼピンの新規導入を目的とする治療抵抗性統合失調症患者に対し密度の高い入院医療を提供する精神病棟における「医師の手厚い配置」を評価するものです。

《参考》

精神科措置入院：（入院させなければ）自傷他害のおそれがある場合に都道府県知事が入院させる入院をいいます。

精神科応急入院：（本人，保護者の同意が得られない場合であっても）精神保健指定医の医学的判断によって応急入院させる入院をいいます。

【その他】

A218　地域加算：医療機関の所在地が人事院規則で定める地域区分に該当する場合（全患者対象）［届出不要］。

A218-2　離島加算：医療機関の所在地が厚生労働大臣の定める地域に該当する場合（全患者対象）［届出不要］。

A250　薬剤総合評価調整加算（退院時）：6種類以上の内服薬や4種類以上の抗精神病薬の服用患者について，処方内容を変更したり，2種類以上減少させた場合に算定対象となります［届出不要］。

入院料等

ヒント💡─ ≪褥瘡対策と加算≫

「褥瘡」（いわゆる床ずれ。体の同じ部分に長時間圧力がかかると血行が止まり，組織が壊死してできます）は，「できてから対応するのではなく，褥瘡の発生を予防する」ことが大事です。また，専門的なケアが必要です。点数表では2段階で対策を講じています。

A （入院基本料等の要件）**褥瘡対策の基準**：褥瘡対策チームを設置し，全入院患者を対象として「危険因子評価」を行います。

　　また，危険因子のある患者やすでに褥瘡を有する患者に対し，褥瘡に関する診療計画を作成し，実施し，評価を行います。

B　褥瘡ハイリスク患者ケア加算：重点的な褥瘡ケアが必要な患者を対象とし，専従の褥瘡管理者の配置が要件となっています。

＊「予防」は従来医療保険の対象となっていませんが，近年は予防に重きを置いて，肺血栓塞栓症予防管理料，ニコチン依存症管理料などが保険適用となっています。

🖩　レセプト算定事例　78

入院料の算定：一般病棟の場合
　下記の要件の場合の7月分の入院料の算定はどうなるか。
・一般病棟入院基本料（急性期一般入院料6）
　［200床以上の病院，平均在院日数21日以内，看護師比率70％以上］
・入院基本料加算：診療録管理体制加算3，療養環境加算，データ提出加算1・イ
　　7月11日入院（31日現在入院中），実日数21日
［算定］
　・急一般6　（14日以内加算）環境 録管3 デ提1 2,054×1　（7／11）
　・急一般6　（14日以内加算）環境　　　　　　1,879×13（7／12〜24）
　・急一般6　（30日以内加算）環境　　　　　　1,621×7　（7／25〜31）
［算定の解説］
1．A100「1」急性期一般入院料6（1日）1,404点
　　　同「注3」：入院期間に応じた加算
　　　　　（1）14日以内の期間　　　　　（1日）450点加算
　　　　　（2）15日以上30日以内の期間　（1日）192点加算
2．入院基本料等加算
　A219　療養環境加算　　　　　　　（1日）　　　25点
　A207　診療録管理体制加算3　　　（入院初日）30点
　A245　データ提出加算1・イ　　　（入院初日）145点
　上記により，たとえば，2,054点は下記のように算出されます。
1,404＋（14日以内加算）450＋環境25＋録管3 30＋デ提1 145＝2,054点

> 加算が算定できる期間に注意ね

〔レセプト記載〕

⑨⑩入院	入院年月日　令和6年7月　11日			⑩ 急一般6　（14日以内加算）環境 録管3 デ提1　　　　　　　　　　　2,054×1 急一般6　（14日以内加算）環境　　　　　　　　　　1,879×13 急一般6　（30日以内加算）環境　　　　　　　　　　1,621×7
	病	診	⑩　入院基本料・加算　点	
	急一般6 環境 録管3 デ提1		2,054×1日間　　　　2,054 1,879×13日間　　24,427 1,621×7日間　　　11,347 ×　日間 ×　日間	
			⑨ 特定入院料・その他	

ヒント💡─ ≪超重症児（者）入院診療加算≫

　超重症児（者）入院診療加算（A212）は，とくに手間のかかる看護，医学管理を評価するため，通常の入院料への加算が認められています。原則として超重症の状態が6か月以上継続する場合に算定対象となりますが，病棟からの診療伝票には記載されないため，算定もれになりやすいので注意を要します。**難病等特別入院診療加算**（A210）についても病名等に注意を要します。

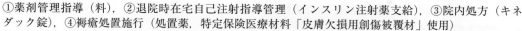

レセプト算定事例　79

入院料の算定：療養病棟の場合

下記の要件の場合の11月分の入院料の算定はどうなるか。

1．療養病棟入院基本料（療養病棟入院料1・入院料1）
中心静脈栄養を実施している状態（医療区分3），ADL23点

2．入院基本料等加算：重症皮膚潰瘍管理加算
［10月22日入院，11月29日退院，11月実日数29日］

3．下記の医療行為を実施
①薬剤管理指導（料），②退院時在宅自己注射指導管理（インスリン注射薬支給），③院内処方（キネダック錠），④褥瘡処置施行（処置薬，特定保険医療材料「皮膚欠損用創傷被覆材」使用）

> 療養病棟の
> 医療区分と ADL 区分って……

備考　「ADL区分」は，日常生活動作能力を評価票に基づいて判定し，1～3に区分したものです。また「医療区分」は，疾患・状態，医療処置のレベルを評価票に基づいて判定し，1～3に区分したものです。療養病棟入院基本料は，ADL区分と医療区分（各3段階）等の組合せに応じて点数が設定されています。

［算定］

療1 イ　重皮潰　1,982×29

［摘要欄の記載］：11／1～11／29　1,982×29日（入院料1）
Shea の分類「Ⅲ度」

［算定の解説］

1．A101：療養病棟入院料1，イ入院料1　（1日）1,964点
「中心静脈栄養を実施している状態」は「別表第5の2」（『早見表』p.1283，p.1104）に掲げられているため「医療区分3」となり，ADL23点のため「ADL区分3」となります。よって，入院料1を算定します〔療養病棟入院基本料の施設基準（『早見表』p.1068，p.1110）参照〕。
明細書の摘要欄には，1日ごとの入院基本料の区分を記載します〔『早見表』p.1627「シ」，p.1637〕。

2．入院基本料加算
A226　重症皮膚潰瘍管理加算　　　　　　　　（1日）18点
重症皮膚潰瘍管理加算を算定した場合は，摘要欄に「Shea の分類」の度数を記載します。（度数は『早見表』p.130参照）
上記により，1,982点は下記のように算出します。
1,964＋重皮潰18＝1,982点

3．算定できる医療行為，算定できない医療行為
1）算定できるもの：①②。
各，医学管理等の部，在宅医療の部の所定点数のため算定可。
2）算定できないもの：③④。
各，投薬の部，厚生労働大臣が定める処置に該当するため，算定できません。
褥瘡処置は「創傷処置」に該当し，当該処置に伴う薬剤，特定保険医療材料の費用も別に算定できません。ただし，「重度褥瘡処置（J001-4）」の場合は包括されないため，算定できます。

ヒント　≪病院（病棟）の種別≫

医療法に基づく，病床の種別には，結核病床，精神病床，感染症病床，療養病床，一般病床があります。また，特別な機能を有する病院として，特定機能病院，地域医療支援病院，さらに開放型病院などが定められています（図表15-5）。入院料等の診療報酬もそれらに準じて評価されています。

図表15-5　病院（病棟）の種別　　　　　　　　　　　　注（　）内は点数表の関連項目

a	療養病棟
	長期の入院療養をするにふさわしい人員配置，構造設備等の療養環境を有する一群の病床として医療法第7条第2項第4号に基づき都道府県知事の許可をうけたものを療養病床といい，診療報酬上は「療養病棟」といいます。療養病床には医療保険適用のものと介護保険適用のもの（介護療養型医療施設）があります。

b	地域医療支援病院（A204）
	"かかりつけ医"を支援し，地域医療の充実を図ることを目的として，2次医療圏ごとに整備される病院（医療法第4条）。施設の共同利用，地域医療従事者の研修なども行います。原則として200床以上の国公立あるいは公的な病院に認められ，原則として紹介率80％以上とし，機能の分担と連携を目指します。 なお，地域医療支援病院は開放型病院として扱います。

c	特定機能病院（A104，D025，D027，E004）
	高度の医療の提供，高度の医療技術の開発および評価，高度の医療に関する研修を実施する能力を備え，それにふさわしい人員配置，構造設備等を有する病院として，厚生労働大臣の承認を得た病院をいいます（医療法第4条の2）。具体的には，病床数400床以上の大学病院の本院等が承認の対象となっています。
d	開放型病院（B002，B003）
	病院の施設・設備を，病院の存する地域のすべての医師に開放利用される病院をいいます。開放病床を5床以上有すること等が要件となっています。地域の医療機関で診療中の患者を，その主治医が，（患者を開放型病院に受診させて）開放型病院の医師と共同で診療にあたります。

備考　1つの医療機関で（上記の）複数の承認等を得ることは可能です。

3．特定入院料（A300〜A319）

　特定入院料は，「特定の病態の患者等」についての入院料を定めたものです。

　特定入院料は，A（特定期評価），B（診療に係る費用包括）の2種類に大別できます（**図表15-1**）。おのおの施設基準があり，地方厚生（支）局長への届出により算定できます。

図表15-1　特定入院料の種別と算定上の留意点

特定入院料の種別および算定上の留意点	
A　[特定期評価]（包括項目：右欄） A300　救命救急入院料（①〜⑥） A301　特定集中治療室管理料（①〜⑥） A301-2　ハイケアユニット入院医療管理料（①〜⑥） A301-3　脳卒中ケアユニット入院医療管理料（①〜⑥） A301-4　小児特定集中治療室管理料（①〜⑥） A302　新生児特定集中治療室管理料（①〜⑤⑦） A302-2　新生児特定集中治療室重症児対応体制強化管理料 A303　総合周産期特定集中治療室管理料（①〜⑦） A303-2　新生児治療回復室入院医療管理料（①〜⑤⑦）	A305　一類感染症患者入院医療管理料（①③⑤⑥） ○包括項目：①入院基本料，入院基本料等加算（地域加算等の特定の加算を除く），②検査の部の所定点数（検体検査判断料を除く），③病理診断の部の第1節病理標本作製料，④G004点滴注射，G005中心静脈注射，⑤J024酸素吸入，⑥J063留置カテーテル設置，⑦J028インキュベーター 注　薬剤，特定保険医療材料の費用は④⑤⑥⑦は別に算定でき，②は別算定不可。 ○各「算定できる期間」が定められています。
B　[診療に係る費用包括] A306　特殊疾患入院医療管理料 A307　小児入院医療管理料 A308　回復期リハビリテーション病棟入院料 A308-3　地域包括ケア病棟入院料 A309　特殊疾患病棟入院料 A310　緩和ケア病棟入院料 A311　精神科救急急性期医療入院料 A311-2　精神科急性期治療病棟入院料 A311-3　精神科救急・合併症入院料	A311-4　児童・思春期精神科入院医療管理料 A312　精神療養病棟入院料 A314　認知症治療病棟入院料 A315　精神科地域包括ケア病棟入院料 A317　特定一般病棟入院料 A318　地域移行機能強化病棟入院料 A319　特定機能病院リハビリテーション病棟入院料 ○以上の入院料は，各「注」に定める一部の項目を除き，診療に係る費用はすべて所定点数に含まれています。 注　薬剤，特定保険医療材料の費用もすべて包括。
C　[その他] A304　地域包括医療病棟入院料	○包括範囲はDPCの包括範囲に準じます。

※参考までに，「入院基本料」においては，特定の診療項目を包括するものとして下記があります。
A101　療養病棟入院基本料，A109　有床診療所療養病床入院基本料
○包括項目：検査，病理診断，投薬・注射（厚生労働大臣が定めるものを除く），厚生労働大臣が定める画像診断・処置の費用
注1）「検査の費用」とは，検査の部の所定点数のすべてをいいます。薬剤，特定保険医療材料の費用もすべて包括されています。
　　2）投薬・注射で別に算定できるものは，告示「基本診療料の施設基準等」の別表第5「3」「4」および別表第5の1の2（『早見表』p.1282）に規定するものを指します。また，厚生労働大臣が定める別に算定できない画像診断・処置は，別表第5「1」「2」に規定するものを指します。

1．Aの算定上のポイント

（1）算定できる期間の限度が定められています（限度を超えた期間は入院基本料により算定します）。

（2）入院料（地域加算等特定の加算を除く），通常行われる処置・注射の費用（手技料）が包括されています（薬剤，特定保険医療材料の費用は包括されていないため別に算定できます）。入院時食事療養費は別に算定できます。

　①　点滴注射（料）（G004），中心静脈注射（料）（G005）は，特定入院料に包括されるため算定

できません。注射の部の通則による精密持続点滴注射加算，麻薬加算，生物学的製剤注射加算，外来化学療法加算，第2款無菌製剤処理料は（注射料が包括されるため）加算できません。

② 酸素吸入は包括されていますが，人工呼吸や酸素テントは包括されていません。

③ 検査の部の所定点数は，D026，D027に掲げる検体検査判断料を除き，別に算定できません。検査にあたって使用した薬剤料や特定保険医療材料の費用も別に算定できません。

2．Bの算定上のポイント

各「注」に規定する一部の診療項目を除き，診療に係る費用はすべて所定点数に包括されています（薬剤，特定保険医療材料の費用についても算定できません）。

📱 レセプト算定事例　80

特定入院料の算定例

救命救急センター〔救命救急入院料2（特定集中治療室管理）施設基準届出済。「注2」～「注6」，「注8」～「注11」加算・入院基本料等加算略〕に10月1日入院，10月16日一般病棟〔一般病棟入院基本料・急性期一般入院料1，平均在院日数16日以内〕へ転室，10月11日朝食より食事療養（Ⅰ）あり。10月31日現在入院中。この場合の10月分の入院料の算定はどうなるか。

⑨　救命救急入院料2　　┌ 11,847×3　入院の日から3日以内 ┐
　　（ICU管理）　　　　│ 10,731×4　4日以上7日以内 　　│ 10／1～10／14
　　　　　　　　　　　　└ 9,413×7　8日以上14日以内 　　┘

　　急性期一般入院料1　┌ 1,880×16　15日から30日以内 ┐
　　　　　　　　　　　　└ 1,688×1　30日を超えた期間 　　┘ 10／15～10／31

　　入院時食事療養費（1食につき）670円×63（標準負担額490円×63）を請求

注1） 救命救急入院料は，入院した日から14日間を限度とすることになっているため，15日目，16日目は一般の入院料で算定します。

**　2）** 急性期一般入院料1は，入院した日を起算日として，15日目から算定します。

　　15日から30日以内は，1,688点+192点。30日を超えた期間は，1,688点。

B. 外泊期間中の入院料

（午前0時より午後12時まで）1日間在院しない場合は，外泊としての入院料を算定します。

1．入院基本料の基本点数の15%または特定入院料の15%（のみ）を算定します。

　　この場合の「入院基本料の基本点数」とは，原則として，各区分における入院基本料の「注1」により算定する点数をいいます。

2．ただし，精神および行動の障害の患者について治療のために外泊を行った場合は，（さらに15%を加算し）30%を算定します。

　　この場合，30%を算定する期間は，①連続して3日間以内，かつ②1月（同一暦月内）に6日以内とします。

> **Check** 👉
> 地域加算，療養環境加算，乳幼児加算等の入院基本料等加算はすべて算定できません。

3．明細書の摘要欄に外泊した日を記載します。

　算定例　一般病棟入院基本料（急性期一般入院料1）の場合

　　急性期一般入院料1の基本点数　1,688点

　　外泊入院料　1,688点×15%=253.2→（小数点以下第一位を四捨五入）<u>253点</u>

> **Check** 👉
> 精神及び行動の障害の患者の外泊（30%算定）の場合，端数整理は15%ごとではなく，30%で端数整理を行います。

レセプト算定事例　81

外泊の入院料

　8日午後1時より，10日午後7時まで外出（外泊）した場合（8日夕食，9日3食，10日3食欠食）の算定はどうなるか。

　〔算定〕

　8日夕食欠，9日外泊の入院料，10日3食欠で算定

> 外泊の入院料を算定するのは9日だけだね

備考　外泊の入院料（精神および行動の障害の患者の治療のための外泊）

　A：基本点数の30％，B：同15％

　　1）外泊日　　2，3，4，5，…14，15，16，17

　　　　入院料　　A　A　A　B　　A　A　A　B

　　2）外泊日　　12／30，12／31｜1／1，1／2，…1／14，1／15，1／16，

　　　　入院料　　A　　　　A　｜A　　B　　A　　A　　A

　　　　　　　　　　　　　　　　｜1／17，…1／25

　　　　　　　　　　　　　　　　｜B　　　A

Check☞

　30％を算定できる期間は，「1月の外泊期間が6日以内」ではなく「30％を算定できる期間は月6日以内」と解します。したがって，1）の例では16日はBではなく，Aとして算定します。

C．入院期間の取扱い

1．入院の日とは，保険種別の変更などのいかんを問わず，当該保険医療機関に入院

した日をいいます。他医療機関から転医してきた場合は，新たに入院した日を起算日とします（『早見表』p.66「通則5」，p.71「入院期間の計算」）。

　ただし，前回入院の医療機関と「特別の関係を有する医療機関」に（再）入院した場合の起算日は，（原則として）前回入院の医療機関の入院日とします。

Check☞

　「特別の関係にある保険医療機関等」とは，開設者や代表者が同一の保険医療機関等をいいます（入院料に係る保医発通知参照。『早見表』p.72掲載）。

　この場合は，明細書の摘要欄に(特別)と表示します。

　　例　A病院に，2／4～3／10入院，関連B病院に同一傷病で3／25（再）入院。

　　（算定）　B病院の入院起算日は2／4とします。

　なお，後述の3①②③に該当する場合は新たな入院日から起算します。

2．入院期間は暦月で計算します。

　すなわち，6月13日入院の場合，1月を超えた日は7月13日からです。

　また3／31入院の場合，1月を超えた日は5／1からとなります。

図表15-2　再入院の場合の「入院起算日」

1　軽快退院後の同一傷病による再入院
(1)　退院の日から3月未満（悪性腫瘍，難病法による指定難病や特定疾患治療研究事業の受給者証の交付を受けている患者は1月未満）に， 　①急性増悪で再入院→B 　②その他　　　　　→A
(2)　退院の日から3月以上（悪性腫瘍，難病法による指定難病や特定疾患治療研究事業の受給者証の交付を受けている患者は1月以上）いずれの医療機関にも再入院しなかった場合　→B
2　再発や（前回入院と）異なる傷病による再入院
(1)　治癒または治癒に近い状態後の再発による再入院→B
(2)　前回入院の傷病とは異なる傷病による再入院　　→B

備考　A：前回入院日より起算，**B**：再入院日より起算

入院料等

3．再入院の場合の"入院の日"の取扱い（図表15-2）

①　いったん治癒し（または治癒に近い状態），その後再発して入院した場合は，再入院の日を起算日とします。

　　異なる疾患による再入院の場合（胃潰瘍の入院治療をした患者が骨折で再入院したような場合）は，再入院の日を起算日とします。

②　退院後，退院の日から起算して3月以上〔悪性腫瘍または難病法による指定難病や特定疾患治療研究事業の受給者証の交付を受けている患者については1月以上〕の期間，同一傷病について当該医療機関を含むいずれの医療機関に入院または介護老人保健施設に入所することなく経過した後に再入院した場合は，再入院の日を起算日とします。

③　（第2部入院料等の）「通則5」の「ただし書」により，"急性増悪その他やむを得ない事情がある場合"は，再入院の日を起算日とできます。

　　この場合は，明細書の摘要欄に「急性増悪による再入院」等と記す必要があります。

④　上記の場合を除き，同一の疾病または負傷により再入院した場合は，第1回の入院日を起算日とします（ただし，退院中の期間は入院期間に含めません）。

　　この場合，明細書の入院年月日欄は第1回の入院年月日を記載し，摘要欄に前回入院年月日，退院年月日，今回入院年月日を記載します。

例　軽快して退院（7月31日）し，増悪して再入院（8月8日）の場合の算定例

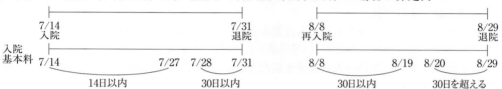

　　7月31日退院における30日以内の残日数は12日です。

　　8月8日再入院の日より，残日数12日間（8月19日まで）を30日以内の点数で算定します。

4．外泊期間は入院基本料の入院期間に算入します。

🖩 レセプト算定事例　82

再入院の入院起算日

　　下記の再入院の場合の入院基本料の起算日は①前回入院日か，②今回入院日か。（①②を記載）

(1)　前回，糖尿病の治療のため入院（5／10〜6／12）し，いずれの医療機関，老人保健施設にも入院（入所）することなく，糖尿病増悪のため，7／25に再入院した。　　　　　　　〔　　〕

(2)　クローン病（指定難病受給者証交付）の患者で，前回退院日（6／12）から，いずれの医療機関，老人保健施設にも入院（入所）することなく，同じ病気の増悪のため，7／25に再入院した。〔　　〕

(3)　前回，急性虫垂炎で入院，治癒のため退院（10／11）し，今回，大腿骨骨折の治療を目的として入院（12／1）した。　　　　　　　　　　　　　　　　　　　　　　　　　　　〔　　〕

(4)　A病院に心臓疾患のため入院し，4／4に退院し，開設者が同じB病院に同日転院し入院した。
　　　　　　　　　　　　　　　　　　　　　　　　　　　　　　　　　　　　　　　〔　　〕

(5)　C病院退院（3／20）後，同じ病気の増悪によりD病院に入院（4／20）し，6／25にC病院に転医再入院した。　　　　　　　　　　　　　　　　　　　　　　　　　　　　　　〔　　〕

［算定の解説］

(1)　前回退院後，いずれの医療機関，老人保健施設にも入院（入所）することなく，3月を経過する前に再入院したため，前回入院日から起算します。7／25は35日目とします（入院中の期間を通算する）。

(2)　クローン病により難病法の指定難病受給者証の交付を受けている患者は，前回退院後，いずれの医療機関，老人保健施設にも入院（入所）することなく，1月を経過して再入院した場合は，再入院日から起算します。

(3)　(a)前回治癒退院後の再発による再入院の場合，(b)新たな疾患のための再入院の場合は，前回退院日から3月（1月）を経過していなくとも，再入院の日から起算できます。

(4)　［退院日から3月（悪性腫瘍，指定難病等は1月）を経過しない期間内の，「特別の関係にある保険医療機関」B病院への再入院の場合は，B病院の入院起算日は，A病院の入院日とします（A病院の入院

期間とB病院の入院期間を通算します）。
(5) 前回Ｃ病院退院後，3月（悪性腫瘍，指定難病等は1月）以内にＤ病院に入院しているため，今回の
Ｃ病院への増悪による再入院の起算日は，Ｃ病院の前回入院日となります（Ｃ病院の入院期間を通算し
ます）。なお，「急性増悪による再入院」の場合は，「入院料等」の「通則5」により，再入院日を起算
日とできます。

〔算定〕 (1) ①，(2) ①，(3) ②，(4) ①，(5) ①

D. 入院料算定上のその他の留意事項

1. 入院中に（同一医療機関内の）他科において初診，再診を行った場合にあっても，

初診料・再診料は算定できません（ただし，歯科を除く）。ただし，時間外等に再診後入院となっ
た場合は，再診料（外来診療料含む）に係る時間外等加算，小児特例加算（A001「注5」，「注
6」，A002「注8」，「注9」）のみ算定できます〔『早見表』p.32，通知「初・再診料に関する通
則」(3)(4)〕。

2. 健保と労災の給付を同時に受けた場合

入院料は当該入院を必要とした疾病に係るものとして算定します。

3. 定数超過入院および標欠

・定数超過入院：所定病床数を上回る入院患者を入院させている "定数超過入院" については，入
院基本料の減額措置が行われます（『早見表』p.1490「告示5」）。
・標欠：医療法に定める医師の人員標準を満たさない "標欠" 保険医療機関にあっては，入院基本
料の減額措置が行われます。
この場合の（減額措置の対象となる）「入院基本料の所定点数」とは，"各区分の入院基本料の注
1により算定する点数（特別入院基本料等を算定する場合は当該点数）に，入院期間に応じた加算
を行った点数" をいいます。

4. 入院中の患者の他医療機関受診

入院中の医療機関で行うことができない専門的な診療が必要になった場合等やむを得ない場合に限
り，他医療機関への受診が認められます。
療養病棟入院基本料や特定入院料など，検査・投薬等の診療費を「包括する入院料」（「特定入院料
等」）を算定する場合と，「包括しない入院料」（「入院基本料等」）を算定する場合で取扱いが異なり
ます（『早見表』p.68「入院中の患者の他医療機関への受診」）。

1）他医療機関は外来患者として算定しますが，下記の診療費等は算定できません。：短期滞在手
術基本料3，医学管理等（診療情報提供料を除く），在宅医療，投薬・注射（専門的な診療に係
る費用を除く。処方（箋）料，外来化学療法加算を含む），リハビリテーション（言語聴覚療法
に係る疾患別リハビリテーション料を除く）に係る費用
2）他医療機関，入院医療機関ともに，明細書に「受診理由」，「他（受診日数）」等を記載します
〔『早見表』p.1613，第3の1(5)〕。
3）「入院基本料等」を算定する場合は，入院基本料等の基本点数の10％等を控除した点数により
算定します（『早見表』p.70「参考」）。
4）「特定入院料等」を算定する場合は，他医療機関において特定入院料等に「含まれる診療費を
算定する場合」は，特定入院料等は基本点数の40％等を控除した点数により算定し，「含まれる
診療費を算定しない場合」は基本点数の10％等を控除した点数により算定します。

備考 1. DPC算定患者（第16章参照）については，上記にかかわらず，入院医療機関の明細書で，依頼先医
療機関で行われた診療分も含めて算定をします。
2. 他医療機関で診療費を算定しない場合は，入院医療機関の明細書で，依頼先医療機関で行われた診

療分も含めて請求します（合議精算方式）。

5）検査や画像診断の設備がなく，他医療機関に「設備の提供のみを依頼」（判読は依頼しない）した場合は，依頼元医療機関（A）で検査料，画像診断料を算定し，依頼先医療機関（B）は保険請求は行いません（AがBに費用を支払います）〔『早見表』p.34「初診料算定の原則」⒃〕。

　　備考　入院中患者のみでなく，外来患者においても同様です。

5．①午前中退院や②月曜日退院・金曜日入院の割合が高い場合の入院料の減額（A100「注8」「注9」，A104「注6」「注7」，A105「注5」「注6」）

　一般病棟において①午前中退院の割合が90％超の病院，②金曜日入院の割合と月曜日退院の割合の合計が40％超の病院で，一定の要件に合致する場合は，入院基本料は各92/100で算定する扱いです。

6．一般病棟に90日を超えて入院する患者の取扱い（A100「注11」，A104「注9」，A105「注8」）

　90日超入院の患者については，下記のいずれかの請求方法を医療機関が選択します。

⑴　A101療養病棟入院料1の例により算定します。この場合は平均在院日数の対象に含めません。

⑵　引き続き一般病棟入院基本料を算定します。ただし，平均在院日数の対象に含めます。

E．入院期間が180日を超える入院に係る費用の保険外併用療養費化

　入院医療の必要性が低いが患者側の事情により長期にわたり入院している場合は，患者の自己選択に係るものとして，入院料の一部を患者から徴収できます。

1．通算対象入院料の算定期間が**180日超**となった場合に適用します。

　通算対象となる入院料：以下の入院基本料〔一般病棟，特定機能病院（一般病棟のみ），専門病院〕。なお，特定入院料やDPC（第16章参照）を算定する場合は通算対象としません。

　入院期間は入院前の異なる医療機関における入院期間も通算します。ただし，入院起算日が新たとなる再入院（異なる疾病による再入院，治癒後の再入院，前回退院日からいずれの医療機関にも入院することなく3月以上経過後に再入院等の場合）の場合は通算しません。

> **Check** ☞
> 入院期間が他の医療機関と通算になる場合でも，入院基本料の「初期加算」は医療機関ごとに新たに算定します。

2．入院料の基本点数の15％を控除して算定します。ただし，入院基本料等加算は別に算定できます。控除した15％相当分を患者から実費徴収できます。

> **Check** ☞
> 患者から実費徴収しなくても可。

3．「厚生労働大臣が定める状態にあるもの」は，15％控除の対象から除外されます（『早見表』p.1591「9」，p.1566「6」参照）。

入院料等

> **Check** ☞
> 「厚生労働大臣が定める状態」に該当しない場合は，レセプトの摘要欄に「選」と記載します。該当する場合は「選外」と記載し，その理由を簡潔に記載します〔『早見表』p.1627「シ」（ケ），p.1649「A」〕。

> **ヒント** 💡 ≪180日超入院の入院料の低減≫
> 　一般病棟等における長期入院で「厚生労働大臣が定める状態等にない」場合は，急性期の患者を主として入院させる「一般病棟」ではなく，長期の療養に適した「療養病棟」や介護保険施設で処遇すべきであるとの考え方により，この取扱いが設けられました（一般病棟における「90日超入院」に係る取扱いについても同様の理由によります）。
> 　そして，「180日超」入院は患者の選択に係るものとして，入院料は15％減額とし，15％相当分を患者から実費徴収できることとしました。

2　短期滞在手術等基本料（第４節）

短期滞在手術等基本料は２種類あり，「１」は，**入院当日退院**する手術・検査〔「別表第11」の「１」(『**早見表**』**p.237**)〕を対象とします。届出制です。「注３」「注４」に掲げられた特定の検査，画像診断等の費用は所定点数に包括されています。

「３」は，入院５日目までに特定の検査や手術，放射線治療（「別表第11」の「３」）を行った場合に，１入院（４泊５日まで）につき包括点数とし，所定点数を１回のみ算定します。診療報酬は，食事療養費･生活療養費を除き，すべて包括となります。届出不要で，すべての病院が対象となります。

明細書の記載

1.「１」を算定した場合は，外来レセプトの(80)「その他」に記載し，「摘要」欄に短手１と表示し，併せて算定日および手術名または検査名を記載します〔『**早見表**』**p.1648**〕。
2.「３」を算定した場合は，入院レセプトの(90)「入院」に記載し，「摘要」欄に短手３と表示し，併せて検査日または手術日および検査名または手術名を記載します〔『**早見表**』**p.1649**〕。

算定ポイント【短期滞在手術等基本料】

1.「１」の施設基準の届出をした医療機関については，原則として短期滞在手術等基本料により算定します（届出をしない医療機関にあっては入院基本料等の点数によります)。「３」については，入院５日目までに特定の検査や手術，放射線治療を行った場合は，DPC 対象病院を除くすべての病院が当該包括点数により算定しなければなりません（届出不要)。
2．短期滞在手術等基本料を算定した月は，血液学的検査判断料，生化学的検査（Ⅰ）判断料，免疫学的検査判断料は（当該手術の実施とは別の目的で検査を行った場合であっても）算定できません。ただし，短期滞在手術等基本料「３」の場合は入院の前日までに行ったこれらの検査判断料は算定できます。
3．食事の提供があった場合は，短期滞在手術等基本料「１」については，保険外（患者実費負担）となり，「３」については，入院時食事療養費（標準負担額）の算定ができます。

3　入院時食事療養費，入院時生活療養費

（『**早見表**』**p.1037～1045**参照）

１．入院時食事療養費（図表15-４）

1．入院時食事療養（Ⅰ）（１食につき）670円（経管による市販流動食の提供は605円）

注　厚生労働大臣が定める基準に適合するものとして届け出た医療機関。診療所も対象となります。

(1)　**特別食加算**（１食につき）76円：厚生労働大臣の定める治療食を提供した場合。
(2)　**食堂加算**（１日につき）50円：食堂において食事の提供を行う体制をとる病棟または診療所において，食堂における食事療法を行った時に１日につき算定。

Check

食堂加算は，療養病棟や食堂の設置を要件とする精神療養病棟入院料等を算定する場合は算定できません。

2．入院時食事療養（Ⅱ）（１食につき）536円（経管による市販流動食の提供は490円）
（Ⅰ）以外の場合の食事療養。

備考　その他に「特別メニューの食事」を提供した場合に特別料金の支払を受けることのできる制度があります。

算定ポイント【食事療養費】

1．食事療養費は，１食につき算定し，１日３食を限度とします。
2．標準負担額について
(1)　標準負担額は保険の種別（健保，国保，後期高齢者医療）や，食事療養費の加算費用にかかわら

入院料等

ず，1食につき490円の負担です。

　　食事療養費から標準負担額を控除した残りの額は（保険負担率に関係なく）すべて保険者から給付されます。

(2)　標準負担額は，高額療養費の対象となる費用には含めません。

(3)　指定難病患者，小児慢性特定疾病児童等に係る標準負担額は1食につき280円，2016年4月1日現在で精神病床1年超入院患者については1食につき260円となります。

(4)　公費負担医療〔法律によるもの〔(3)①②を除く〕〕，労災保険，公害医療による入院の場合は，標準負担額の患者負担はありません（公費負担となります）〔ただし，障害者総合支援法（更生医療，育成医療），肝炎治療特別促進事業に係る医療の給付（法別番号38）の適用を受ける場合は標準負担額は患者負担となります〕。

　　なお，地方自治体（都道府県，市町村）で独自に行う医療費助成制度については，（標準負担額の取扱いは）各実施者ごとの対応となります。

(5)　低所得者の場合は，標準負担額の減額認定が受けられます。

　　（減額対象者が）保険者に申請して，「限度額適用・標準負担額減額認定証」の交付を受け，「認定証」を病院に提出した時から，減額扱いとなります。

【ヒント】≪入院時食事療養と標準負担額≫

　　食事は在宅，入院を問わず，共通して必要となるものであるため，食事にかかる標準的な家計の負担額を（保険の種別を問わず）患者負担とする標準負担額制度が1994年より導入されました。

明細書の記載

明細書の記載については，『早見表』p.1629 ㉒，㉓を参照。

〔標準負担額〕（1食につき）

	対象者の分類		食事療養標準負担額
A	B，C，Dのいずれにも該当しない		1食につき490円
B	C，Dのいずれにも該当しない①指定難病患者または小児慢性特定疾病児童等，②精神病床入院患者（2015年4月1日以前から継続して入院している患者）		①1食につき280円 ②1食につき260円
C	低所得者Ⅱ	過去1年間の入院期間が90日以内	1食につき230円
		過去1年間の入院期間が90日超	1食につき180円
D	低所得者Ⅰ		1食につき110円

※ 「入院90日超（長期該当者）」とは，"減額申請を行った月以前の12月以内に入院日数（減額対象者としての入院日数に限る）が90日を超える場合"をいい，新たに「長期該当認定証」の交付を受けます。

図表15-3　食事療養費の特別食加算の対象となる治療食等

	治療食名	算定要件
1	胃潰瘍食 （十二指腸潰瘍食）	流動食を除く。 単なる軟食は除かれるが，副食に特別の調理を行った場合は加算の対象となる。
2 3 4	肝臓食 膵臓食 腎臓食	肝臓食とは，肝庇護食，肝炎食，肝硬変食，閉鎖性黄疸食（胆石症および胆嚢炎による閉鎖性黄疸の場合も含む）等をいう。 注　悪性腫瘍など食餌療法の適応とならない疾患を除く。
5 6	心臓疾患食 妊娠高血圧症候群食	1日量6.0g未満の減塩食療法を行う場合 （妊娠高血圧症候群の場合，日本高血圧学会，日本妊娠高血圧学会等の基準に準じる）
7	貧血食	血中ヘモグロビン濃度が10g/dL以下であり，その原因が鉄分の欠乏に由来すること。
8	糖尿食	
9	脂質異常症食	空腹時定常状態におけるLDL-コレステロール値が140mg/dL以上である者またはHDL-コレステロール値が40mg/dL未満である者若しくは中性脂肪値が150mg/dL以上である者。

入院料等

10	痛風食	
11	てんかん食	難治性のてんかん患者に対し，グルコースの代わりにケトン体を熱源として供給することを目的に，炭水化物量の制限・脂質量の増加が厳格に行われた治療食。 　注　グルコーストランスポーター１欠損症，ミトコンドリア脳筋症に対する当該食提供も含む。
12	高度肥満症食	高度肥満症（肥満度[*1]が＋70％以上またはBMI[*2]が35以上）に対して食事療法を行う場合。
13	無菌食	骨髄移植のため無菌治療室に収容され，無菌治療室管理加算が算定されている患者に，高温滅菌等により無菌的に調理した食事を給与したとき。
14	術後食	侵襲の大きな消化管手術の術後において胃潰瘍食に準ずる食事を与える場合。
15	低残渣食	クローン病，潰瘍性大腸炎等により腸管の機能が低下している患者に対する低残渣食。
16	先天性代謝異常食	フェニールケトン尿症，ホモシスチン尿症，ガラクトース血症，楓糖尿症。
17	治療乳	乳児栄養障害症（離乳を終わらない者）に対する酸乳，バター穀粉乳のように直接医療機関において調製する治療乳をいう。
18	特別な場合の検査食	潜血食，または大腸X線検査・大腸内視鏡検査のためにとくに残渣の少ない調理済食品を使用した場合。

〔備考〕　単なる軟食，流動食，または人工栄養のための調乳，離乳食，幼児食，高血圧症に対する減塩食療法などは対象となりません。

*１　肥満度とは，"理想体重との差異を，理想体重で割って得た比率"であり，「理想体重」のもっとも簡便な算出法は［身長（cm）−100］×0.9（kg）です。たとえば，身長165cm，体重110kgの場合は，肥満度は，［110−(165−100)×0.9］÷［(165−100)×0.9］≒0.88，すなわち＋88％です。

*２　BMIは，体重（kg）を身長（m）の２乗で割った体格指数（22標準，25以上肥満とされます）のことであり，同じ例では，110÷(1.65×1.65)≒40となります。

図表15-4　入院時食事療養費と入院時生活療養費
〔　〕内は患者標準負担額

〔標準負担額は，所得区分が一般・上位所得者（70歳以上は現役並み所得者）の一般患者の場合〕

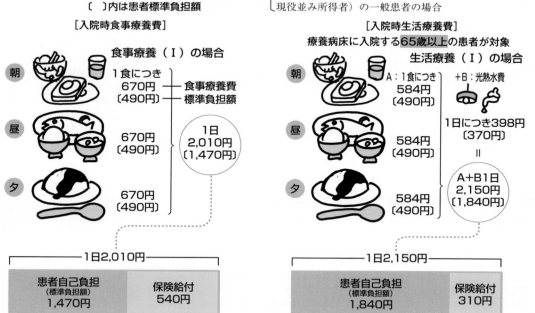

［入院時食事療養費］

食事療養（Ⅰ）の場合

朝　1食につき670円〔490円〕—食事療養費／標準負担額

昼　670円〔490円〕

夕　670円〔490円〕

1日2,010円〔1,470円〕

─1日2,010円─

患者自己負担 （標準負担額） 1,470円	保険給付 540円

［入院時生活療養費］

療養病床に入院する65歳以上の患者が対象

生活療養（Ⅰ）の場合

朝　A：1食につき584円〔490円〕　＋B：光熱水費

昼　584円〔490円〕

1日につき398円〔370円〕
＝

夕　584円〔490円〕

A＋B1日2,150円〔1,840円〕

─1日2,150円─

患者自己負担 （標準負担額） 1,840円	保険給付 310円

入院料等

２．入院時生活療養費（図表15-4）

　療養病床に入院する65歳以上の高齢者については，食費の他に居住費（光熱水費）の患者負担があります。

　備考　入院時生活療養費制度は介護保険における食・居住費負担との均衡を図るため，設けられています。

１．入院時生活療養（Ⅰ）

(1)　食費　（１食につき）　584円（経管による市販流動食の提供は530円）〔標準負担額（１食につき）490円〕

(2)　居住費（１日につき）　398円〔標準負担額（１日につき）370円〕

注　厚生労働大臣が定める基準に適合するものとして届け出た医療機関。

注　特別食加算，食堂加算については，入院時食事療養（Ⅰ）と同様。

２．入院時生活療養（Ⅱ）

(1)　食費　（１食につき）　450円〔標準負担額（１食につき）450円〕

(2)　居住費（１日につき）　398円〔標準負担額（１日につき）370円〕

注　（Ⅰ）以外の医療機関。

算定ポイント【生活療養費】

１．療養病床に入院する65歳以上の高齢者（「特定長期入院被保険者」という）が対象となります。

備考　ここでいう療養病床とは，医療法に規定する療養病床の届出を行った病床をいい，療養病棟入院基本料を算定する患者に限定されません。

２．標準負担額について

(1)　指定難病患者，「厚生労働大臣が定める者（病状の程度が重篤な者または常時の若しくは集中的な医学的処置，手術その他の治療を要する者等）」については，入院時食事療養に係る標準負担額と同額となります。

(2)　低所得者の場合は，標準負担額の減額認定が受けられます。

(3)　標準負担額の公費適用の取扱いは，入院時食事療養の標準負担額と同様の取扱いです。

〔生活療養標準負担額〕　　　　　　　　　　　　〔居住費負担（１日につき），食費負担（１食につき）〕

区分	A（B，C以外）	B　厚生労働大臣が定める者	C　指定難病患者
一般所得	(居) 370円 (食) 生活療養Ⅰ　490円 　　　生活療養Ⅱ　450円	(居) 370円 (食) 生活療養Ⅰ　490円 　　　生活療養Ⅱ　450円	(居) なし (食) 280円
低所得Ⅱ	(居) 370円 (食) 230円	(居) 370円 (食) 230円　（90日超180円）	(居) なし (食) 230円　（90日超180円）
低所得Ⅰ	(居) 370円 (食) 140円	(居) 370円 (食) 110円	(居) なし (食) 110円
老齢福祉年金受給者，境界層該当者	(居) なし (食) 110円	(居) なし (食) 110円	(居) なし (食) 110円

注）　1．「厚生労働大臣が定める者」：①療養病棟入院基本料を算定する患者であって「基本診療料の施設基準等」の別表第５の２または別表第５の３に該当する者，②有床診療所療養病床入院基本料を算定する患者であって「基本診療料の施設基準等」の別表第５の２または別表第５の３に該当する者，③回復期リハビリテーション病棟入院料を算定する患者

　　　2．「低所得Ⅱ」「低所得Ⅰ」は70歳以上にのみ適用〔70歳未満の低所得者（住民税非課税／限度額適用区分「オ」）は，70歳以上の「低所得Ⅱ」に相当〕

入院料等

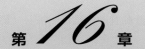

第16章

DPC/PDPS
（診断群別包括支払い方式）

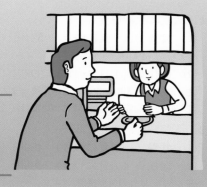

1．DPC制度導入の経緯

　これまでの「出来高払い方式」は，①検査・投薬注射等の量的拡大の誘因が働きやすい，②効率化へのインセンティブ（動機）が働かない——という面があるため，DPC（診断群分類）による包括支払い方式（DPC/PDPS）が，2003年4月より特定機能病院等に導入され，現在は，急性期入院医療の一定の要件（一般病棟で急性期一般入院基本料や診療録管理体制加算の届出をしていること等）を満たすDPCを希望するその他の病院に拡大されています。現在，DPC算定病床数は急性期一般入院基本料等に該当する病床の85%を占めます。

> 備考　「出来高払い方式」は，医科点数表に基づき，投薬，検査，手術等の診療行為が実施された分だけ支払われる方式です。一方，「DPC/PDPS」は，薬剤系（投薬，注射），検査系（検査，画像診断），入院料等の費用は1日単位で包括され，手術やリハビリテーションなど一部の項目が医科点数表に基づいて出来高で支払われる方式です。
>
> 　なお，「DPC」は診断群分類を表しますが，その分類に基づいて行われる1日ごとの支払方式をいう場合は，「DPC/PDPS」と表現します。

2．DPC/PDPSの概要

1．対象病院

　DPC対象病院は下記等の要件を満たしている場合に，医療機関からの申出によりなることができます。

> ①急性期一般入院基本料，または特定機能病院入院基本料（一般病棟に限る），専門病院入院基本料について，7対1入院基本料または10対1入院基本料に係る届出を行っていること
> ② A207診療録管理体制加算の届出を行っていること
> ③厚生労働省が実施する「退院患者調査」，「特別調査」に適切に参加できること
> ④上記③の調査において適切なデータを提出し，かつ，調査期間（1カ月当たり）のデータ／病床比が0.875以上であること
> ⑤「適切なコーディングに関する委員会」を設置し，年4回以上開催すること　等

DPC

　これらの要件を満たしていない等の理由でDPC対象病院になれない病院または新規に調査に協力する病院は，**DPC準備病院**として，DPC請求はせずに厚生労働省にデータ提供のみを行います。

　DPC対象病院になるためには，まずDPC準備病院になる必要があります。

2．対象患者

　届出病院における「一般病棟入院患者」で，①治験の対象患者や先進医療を受ける患者等「対象から除外される患者」（**図表16-1**）を除き，②「診断群分類」に包括評価点数が定められている場合に対象となります。

3．診療報酬

　診療報酬は，診断群分類により包括評価される「入院基本料，検査・画像診断，投薬・注射，1,000点未満の処置等」の部分と，（従来の点数表による）出来高算定による「医学管理等，手術・麻酔，

図表16-1　DPCによる算定の対象としない患者

1　入院後24時間以内に死亡又は生後1週間以内に死亡した新生児	5　その他厚生労働大臣が定める者
2　評価療養（先進医療，治験等），患者申出療養を受ける患者	1）2024年診療報酬改定で新規導入された手術等を算定する患者
3　臓器の移植を受ける患者で下記の点数（略）を算定するもの	2）新たに薬価基準収載された新薬のうち，特定の薬剤を使用する患者（既収載薬の効能追加を含む）
4　急性期以外の特定入院料等算定患者：A106，A304，A306，A308，A308-3，A309，A310，A319，A400「1」	**備考**
	1．上記の他，①診断群分類点数表に該当しない場合，②「特定入院期間」を超えた場合等があります。
	2．DPC算定対象外の場合は「出来高算定」をします。

リハビリテーション，放射線治療，1,000点以上の処置等」の部分から構成され，**包括評価点数と出来高点数の両者を合算した額**での月単位での請求となります。

　包括評価点数は，各診断群分類ごとの入院期間（Ⅰ，Ⅱ，Ⅲ）別点数（1日当たりの包括評価点数）に当月の各入院日数を乗じて得た1月分の合計点数に，医療機関別の「係数」（**図表16-2**）を乗じて得た点数となります。

1）入院期間別点数

　在院日数に応じて，①入院期間Ⅰ以下（平均在院日数の25％タイル値までの期間で，平均点数に17％加算），②入院期間Ⅰ超Ⅱ以下（25％タイル値から平均在院日数までの期間で，①②の合計点数が平均点数と等しくなるような点数），③入院期間Ⅲ（平均在院日数を超えた以降の期間で，②の85％の点数）となっています。

　ただし，平均在院日数の標準偏差の2倍を超える日以降（入院期間Ⅲ超）はすべて出来高での算定となります。在院日数が短ければ高い点数が算定できる仕組みがとられています。

2）医療機関別係数

　医療機関の機能，体制，施設基準の届出，前年度実績等に応じて，医療機関別係数が定められています。医療機関別係数の構成は**図表16-2**のとおりです。

　DPC対象病院は，大学病院本院群，DPC特定病院群（診療密度・医師研修の実施・高度な医療技術の実施・重症患者に対する診療の実施の要件を満たす病院），DPC標準病院群（上記以外のDPC病院）に分類され，群ごとに「基礎係数」が設定され，さらに病院ごとに「機能評価係数Ⅰ」，「機能評価係数Ⅱ」，「救急補正係数」，「激変緩和係数」が加算され，医療機関別係数を算出します。

　備考　各係数は，医療機関が厚労省に報告したデータに基づき厚労省にて決定し，医療機関に通知（告示）されます。

図表16-2　医療機関別係数の構成

包括評価部分に係る医療機関ごとの「係数」は，「基礎係数」，「機能評価係数Ⅰ」，「機能評価係数Ⅱ」「激変緩和係数」の合計より算出します
1．**基礎係数**：医療機関の機能や役割に応じた「医療機関群別3群」に設定（大学病院本院群，DPC特定病院群，DPC標準病院群）
2．**機能評価係数Ⅰ**：当該医療機関の入院患者全員に対して算定される「入院基本料等加算」等を係数としたもの
3．**機能評価係数Ⅱ**：当該医療機関の下記の6項目の「指数」を係数としたもの
①地域医療指数，②効率性指数，③複雑性指数，④カバー率指数
4．**救急補正係数**：救急医療入院における入院初期の医療資源投入の乖離を補正するための係数
5．**激変緩和係数**：診療報酬改定等に伴う激変に医療機関ごとに対応する係数（改定年のみ）。

4．診断群分類

　診断群分類は，18の主要診断群に大別される基礎疾患を，さらに入院理由や重症度，手術・処置の有無，副傷病名などにより細分類したもので，「資源必要度（コスト）が近似したグループ」に分けられています。2024年4月現在2,477の診断群分類について，包括点数が定められています。

〔診断群分類点数の構成〕

　疾患ごとに「樹形図」（ツリー図）と「診断群分類点数」，「対象疾患・手術・処置等」の3要素か

DPC

図表16-3　診断群分類コード14桁の構成内訳

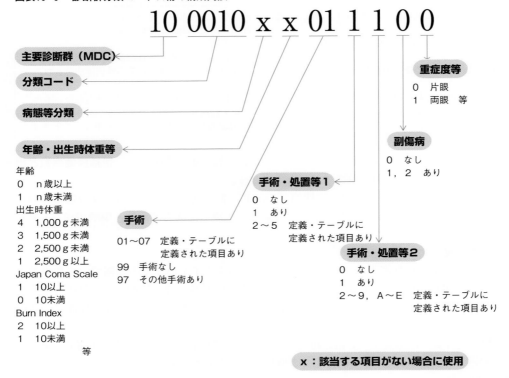

ら構成されています（**図表16-4**）。

　「樹形図」は，疾患や治療の内容によって分岐していきます。疾患コード（6桁の番号）とそれに対応する疾患名がまずあり，そこから手術や処置等のあり・なし，副傷病のあり・なし，重症度等によって分類され，最終的に「診断群分類コード」（**図表16-3**）が示されます。

　「診断群分類コード」に対応する「診断群分類点数」は，入院期間に応じて，1日ごとに定められています。入院期間Ⅲを超えた場合は，出来高で算定をします。

5．明細書の記載

　図表16-6にあるDPCのレセプト様式を使って請求します。

　出来高算定と同様に，月単位での請求となります。様式には，診断群分類決定の参考となる「患者基礎情報」欄が設けられ，包括部分と出来高部分を分けて記載するようになっています。

⑴　「分類番号」欄には，診療報酬点数表に掲げられている診断群分類番号14桁を，「診断群分類区分」には，同表の傷病名，手術名，手術・処置等1，手術・処置等2，副傷病，重症度等のうち該当するものをすべて記載します。

⑵　「傷病名」欄には，診断群分類に該当する根拠となった「医療資源を最も投与した傷病名」（確定していない場合には，「入院の契機となった傷病名」）とその対応しているICD-10コードを記載します。「副傷病名」欄には，「定義副傷病あり」の診断群分類に該当している場合に，副傷病ありと判断した根拠となった傷病名およびその対応しているICD-10コードを記載します。

⑶　「傷病情報」欄には，主病名（医療資源の投入量にかかわらず，医師の医学的判断による主病）と，入院の契機となった傷病名は必ず記載します。

　　医療資源を2番目に投入した傷病名・入院時併存傷病名・入院後発症傷病名は，該当がある場合に記載します。

⑷　「入退院情報」欄には，予定・緊急入院区分は必ず記載します。予定入院・緊急入院・緊急入院（救急自動車またはドクターヘリにより搬入）のいずれかになります。

DPC

図表16- 4　「診断群分類点数表」より

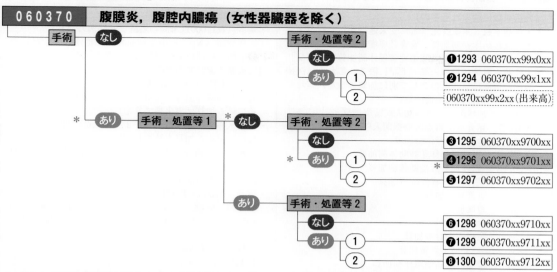

樹形図番号	入院期間			Ⅰ日以下		Ⅰ日超Ⅱ日以下		Ⅱ日超Ⅲ日以下	
	Ⅰ	Ⅱ	Ⅲ	入院期間Ⅰ	点数／日	入院期間Ⅱ	点数／日	入院期間Ⅲ	点数／日
❶1293	6	11	30	1～6日	3,294	7～11日	2,211	12～30日	1,880
❷1294	11	21	60	1～11日	3,462	12～21日	2,264	22～60日	1,925
❸1295	9	17	60	1～9日	3,154	10～17日	2,187	18～60日	1,859
＊ ❹1296	17	34	90	1～17日	3,624	18～34日	2,283	35～90日	1,941
❺1297	16	37	120	1～16日	7,250	17～37日	2,862	38～120日	2,433
❻1298	12	23	60	1～12日	3,241	13～23日	1,972	24～60日	1,677
❼1299	18	37	90	1～18日	3,739	19～37日	2,117	38～90日	1,800
❽1300	21	42	120	1～21日	7,475	22～42日	2,226	43～120日	1,892

ICD 名称（060370に対応する傷病名）

A183	腸，腹膜及び腸間膜リンパ節の結核	
K570	穿孔及び膿瘍を伴う小腸の憩室性疾患	
K572	穿孔及び膿瘍を伴う大腸の憩室性疾患	
K574	穿孔及び膿瘍を伴う小腸及び大腸両者の憩室性疾患	
K578	腸の憩室性疾患，部位不明，穿孔及び膿瘍を伴うもの	
K630	腸膿瘍	
K631	腸穿孔（非外傷性）	
K632	腸瘻（孔）	
＊ K65$	腹膜炎	
K67$	他に分類される感染症における腹膜の障害	

手術

K637$　限局性腹腔膿瘍手術
K637-2　経皮的腹腔膿瘍ドレナージ術

K638	骨盤腹膜外膿瘍切開排膿術	
＊ K639	急性汎発性腹膜炎手術	
K639-2	結核性腹膜炎手術	
K639-3	腹腔鏡下汎発性腹膜炎手術	
その他のKコード		

手術・処置等1

K726　人工肛門造設術
K726-2　腹腔鏡下人工肛門造設術

手術・処置等2

① ＊ G005　中心静脈注射
　　J0384　人工腎臓　その他の場合
　　J045$　人工呼吸
② 　J038-2　持続緩徐式血液濾過
　　J041　吸着式血液浄化法

図表16-5　診断群分類点数に「含まれるもの」,「含まれないもの（出来高算定）」

【包括点数に含まれるもの】	・精神科専門療法の薬剤料

【包括点数に含まれるもの】
- 入院基本料〔＊重症児（者）受入連携加算，救急・在宅等支援病床初期加算，看護必要度加算，一般病棟看護必要度評価加算，入院栄養管理体制加算は出来高〕
- 入院基本料等加算の一部（下記に限る。これらは医療機関の機能に係るものとして別に加算係数を設定）
  - A200　総合入院体制加算
  - A204　地域医療支援病院入院診療加算
  - A204-3　紹介受診重点医療機関入院診療加算
  - A207　診療録管理体制加算
  - A207-2　医師事務作業補助体制加算
  - A207-3　急性期看護補助体制加算
  - A207-4　看護職員夜間配置加算
  - A214　看護補助加算
  - A218　地域加算
  - A218-2　離島加算
  - A234　医療安全対策加算
  - A234-2　感染防止対策加算
  - A243　後発医薬品使用体制加算
  - A244　病棟薬剤業務実施加算1
  - A245　データ提出加算
  - A252　地域医療体制確保加算
- 医学管理等（B001-4手術前医学管理料，B001-5手術後医学管理料に限る）
- 検査〔ただし，以下を除く。D206・D325カテーテル法による諸検査（心臓・肺，肝臓，膵臓），D295～D324内視鏡検査，D401～D419-2（D400血液採取以外の診断穿刺・検体採取料。なお，D026「注4」検体検査管理加算，「注5」国際標準検査管理加算は別に係数を設定）〕
- 画像診断（画像診断管理加算1～4，選択的動脈造影カテーテル法と「注1」「注2」加算を除く）
- 投薬，注射（G020無菌製剤処理料を除く）
- リハビリテーションの薬剤料

【出来高で算定するもの】
- 精神科専門療法の薬剤料
- 基本点数1,000点未満の処置（一部例外あり）
- 病理診断（N003術中迅速病理組織標本作製を除いた第1節　病理標本作製料のみ。第2節を除く）
- 入院基本料（左欄「入院基本料」に＊以下に掲げたもの）
- 入院基本料等加算（前項包括以外＝患者の病態や地域差に係る加算は出来高で算定）
- 特定入院料（A300～303-2，A305，A307については別に定めた加算点数を算定）
- 短期滞在手術等基本料「1」（「3」はDPCによる算定の対象とする）
- 医学管理等（前項包括以外）
- 検査〔D206・D325カテーテル法による諸検査（心臓・肺，肝臓，膵臓），D295～D324内視鏡検査，D401～D419-2（D400血液採取以外の診断穿刺・検体採取）〕
- 画像診断（「通則4～7」画像診断管理加算1～4，E003「3」「イ」選択的動脈造影カテーテル法および同「イ」の「注1」血流予備能測定検査加算，「注2」頸動脈閉塞試験加算）
- G020無菌製剤処理料
- リハビリテーション・精神科専門療法（どちらも薬剤料を除く）
- 基本点数1,000点以上の処置
- J042「1」，J045-2，J038人工腎臓「1」～「3」に使用した保険医療材料〔材料価格基準の別表Ⅱ区分040（1）（5）〕並びにJ042腹膜灌流「1」に使用した腹膜灌流液及び保険医療材料（材料価格基準別表Ⅱ区分051～053）
- 手術，麻酔，放射線治療
- 病理診断（N003術中迅速病理組織標本作製，第2節）
- その他厚生労働大臣が定める薬剤

(5)　「診療関連情報」欄には，診断群分類を決定するための入院時年齢，出生時体重，JCS（Japan Coma Scale），Burn Index，手術・処置等の名称と実施（予定）日を記載します。

(6)　「包括評価部分」欄には，**図表16-6**の記載例のように算定式を記載します。

(7)　「出来高部分」欄の記載は，一般の記載要領と同様です。

3．DPC/PDPS算定の実際

　下記の事例で，（7月診療分のレセプトの）算定のしかたを説明します。

> **S状結腸穿孔，急性限局性腹膜炎**が疑われ7/22緊急入院。翌日緊急の**急性汎発性腹膜炎手術**を施行。術後に播種性血管内凝固を発症し**集中治療室入室**（翌日退室）。**中心静脈注射，動脈血採取**による血液ガス分析測定等を実施した。7月末現在入院中。

1）まず，**DPC対象患者**であるかどうかを判断します（**図表16-1**）。

2）次に，「診断群分類点数表」のどの **"診断群分類番号"** に該当するかを判断します。

　①　疾患コード「060370〔腹膜炎，腹腔内膿瘍（女性器臓器を除く）〕」（**図表16-4**）を選択

　　　備考　どの診断群分類で請求するかは，1入院中に**最も多くの医療資源を投入した**（費用のいちばんかかった）傷病名とします。

　②　K639急性汎発性腹膜炎手術施行のため，「手術」ありを選択

　③　「手術・処置等1」の対象手術である人工肛門増設術を行わないため，なしを選択

④　「手術・処置等2」①の対象である中心静脈注射施行のため，あり①を選択

以上により，**診断群分類番号は「060370xx9701xx」と決定**しました。

3）次に**点数を算出**します。

①　上記の診断群分類番号に係る，入院期間Ⅰ（1〜17日間）に応じた**包括評価点数「3,624点／日」**を，入院してからの日数が，7月は10日間のため10回算定。

> 備考　入院期間が17日超は18日目から34日目まではⅡの点数を算定し，90日を超えた場合は「入院期間Ⅲ超」として，入院料他すべてを出来高算定します。

②　上記点数に**医療機関別係数（図表16-2）を乗じます。**

③　出来高算定できる項目（**図表16-5**）である「手術・麻酔」，「動脈血採取」等を**出来高算定**します。

> 備考　特定集中治療室管理料は，（出来高）点数表の点数ではなく，DPC用に別に定められた点数を加算します（当例では「特定機能病院・専門病院以外の一般病棟を有する病院」の加算点数）。

以上の**「包括評価点数」**（51,461点）と**「出来高算定点数」**（39,580点）を合計し，91,041点を算定します（**図表16-6**）。

4．算定の留意事項

1．基本

(1)　DPC請求の基本は，**退院時に決定された請求方法（診断群分類）をもって一つの入院期間において統一します**（**図表16-7**）。

よって，DPC包括請求の請求方法のみで，月またぎで退院した際，入院途中に傷病名の変更等，診断群分類区分の変更が生じた場合は，分類変更に伴う差額調整を退院時に行います。

(2)　入院日Ⅲを超えて退院した場合のみ，DPC包括請求と出来高請求の2種類のレセプト請求となるため，必ず総括表を付けます。

(3)　月またぎの入院において，請求方法が包括請求から出来高請求に代わったような場合には，返戻を行い，一つの請求方法に統一します。

2．病名

医師が保険診療を行う際の原則に，医療行為を行うときには必ず病名を付けることが基本として挙げられます。治療を行うために，まずは診断を行うわけですが，ここで医師は必ず疑う病名をあげて検査を実施するという流れになりますが，入院期間中に診断を確定し，確定した病名で診断群分類区分を決定します。

ただし，検査入院等で退院時までに診断が付かなかった場合は，最も疑う傷病名により診断群分類区分を決定します。

医師の判断により医療資源を最も投入した病名が選出され，診断群分類が決定される運用のプロセスを記録として残すことが大切です。

多くの事例は，手術に対する資源投入の割合は大きくなるので，医療資源病名と手術は一致します。仮に異なった場合には，手術は出来高算定のため，入院時併存症および入院後発症疾患のいずれかに，当該手術の適応となる病名を入れることを忘れてはなりません。

定義副傷病とは入院時併存症および入院後発症傷病を指しますが，DPC分類に考慮された病名を指して定義副傷病と表現し，その病名は診断が確定された病名を対象としています。さらに入院時併存症および入院後発症傷病に挙げる病名は，入院期間中に重要なものから優先して記載します。

3．再入院の扱い

(1)　退院した日の翌日または転棟した日から起算して**7日以内にDPC算定対象となる病床に再入院**した場合，「医療資源を最も投入した傷病名」と再入院の際の「入院の契機となった傷病名」の診断群分類番号の上2桁が同一である場合，当該再入院は前回入院と一連の入院とみなすこととし，当該再入院の入院期間の起算日は初回の入院日とします。なお，退院期間は入院期間として算入しません。

(2)　予め当該病院に再入院することが決まっており，再入院時の「医療資源を最も投入した傷病名」

図表16-6　DPCのレセプト

◯ **診療報酬明細書**

（医科入院医療機関別包括評価用）　1社　　令和　6年　　7月分　県番13医コ

			1医科	1	社	1単独	5家入

| 保険 | 0 | 1 | 1 | 3 | 0 | 0 | 1 | 5 | |

記号・番号　　58222222　699　　　　（枝番）

－		－	
公負①		公受①	
公負②		公受②	

外科
保険医療機関の所在地及び名称　　◯◯病院

氏名	タカハシ　　エツコ　高橋　悦子　　2女　3昭　33年　6月　5日　生	特記事項
職務上の事由		

分類番号	診断群分類区分	腹膜炎，腹腔内膿瘍（女性器臓器を除く）急性汎発性腹膜炎手術等　手術・処置等1なし　手術・処置等2あり
060370xx9701xx		

転帰

診療実日数	保	10 日
	①	日
	②	日

傷病名	急性限局性腹膜炎	ICD10	傷病名	K650
副傷病名			副傷病名	

今回入院年月日　令和　6年　7月22日　　今回退院年月日　令和　　年　　月　　日

傷病情報	主傷病名　K650　　急性限局性腹膜炎　入院の契機となった傷病名　K590　　便秘症　＊＊次頁へ続く＊＊　（1ページ）	包括評価部分	1：93	（7月請求分）入Ⅰ　3,624×　10＝36,240合計　36,240×1.4200＝51,461　　　　　　　↑　　　**医療機関別係数**
入退院情報	予定・緊急入院区分：3　緊急入院（2以外の場合）			
患者基礎情報	入院時年齢：65歳　手術・処置等　K639　　急性汎発性腹膜炎手術　　令和6年7月23日実施　G005　　中心静脈注射　　令和6年7月23日実施	出来高部分	1：13	＊肺血栓塞栓症予防管理科　　　　　305×1＊薬剤管理指導科2（1以外の患者）　　　　　　　　　　　　　325×1　27日
診療関連情報			1：50	＊23日　　急性汎発性腹膜炎手術　　14,400×1
				＊＊次頁へ続く＊＊　（1ページ）

	※高額療養費		円	※公	点
97食事	基準Ⅰ　　　670円×11回			※公	点
	特別　　　　76円×　5回				
	食堂　　　　50円×　4日				

保険療養の給付	請求点　91,041	※　決定点	負担金額　円	保食事療養	回　11	請求　円　7,950	※　決定　円	標準負担額　円　5,390
	①				①			
	②				②			

DPC

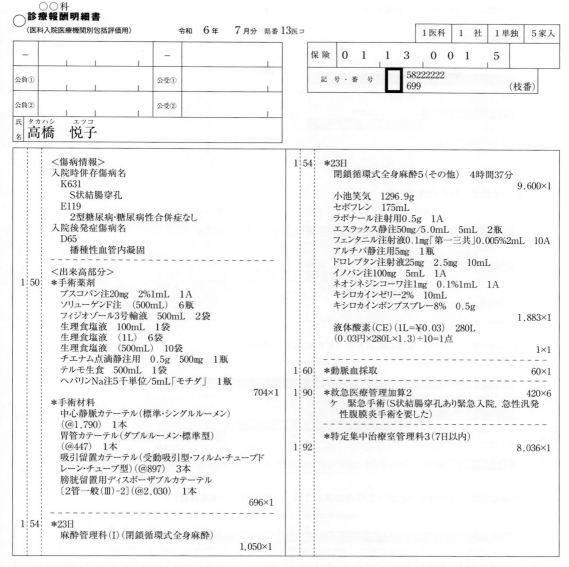

が**悪性腫瘍患者に対する化学療法**に該当する場合は，同一傷病での再入院に係る取扱いから除き一連の入院とはみなしません。

4．新薬の扱い

　新たに（2024年改定後）薬価基準に収載された新薬のうち，特定の薬剤（薬価の高い薬剤等）については，（2024年改定）DPC診断群分類表において評価されていない（取り込まれていない）ため，新薬の薬価基準収載（年数回）に応じて，厚労省告示・通知により下記の取扱いがされます。

1．診断群分類表の一部改訂…既分類の「手術・処置等」に新薬品名を追加
2．当該新薬を使用する患者を，DPC対象患者としない…診療報酬すべてを出来高算定とする
　〔**図表16-1**「5」2）〕

　よって，新薬の薬価基準収載があった場合は，厚労省告示・通知に留意します。

DPC

図表16-7　診断群分類の決定と診療報酬請求

① 基本的な請求方法

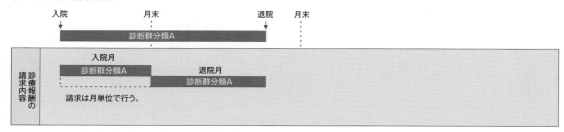

② 入院日Ⅲを超えた場合の請求方法

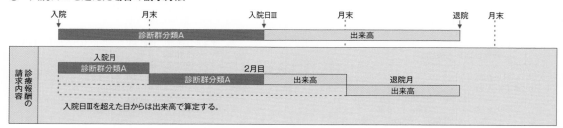

③ 診断群分類が変更になった場合の請求方法（診療報酬額の調整）

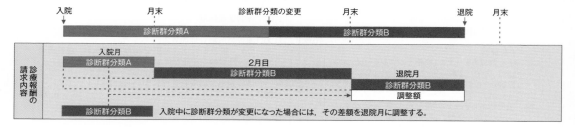

④ 月の途中で包括評価の対象外となった場合の請求方法（包括評価→出来高評価）

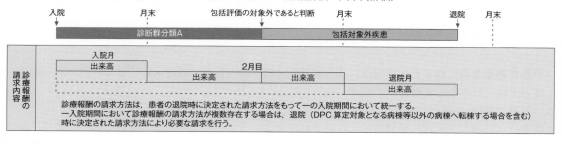

⑤ 月の途中で包括評価の対象に該当した場合の請求方法（出来高評価→包括評価）

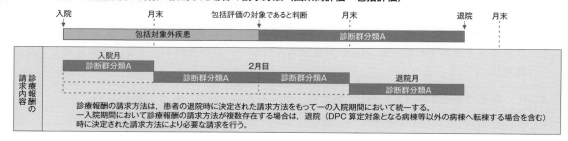

DPC

第**17**章
参 考 知 識

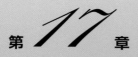
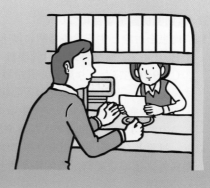

A. 算定に関するもの

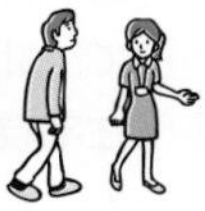

1. 時間外加算

　診療報酬には（診療表示）時間外に緊急に診療行為を行った場合に，時間外・休日・深夜加算（時間外等加算）が設定されています。これは，医療従事者の時間外労働を評価しているものです。

　よって，薬剤料や特定保険医療材料料については加算の対象となりません。

図表17- 1　時間外加算が可能のもの

1	初・再診料
2	処置料
3	手術料
4	麻酔料
5	時間外緊急院内検査加算
6	内視鏡検査
7	時間外緊急院内画像診断加算

・上記の他に，往診料，訪問看護・指導料等の夜間・深夜の加算等があります。

Check ☞

　乳幼児加算はコンピュータによる年齢チェックにより自動加算が可能ですが，時間外加算は算定可能かどうかは請求担当者の判断によりますので，加算ができる・できないの算定上の要件を理解する必要があります。

2. 200床以上（許可病床）の病院算定不可の項目

図表17- 2　200床以上（許可病床）の病院算定不可の項目（例）

〈一般医科〉	在宅時医学総合管理料（C002)*
特定疾患療養管理料（B000)	施設入居時等医学総合管理料（C002-2)*
地域包括診療料（B001-2-9)	在宅患者連携指導料（C010)*
認知症地域包括診療料（B001-2-10)	処方料（F100)「注5」特定疾患処方管理加算
生活習慣病管理料（Ⅰ）(B001-3),(Ⅱ)(B001-3-3)	処方箋料（F400)「注4」特定疾患処方管理加算

　＊200床以上（許可病床）の在宅療養支援病院は算定が認められます。
　＊＊再診料（A001）は，一般病床200床以上の病院は算定不可です。
　　備考　**許可病床200床以上の病院でのみ算定できるもの**：処方（箋）料の「抗悪性腫瘍剤処方管理加算」（F100，F400）があります。また，『初診・再診に係る特別の料金』（下記）は一般病床200床以上の病院が対象となります。
　　　他の病院または診療所からの文書による紹介がない患者（緊急その他やむを得ない事情がある患者を除く）について，初診に係る特別の料金（患者負担），また一般病床200床以上の病院において受けた再診（紹介を行う旨申し出をした場合）に係る特別の料金（患者負担）を徴収できます（療養担当規則第5条第2項，第5条の4「選定療養」）。

3．難病関係診療項目について

難病疾患を対象とする診療報酬には下記等があります。

① B001「7」難病外来指導管理料
② C109 在宅寝たきり患者処置指導管理料
③ 入院料の「再入院の場合の入院起算日」の特例
④ H006難病患者リハビリテーション料
⑤ A210「1」難病患者等入院診療加算

以下，対象となる疾患の相違点等について説明します。

1．難病外来指導管理料，在宅寝たきり患者処置指導管理料，入院料の「再入院の場合の入院起算日」の特例

①**難病外来指導管理料**：「厚生労働大臣が定める疾患」（**図表17-3** の A，B，C）を主病とする患者に対して，計画的な医学管理を継続して行い，かつ，治療計画に基づき療養上必要な指導を行った場合

②**在宅寝たきり患者処置指導管理料**：在宅における創傷処置等の処置を行っている寝たきりの状態にあるものまたは"これに準ずる状態にあるもの"*に対して，当該処置に関する指導管理を行った場合
　*"これに準ずる状態にあるもの"とは，**図表17-3** の A，B に掲げる疾患に罹患しているものとして，常時介護を要する状態にあるものを含む

③**入院料の「再入院の場合の入院起算日」の特例**：退院の日から起算して3月以上（悪性腫瘍，**図表17-3** の A，B に罹患している患者については1月以上）の期間，同一傷病について，いずれの保険医療機関に入院することなく経過した後に，当該保険医療機関に入院した場合は，新たな入院日を起算日とする

図表17-3　難病疾患関係の対象患者

	対象患者	A	B	C
①難病外来指導管理料	A，B，C を主病とする患者	○	○	○
②在宅寝たきり患者処置指導管理料	A，B で常時介護を要するもの	○	○	
③再入院の場合の入院起算日の特例	悪性腫瘍，A，B に罹患している患者	○	○	

対象患者
　A：**難病法による指定難病**（『**早見表**』**p.252**）の受給者証交付者
　B：**特定疾患治療研究事業**の受給者証交付者（指定難病の対象とならないスモン，劇症肝炎，重症急性膵炎等）
　C：**先天性血液凝固因子障害等研究事業**の受給者証交付者

2．難病患者リハビリテーション料，難病患者等入院診療加算

④**難病患者リハビリテーション料**：「厚生労働大臣が定める疾患」を主病とする患者に対して，社会生活機能の回復を目的としてリハビリテーションを行った場合

⑤**難病患者等入院診療加算**：「厚生労働大臣が定める疾患」を主病として入院している患者であって，「厚生労働大臣が定める状態」*にあるもの
　*当該疾患を原因として日常生活動作に著しい支障を来している状態（多剤耐性結核を除く）

難病患者リハビリテーション料は，日常生活に支障のある疾患の患者に対し，社会生活機能の回復を目的としてリハビリテーションを行うものです。

難病患者等入院診療加算は，「神経難病」等の患者で日常生活動作に著しい支障を来し，一般患者より手間のかかる看護，医学管理を評価するものです。

　備考　神経難病とは：神経システムの異常による運動障害の症状があり，発症の原因が不明で根本的治療法が確立されていない病気を総称します。

参考知識

図表17-4　難病関係診療項目対象疾患一覧

	対　象　疾　患	難病リハ	難病入院
日常生活動作に支障のある難病（指定難病の対象の一部）	Ⓐ　神経難病 多発性硬化症，重症筋無力症，スモン，筋萎縮性側索硬化症，脊髄小脳変性症，ハンチントン病，パーキンソン病関連疾患（進行性核上性麻痺，大脳皮質基底核変性症，パーキンソン病），多系統萎縮症（線条体黒質変性症，オリーブ橋小脳萎縮症，シャイ・ドレーガー症候群），プリオン病，亜急性硬化性全脳炎，ライソゾーム病，副腎白質ジストロフィー，脊髄性筋萎縮症，球脊髄性筋萎縮症，慢性炎症性脱髄性多発神経炎	○	○ 注1
	Ⓑ　その他の難病 ベーチェット病，全身性エリテマトーデス，強皮症，皮膚筋炎及び多発性筋炎，結節性動脈周囲炎，ビュルガー病，悪性関節リウマチ，アミロイドーシス，後縦靭帯骨化症，モヤモヤ病（ウィリス動脈輪閉塞症），ウェゲナー肉芽腫症，広範脊柱管狭窄症，特発性大腿骨頭壊死症，混合性結合組織病，黄色靱帯骨化症	○	
	Ⓒ　ギラン・バレー症候群，シェーグレン症候群，成人発症スチル病，関節リウマチ	○	
	Ⓓ　メチシリン耐性黄色ブドウ球菌感染症（MRSA），後天性免疫不全症候群（HIV 感染を含む），多剤耐性結核		○ 注2

「難病リハ」はH006難病患者リハビリテーション料，「難病入院」はA210「1」難病患者等入院診療加算の略。

注1　パーキンソン病は，ホーエン・ヤールの重症度分類のステージ3以上であって生活機能障害度がⅡ又はⅢ度の状態に限られます。

2　MRSA は，開胸心手術または直腸悪性腫瘍手術の後に発症したものに限られます。

4．特別の関係にある医療機関等の算定制限

図表17-5　特別の関係にある医療機関間の算定制限（主なもの）（「特別の関係」とは…**『早見表』p.72**参照）

Ⅰ　特別の関係にある医療機関間の算定制限

1　**入院料**

再入院時に，特別の関係にある保険医療機関における前回入院期間を通算します。

2　**診療情報提供料（Ⅰ）**

①当該情報を提供する保険医療機関と特別の関係にある機関に情報提供が行われた場合，②市町村等が開設主体である保険医療機関が，当該市町村等に対して情報提供を行った場合は算定できません。［①の場合は連携強化**診療情報提供料**も算定不可］

3　**在宅患者診療・指導料**（在宅医療の部　第1節）

特別の関係にある医療機関間での同一患者に対する同一日の「訪問診療料等」の併算定不可
〔**『早見表』p.351**第1節に係る通知⑶参照〕

注「訪問診療料等」：往診料，在宅患者訪問診療料，在宅患者訪問看護・指導料，同一建物居住者訪問看護・指導料，在宅患者訪問リハビリテーション指導管理料，在宅患者訪問薬剤管理指導料，在宅患者訪問栄養食事指導料，精神科訪問看護・指導料をいう。

Ⅱ　開設者が同じ医療機関間の算定制限

4　**コンピューター断層撮影，磁気共鳴コンピューター断層撮影**

開設者が同一である医療機関間で同一患者に対してCT，MRI を同一月に2回以上行った場合は，当該月の2回目以降の算定は（「通則2」の）逓減点数によります。

注「特別の関係にある保険医療機関等」にあっても，以下の項目は（入院医療機関と退院後の在宅療養を担当する関係機関間での連携を推進する観点から）算定可です：A206，A238-7，A246「1」，A248，B004，B005，C010，C011，（第3章介護老人保健施設入所者）施設入所者共同指導料

B．保険外併用療養費制度

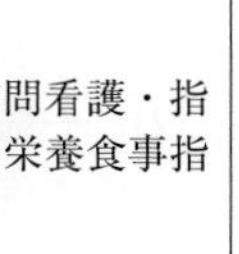

保険外併用療養費制度は，医療に対する国民のニーズの多様化や，医療の高度化に対応するため，一般治療と共通する部分は「保険外併用療養費」として保険給付とし，患者の選択に基づくサービスや，保険適用となっていない先進医療等の部分については，「患者の実費負担」とするものです（序章Bヒント《保険外併用療養費》参照）。

保険外併用療養は，**評価療養，患者申出療養，選定療養**の3区分とされます（**図表17-6**）。

備考 「保険外併用療養費」とは，保険給付分を指し，患者負担分を指すものではありません。
（『早見表』p.1549以降「第2」「第2の2」「第3」参照）

1. 「選定療養」の種類（『早見表』p.1558「第3」）

患者の希望に基づき，選択される追加的サービス，すなわち，①快適性・利便性に係るもの，②医療機関を選択することに係るもの，③医療行為を選択することに係るもの——が対象となっています。

図表17-6　保険外併用療養費の種類（主なもの）

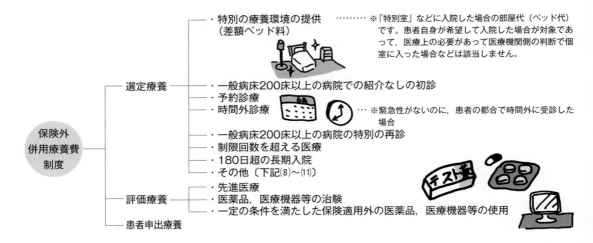

＜医療機関の選択に係るもの＞

(1) **一般病床200床以上の病院，特定機能病院，一般病床200床以上の地域医療支援病院・紹介受診重点医療機関において受けた初診**（紹介患者以外）

　　一般病床200床以上の病院において，他の医療機関等からの文書による紹介がない患者について，初診に係る特別の料金を徴収できます。なお，特定機能病院，一般病床200床以上の地域医療支援病院・紹介受診重点医療機関の場合は，7,000円以上（歯科は5,000円以上）を徴収することが義務づけられています。

(2) **一般病床200床以上の病院，特定機能病院，一般病床200床以上の地域医療支援病院・紹介受診重点医療機関において受けた再診**（紹介を行う旨申し出をした場合）

　　他の医療機関（一般病床200床未満の病院または診療所）に紹介したにもかかわらず，患者の希望により当該病院の受診を希望する場合に対象となります。なお，特定機能病院，一般病床200床以上の地域医療支援病院・紹介受診重点医療機関の場合は，3,000円以上（歯科は1,900円以上）を徴収することが義務づけられています。

　　備考　(1)(4)の「なお書き」の定額負担を徴収する場合は，初・再診料（外来診療料）から次の点数を控除します。
　　初診（医科　200点・歯科　200点），再診（医科　50点・歯科　40点）

＜快適性・利便性に係るもの＞

(3) **特別の療養環境の提供**（いわゆる入院室料差額）

(4) **予約診療**

(5) **診療時間外診療**

＜医療行為等の選択に係るもの＞

(6) **制限回数を超えて行った診療**：下記の場合に対象となります。

　①腫瘍マーカー（AFP，CEA，PSA，CA19-9）：悪性腫瘍の確定または転帰の決定までに，患者の不安を軽減する必要があり，2回以上行う場合

②疾患別リハビリテーション料：患者の治療に対する意欲を高める必要がある場合に，１日の上限単位数を超えて行う場合や標準的算定日数を超えた場合で，１月13単位を超えて行う場合

③精神科ショート・ケア，デイ・ケア，ナイト・ケア，デイ・ナイトケア：患者家族の負担を軽減する必要がある場合に，１年を超える期間に週５日を超えて行う場合

⑺　180日超入院に係る入院療養

⑻　「プログラム医療機器」を，保険適用期間の終了後に，患者の希望に基づき使用した場合

⑼　「間歇スキャン式持続血糖測定器」を診療報酬上対象とならない患者が（自身の生活習慣の管理等のため）使用する場合

⑽　医療上必要と認められない，患者の都合による「精子の凍結又は融解」

⑾　患者の希望による「長期収載医薬品」（後発品のある先発医薬品）の処方・調剤（2024年10月〜）

２．「評価療養」の種類（『早見表』p.1549「第２」）

有効性・安全性は認められるが，まだ保険収載されていない先進的な診療や医薬品，医療機器，再生医療等製品で，保険収載には検討・評価を要するものが対象となります。

⑴　（保険収載前の）医薬品・医療機器・再生医療等製品等に関するもの

医薬品・医療機器・再生医療等製品等に係るものとして，下記の３種類があります（**図表17-7**，『早見表』p.1549「２」〜p.1555「７の２」参照）。

　A　医薬品・医療機器・再生医療等製品の「治験」に係る診療

　B　医薬品医療機器等法承認の医薬品・医療機器・体外診断用医薬品・再生医療等製品・プログラム医療機器の保険収載までの期間における支給または使用

　C　保険適用の医薬品・医療機器・再生医療等製品・プログラム医療機器の「効能・用法」追加に係る未承認期間の支給または使用

「治験」：医薬品・医療機器・再生医療等製品の製造（販売）に当たっては，医薬品医療機器等法に定める臨床試験を行い，有効性や安全性が確認された場合に承認されます。その臨床試験を治験といいます。

「再生医療等製品」：①人の細胞に培養等の加工を施し，身体の構造・機能の再建・修復・形成を行うもの，②疾病の治療・予防を目的として使用するもの，③遺伝子治療を目的として人の細胞に導入して使用するもの等をいいます。いずれも「人の細胞等を用いる」ことから品質が不均一であり，有効性の予測が困難な場合があるという特性があります。

「プログラム医療機器」：現在保険適用となっているプログラム医療機器としては，材料価格基準「別表Ⅱ」の「226ニコチン依存症治療補助アプリ」，「227高血圧症治療補助アプリ」があります。

図表17-7　医薬品，医療機器，再生医療等製品等に関する診療の保険外併用療養費の対象となる期間

A　治験に係る診療
B　医薬品医療機器等法承認後の"保険収載までの期間"の保険外併用療養費
A：保険外併用療養費の対象　　B：保険外併用療養費の対象
治験の実施　審査　保険適用
承認申請　承認　保険収載
C　保険適用の医薬品・医療機器・再生医療等製品の"効能・用法等"追加に係る保険外併用療養費
専門家による有効性や安全性に係る事前評価の結果，迅速な申請や審査ができると認められたもの　治験省略　審査　新効能・用法の保険適用
承認申請　承認
C：保険外併用療養費の対象

(2) **先進医療**

　保険収載されていない先進医療に当たって，注射料や麻酔料，入院料等点数表に収載されている診療部分については保険給付とし，収載されていない部分について，患者実費負担とするものです。

3．「患者申出療養」（『早見表』p.1557「第2の2」，p.1592）

　患者からの申出により「保険適用外の医療技術」（未承認薬の使用等）について，「臨床中核病院」等において，先進医療と同様の手続きにより，保険外併用療養として行われるものです。

算定ポイント【保険外併用療養費】

　患者から実費負担を求める場合は，①あらかじめ患者に対して説明を行い，同意を得ること，②院内に内容と費用について掲示を行うこと等が必要となります〔『早見表』p.1547通知「第1」2(5)，p.1549「第2」，p.1557「第2の2」，p.1558「第3」の1，p.1582「療養の給付と直接関係ないサービス等の取扱い」「1.」等参照〕。

ヒント💡 ≪保険外併用療養費と消費税≫

　保険外併用療養（費）に伴う保険外の患者負担額についての消費税の扱いは，「選定療養」に係るものは課税，「評価療養」，「患者申出療養」に係るものは非課税（ただし，企業依頼の治験において被保険者以外から徴収する場合は課税）となります〔保険外併用療養費に係る「患者一部負担金」（3割負担等）は非課税です〕。

C．介護保険

1．介護保険制度の概要　（図表17-8）

1．**介護保険の被保険者**：①65歳以上の者（第1号被保険者），②40歳以上65歳未満の医療保険に加入している者（第2号被保険者）。（保険者は市町村）
2．**受給権者**：①要介護状態（日常生活動作について介護を必要とする状態）または②要支援状態（要介護状態にならないための支援を必要とする状態）です。第2号被保険者については，加齢に起因する「特定疾病」（図表17-9）による要介護状態等にある者に限られます。外傷や先天性疾患等により要介護状態等にある者については対象となりません。
3．**保険給付**：介護サービスは，「予防給付」と「介護給付」に分けられます。

[予防給付]

　介護予防サービス：（要支援1・2の者を対象）介護予防を目的とした居宅サービス，介護予防支援，地域密着型介護予防サービスがあり，各内容は，介護給付と同様です。

　備考　要支援2～1向けの④訪問介護と⑤デイサービスは，介護保険の給付から除外され，市区町村の「地域支援事業」として行われます。

[介護給付]

　介護給付は要介護者（要介護1～5）を対象とするもので，(1)居宅サービス（③～⑦），(2)施設サービス（⑧），(3)居宅介護支援（②），(4)地域密着型介護サービス（①）に分類されます。

　①**地域密着型介護サービス**：地域密着型介護サービスは，自宅や地域の施設で，その地域に住んでいる人のケアを行います。小規模多機能型居宅介護，夜間対応型訪問介護，認知症対応型通所介護，認知症対応型共同生活介護等があります。

　②**居宅介護支援**：〔介護支援専門員（ケアマネジャー）による介護サービス計画作成〕

　（居宅サービス）（③～⑦）

　③**訪問系サービス**：訪問介護，訪問入浴介護，訪問看護，訪問リハビリテーション，居宅療養管理指導

　④**通所系サービス**：通所介護（デイサービス），通所リハビリテーション（デイケア）

⑤**短期入所系サービス**：短期入所療養介護，短期入所生活介護

⑥**特定施設入居者生活介護**：「特定施設」とは，ケアハウスや有料老人ホーム等のうち厚労省令で
定めた特定施設入居者生活介護を提供する施設をいいます。また，「外部サービス利用型特定施
設入居者生活介護」は，介護サービス計画の策定等は特定施設の従事者が行い，介護サービスの
提供は外部サービス提供事業者と契約して提供します。

⑦**介護環境を整えるサービス**：福祉用具貸与，福祉用具購入費や住宅改修費の支給

（施設サービス）

⑧**介護保険施設**：介護老人福祉施設（特別養護老人ホーム），介護老人保健施設（老人保健施設），
介護医療院の３施設があります（**図表17-10**）。

　備考　上記の他に市町村が独自に給付を行う「市町村特別給付」があります。

4．費用，利用者の負担

　利用者負担は１割〔一定以上の所得がある人は２割または（現役並み所得者）３割〕。残りは50％
を公費負担，50％を介護保険料によりまかないます。

図表17-8　介護給付の体系図

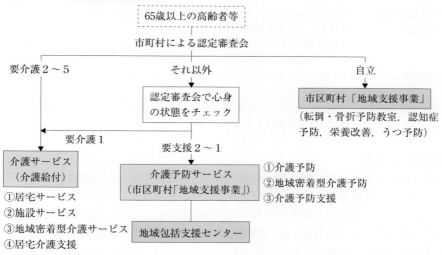

2．介護保険の要介護被保険者である患者に対する医療保険の適用

　一般に介護保険から給付される部分に相当する療養については，医療保険から給付されません。

　要介護被保険者に対する医療保険における療養の費用の算定の可否については，告示・通知によ
り，個々の診療項目・患者区分（下記Ａ～Ｅ）ごとに規定されています（**『早見表』p.1507～1534**）。

A．居宅サービスを受ける外来患者（外来患者）

　在宅患者への訪問看護・訪問薬剤管理・訪問栄養食事指導等で，介護保険において介護報酬が設定
されているものについては，医療保険における算定に制限があります。

　備考　この外来患者には，社会福祉施設，身体障害者施設等，認知症対応型グループホーム，特定施設の入所者が含
まれますが，介護保険施設入所者等は含まれません。

B．医療保険適用病床の入院患者（一般入院患者）

　初・再診料の部を除く医科点数表の各部の点数が原則として算定できます。

参考知識

図表17- 9　特定疾病一覧

・がん（医師が一般に認められている医学的知見に基づき回復の見込みがない状態に至ったと判断したものに限る） ・関節リウマチ ・筋萎縮性側索硬化症 ・後縦靱帯骨化症 ・骨折を伴う骨粗鬆症 ・初老期における認知症 ・進行性核上性麻痺，大脳皮質基底核変性症およびパーキンソン病 ・脊髄小脳変性症	・脊柱管狭窄症 ・早老症 ・多系統萎縮症 ・糖尿病性神経障害，糖尿病性腎症および糖尿病性網膜症 ・脳血管疾患 ・閉塞性動脈硬化症 ・慢性閉塞性肺疾患 ・両側の膝関節または股関節に著しい変形を伴う変形性関節症

図表17-10　介護保険施設の種類

施設の種別		対象者
介護保険施設	介護老人福祉施設（特別養護老人ホーム）	常時介護が必要で在宅生活が困難な要介護者
	介護老人保健施設（老人保健施設）	病状安定期にあり，入院治療をする必要はないが，リハビリテーションや看護・介護を必要とする要介護者 　医療施設（病院）と福祉施設（特別養護老人ホーム）の中間的な施設であり，家庭への復帰を目指す通過型施設として位置付けられる。
	介護医療院	長期療養のための医療と日常生活上の世話（介護）を一体的に提供する必要性がある要介護者。
医療保険適用の療養病床		病状が安定している長期療養患者のうち，密度の高い医学的管理や積極的なリハビリテーションを必要とする者

C. 介護医療院入所者

　入所者に日常的に提供される医療行為は介護報酬の「介護医療院サービス費」として算定し，特定の医療行為については介護報酬の「特別診療費」として出来高算定をします。

　入所者について専門的な診療が必要となり，他保険医療機関において医療保険による診療が行われた場合の「他医療機関における算定」は，『**早見表**』p.1525「別紙２」の扱いとなります。

D. 介護老人保健施設入所者

　介護老人保健施設には常勤医師が配置されているため，施設で対応できるような医療行為については，医療機関における（往診や通院での）診療費の算定はできません。ただし，施設で通常行えない医療行為（下記）については算定が認められます（『**早見表**』p.894参照）。

(1)　在宅療養指導管理料：所定点数は算定できませんが，材料加算，特定保険医療材料料は算定できます。薬剤は，自己腹膜灌流指導管理に係る薬剤料のみ算定できます。

(2)　第３章（介護老人保健施設入所者に係る診療料）に係る「別紙」において，○印のもの（医療機関が併設，併設外で異なります）〔『**早見表**』p.899（別紙），p.895（第16），「別表第12」参照〕

E. 介護老人福祉施設等入所者

　介護老人福祉施設等の配置医師と配置医師以外で算定できる項目が異なりますが，一般に医学管理等，在宅医療の部の多くが算定できません。配置医師でない場合は，緊急の場合または配置医師の専門外等を除き，入所者についての診療は認められません〔詳細は，保医発通知「特別養護老人ホーム等における療養の給付の取扱いについて」（『**早見表**』p.1530〜1534）を参照してください〕

D.　一部負担金

一部負担金（図表17-11）と明細書の記載

1.　低所得者の場合（医療保険・後期高齢者医療共通）

　低所得者の区分に該当する場合は，保険者へ（受給者が）申請して，**限度額適用・標準負担額減額認定証**（**図表17-12**）の交付を受けます。

　認定証の「適用区分欄」に「区分Ⅰ」または「区分Ⅱ」と記載されます。

→　（**明細書の記載**）　ⅠまたはⅡの字句を○で囲みます。長期該当の場合は併せて「３月超」の字句を○で囲みます。

２．災害等により支払いが困難な場合で，保険者の認定を受けた場合

　（外来・入院）一部負担金の減額または免除，支払猶予の措置を受けられます。保険者への申請に基づき，**一部負担金減免証明書**（**図表17-13**）の交付を受けます。

→　（**明細書の記載**）　「減」，「免」，「猶」のいずれか該当する字句を○で囲みます。

　〔備考〕　国保の一部負担金の減免の場合は，「負担金額」欄に割・免除・支払猶予等の字句を○で囲みます。

　　　　なお，１．２．のいずれも明細書の一部負担金欄（標準負担額欄）には，支払いを受けた負担額の金額を記載します〔**早見表** p.1627（21），p.1628（23）エ参照〕。

　　　　マイナンバーカードを医療機関に提示する場合は，（保険者への申請は必要ですが）上記の認定証，証明書等の医療機関への提示は不要とされます。

図表17-11　一部負担金および高額療養費自己負担限度額一覧表

種　別	（医療保険）一般		A　医療保険高齢受給者		B　後期高齢者医療被保険者
対象者	70歳未満		70歳以上75歳未満		75歳以上（65歳以上で寝たきり等の患者含む）
患者窓口負担金	3割負担（義務教育就学前2割負担） ・ただし，入院および外来で「認定証」提示した場合は，下欄の自己負担限度額を上限に徴収		A　2割，現役並み所得者は3割負担 B　1割，一定以上所得者は2割，現役並み所得者は3割負担 ・A・B，入院・外来とも，下欄自己負担限度額を上限に徴収		
高額療養費の自己負担限度額（月額）	区　分	世帯単位	区　分	個人単位(外来のみ)	世帯単位（入院含む）
	区分ア	252,600円＋（医療費－842,000円）×1％　（年多^{*1}140,100円）	現役並み所得者	Ⅲ	252,600円＋（医療費－842,000円）×1％（^{*1}年多140,100円）
	区分イ	167,400円＋（医療費－558,000円）×1％（年多93,000円）		Ⅱ	167,400円＋（医療費－558,000円）×1％（年多93,100円）
	区分ウ	80,100円＋（医療費－267,000円）×1％（年多44,400円）		Ⅰ	80,100円＋（医療費－267,000円）×1％（年多44,400円）
	区分エ	57,600円　　（年多44,400円）	一般	18,000円（^{*2}年限144,000円）	57,600円　（年多44,400円）
	区分オ	35,400円　　（年多24,600円）	低所得者Ⅱ	8,000円	24,600円　（年多同左）
			低所得者Ⅰ	8,000円	15,000円　（年多同左）

備考1．　＊1：年多は年間多数回該当の略(過去12カ月に3回以上高額療養費の支給を受け，4回目以降の支給の場合)。
　　2．　＊2：年限は年間限度額の略（年間とは前年8月1日から当年7月31日までの間）。
　　3．　高額長期疾病に係る自己負担限度額は1万円。ただし，70歳未満の区分ア，イの人工透析に係る自己負担限度額は2万円。
　　4．　患者窓口負担は，入院・外来とも高額療養費の自己負担限度額を1月の上限とします。ただし，70歳未満は「限度額適用認定証」提示によりその取扱いをします（認定証の提示がない場合は一部負担金を全額徴収）。
　　5．　月の途中で75歳に到達し，高齢受給者から後期高齢者医療に移行した月は，高額療養費の自己負担限度額はそれぞれの本来額の1/2とします。
　　6．　B（後期高齢者）の「一般」は，（2022年10月より）一般Ⅱ（2割負担），一般Ⅰ（1割負担）に区分されました。一般Ⅱの「外来（個人）」（18,000円限度）は，施行後3年間（2025年9月末まで）1割負担の場合と比べた1月分の負担増を最大3,000円とする経過措置があります。

参考知識

図表17-12　限度額適用・標準負担額減額認定証

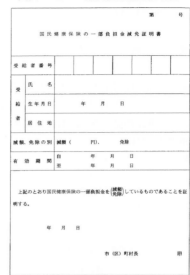

図表17-13　一部負担金減免証明書

E. 明細書の作成に関すること

1. 明細書の記載要領

　明細書の記載は，保医発通知(厚労省保険局医療課長通知)にしたがって行います(『早見表』p.1606〜)。
　明細書に記載する「診療行為等の略号」は別表Ⅳ（『早見表』の各診療報酬項目に記載）に，明細書の「摘要」欄への記載事項等は別表Ⅰ，Ⅲ（『早見表』p.1636〜）に規定されています。
　なお，（院外）処方箋の記載要領は『早見表』p.588を参照してください。

　備考1) 電子レセプトによる請求を行う場合は，「氏名」欄の姓名は，カタカナによる姓名を付記することが望ましい…とされています。

　　　　2) 略号については，四角囲みをして記載する扱いですが，**電算機による場合は，（　）等を使用して記載する**ことも認められます。

2. 明細書の傷病名欄，症状詳記の書き方

1.「傷病名」欄について

　傷病名の記載については，次の点に留意します。

(1) 疑い病名や，主病名に付随する関連病名をやたらに書かない。
　　症状・所見を書くほうが適切な場合があります。

(2) 翌月以降の病名整理が必要です。
　　疑い病名，急性病名，また治癒や中止となった病名を整理します。

(3) 急性・慢性の別，身体部位の書きもれなど病名の不備に注意します。

(4) 再発や増悪は再発日または増悪日を記載します。

　　〔参考〕①「主傷病」「副傷病」を区別して記載すること，②所定単位当たりの薬価が175円以下の低薬価薬剤については，記載した傷病名から判断してその発症が類推できる場合以外は傷病名を記載すること等が定められています。〔『早見表』p.1618 ⒂参照〕

2. 症状詳記について

　症状詳記（病状詳記）は，傷病名のみでは診療内容およびその必要性が審査機関に理解されないと思われる場合に記載します。
　症状詳記の記載上の留意事項として，以下があげられます。

(1)　審査は明細書だけを見て行うため，第三者が診療内容およびその必要性を，明細書を見て理解できるように書きます。

(2)　患者の病状を，具体的に記載します。単に重症ということでなく，血圧，検査値など根拠となる客観的なデータを書くようにしたほうがよいでしょう。

(3)　治療の根拠と治療の結果を経時的に書くようにしたほうがよいでしょう。

(4)　病状を単に詳記するのではなく，審査員が知りたいポイントのみを書きます。検査回数が多い，薬剤の使用が長期にわたる，1回の使用量が多い場合など，平均を外れた場合，高額の原因となる部分の必要性を書きます。

3．明細書の（提出前の）点検

明細書の毎月の審査機関への提出前に医療機関で「レセプト点検」を必ず行います。これは，病名もれ，請求誤り等による**査定や返戻を防ぐ**目的で行うものです。

1．病名もれのチェック

請求する薬剤や検査等の項目に対する**病名が適切か**を点検します。

備考1）保険診療における薬剤の使用は，原則として，医薬品医療機器等法により承認された適応・用法に限り認められます。

　　2）病名もれがあり査定を受けた場合は，再審査請求を行った場合であっても，（病名追加は）原則として認められません。

2．症状詳記のチェック

傷病名のみでは診療（請求）内容の必要性が審査員に理解されないと思われる場合（通常よりも高額な場合，通常の診療経過と異なる場合等）は，医師による症状詳記（施行理由の記載）が必要です。医師の**症状詳記の記載が適切か**を点検します。

3．請求誤りのチェック

請求内容が，療養担当規則や点数表，明細書の記載要領等の規定に適合しているか（**正しいか**），**請求誤り**についてチェックします。

Ｆ．明細書の審査・再審査

（序章Ａヒント≪保険審査とは≫参照）

1．審査支払機関における審査

医療機関で作成された明細書（レセプト）は，月ごとに，被用者保険（社保）関係は，都道府県ごとに支部の設けられている社会保険診療報酬支払基金（支払基金）に，国保関係は都道府県単位で設立されている国保連合会（連合会）に提出され，そこでの審査を経たうえで，患者の一部負担を除いた部分の医療費が医療機関に支払われます。

審査結果に応じて，下記のような処理が行われます。

(1)　**査定**：適応外，過剰，不必要等の理由（**図表17-14**）で減額したものは，「増減点連絡書」（**図表17-15**）により医療機関に通知されます。

　　医療機関は審査結果に不服がある場合は，再審査請求ができます。再審結果は「原審通り」または「復活」として通知されます。

(2)　**返戻**：明細書の記載不備や診療内容に関する照会，保険資格の有無等により，審査機関から明細書が戻されるものです。

　　返戻された明細書は確実に再請求することが重要です。

「査定」は請求額の一部が減額されるものですが，「返戻」は明細書の全請求額が戻されるため，再請求を怠ると明細書1件分全額の請求がなされないことになるので注意しなければなりません。

審査・支払いを終えたレセプトは，審査支払機関から各保険者に送付されます。

保険者では，さらにそのレセプトを点検して疑義が生じた場合には，審査支払機関に再審査を請求することができます（「保険者再審」といいます）。審査支払機関では，それらについて査定または原

審査どおりの判断を行います。

保険者再審により査定された場合も，医療機関は審査内容に不服がある場合は，再審査請求ができます。

図表17-14　増減点事由の記号（支払基金の例。一部国保）

1　診療内容に関するもの

A	療養担当規則等に照らし，医学的に適応と認められないもの
B	療養担当規則等に照らし，医学的に過剰・重複と認められるもの
C	療養担当規則等に照らし，A・B 以外の医学的理由により適当と認められないもの
D	告示・通知の算定要件に合致していないと認められるもの

2　事務上に関するもの

F	固定点数が誤っているもの
G	請求点数の集計が誤っているもの
H	縦計計算が誤っているもの
K	その他

（国保）

J	縦覧点検によるもの
Y	横覧点検によるもの
T	突合点検によるもの

図表17-15　増減点連絡書

増減点連絡書は，医療機関等から請求された診療（調剤）報酬明細書（レセプト）について，点検・審査等の結果，点数に異動が生じた場合，医療機関等へお知らせする増減点数や事由等を表示しています。

医療機関

医療機関コード　12,3456,7
医療機関名　　支払基金病院　　御中

1 月 分　増 減 点 連 絡 書

ページ　1
社会保険診療報酬支払基金○○○支部

診療年月	受付番号 レセプト番号	保険者番号等	区分	給付区分	氏名 カルテ番号	箇所	法別	増減点数（金額）	事由	負担	請求内容	負担	補正・査定後内容
(0112)	2405-12,345,678 000,001	0613****	本外		基金　太郎	60	06	-37	F	1	○○○○○　74×1	1	○○○○○　37×1
						合計	06	-37			2,193		2,156
	2405-98,765,432 000,020	0613****	家外	長	基金　花子	21	06	-150	B	1	○○○錠　100mg 2錠　30×10		(縦覧点検) ○○○錠　100mg 1錠　15×10
						合計	06	-150			1,000		850
	2405-98,765,765 000,050	0613****	本外		基金　一郎	(21)	06	-100	(C)	1	○○○錠　100mg 1錠　20×10		(入外点検) ○○○錠　100mg 1錠　20× 5
							06	-100			2,500		2,400
備考													

標題の診療月と異なる場合に表示します。

欄外「記号凡例（増減点箇所）」によるコードを表示します。

欄外「記号凡例（増減点事由）」によるコードを表示します。

「請求内容」欄には補正・査定前の診療内容等を表示します。

「補正・査定後内容」欄には補正・査定後の診療内容等を表示します。
縦覧点検は，同一患者の複数月にわたるレセプトの通覧点検により補正・査定された内容を表示します。
入外点検は，同一患者の入院と入院外レセプトの通覧点検により補正された内容を表示します。

2．特別審査とは

下記に該当する明細書については「**特別審査**」が行われます。「特別審査」（中央審査）は，社保（被用者保険）については「支払基金本部」，国保については「国保中央会」において，全国の高額明細書の一括審査が行われます。

《特別審査の対象となるレセプト》

医科38万点（特定機能病院および臨床研究中核病院にあっては入院**35万点**）**以上**，歯科20万点以上（漢方は入院外の投薬料の点数が４千点以上）の高点数レセプト，また（**注２**の）臓器移植術を含むレセプトについては特別審査となります。なお“心・脈管に係る手術”（**注１**）が含まれるレセプトについて，特定保険医療材料分を除外して38万点以上を対象とします。

注１　「心・脈管に係る手術」:〔心，心膜，肺動静脈，冠血管等〕中，全項目，〔動脈〕中，K614「１」

２　（対象となる）臓器移植手術：K514-４同種死体肺移植術，K514-６生体部分肺移植術，K605-２同種心

移植術，K605-4同種心肺移植術，K697-5生体部分肝移植術，K697-7同種死体肝移植術

3．35万点以上のレセプトに対する審査

35万点以上のレセプトには，"診療日ごとの症状，経過及び診療内容を明らかにすることができる資料"の添付が義務付けられます。

具体的には下記の資料をいいます。（告示345，平6.10.14）（最終改定：告示481，平21.11.25）（平10.10.28保発132・保険発160，最終改定：平24保発0326・7）

(1) 患者の主たる疾患（合併症含む）の診断根拠となった臨床症状，その診察・検査所見及び実施された主な治療行為（手術，処置，薬物治療等）の必要性並びにこれらの経過につき担当医が記載したもの

また，診療報酬明細書の合計点数が100万点以上である場合は，次に掲げる薬剤及び処置に係る症状等について，担当医が別に記載したもの

① 薬剤関係

a．血栓溶解剤，b．遺伝子組替え製剤，c．人免疫グロブリン製剤，d．人血清アルブミン製剤・血漿蛋白製剤，e．乾燥濃縮人アンチトロンビンⅢ製剤，f．プロスタグランディン製剤，g．新鮮凍結人血漿，h．抗生物質製剤

② 処置関係

a．血漿交換療法（J039），b．吸着式血液浄化法（J041），c．人工腎臓（J038）

(2) 所定単位当たりの価格が205円以下の薬剤（投薬・注射に係る20点以下の薬剤）を除くすべての使用薬剤について，別紙様式により，投薬，注射，処置及び手術の区分ごとに（該当する項目を丸で囲むこと），各薬剤の日々の使用量を記載した日計表（**図表17-16**）

〔備考〕 特別審査の対象となる点数と資料添付の対象となる点数とは異なります。

図表17-16　日計表

令和　年　月診療分 （投薬　注射　処置　手術）											**日　計　表**									医療機関コード 患者名										
品名・規格	1	2	3	4	5	6	7	8	9	10	11	12	13	14	15	16	17	18	19	20	21	22	23	24	25	26	27	28	29	30	31

4．最近の審査の動向

図表17-17　審査とレセプトの流れ

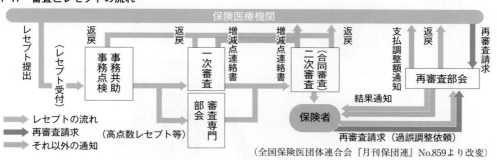

（全国保険医団体連合会『月刊保団連』No.859より改変）

医療機関からのレセプトの電子請求が義務化されたことに伴い，審査機関では，コンピュータを活用し，より効率的・効果的・広範な点検に取り組むようになってきました。

記号・番号，氏名等の誤り，記載もれなど機械的にチェックできる事務的な間違いについては，医療機関からの請求受付時にコンピュータ処理により抽出されます。さらに，医療内容についても，使用されている医薬品に対する適応疾患がレセプトの病名欄に記載されていないかなど，コンピュータ

にあらかじめプログラムを組み込んでおくことで，チェックがかかりはじき出すことができるような**システムチェック**が導入されています（**図表17-17**）。

さらに，下記の点検が行われます。

1．突合点検

同一患者に関する医科レセプトと調剤または歯科のレセプトを，コンピュータ上で名寄せすることで，付き合わせることが可能となり，その処方・調剤・医療行為などの整合性をチェックするものです。

> **備考**　院外処方の場合，処方箋を発行した医療機関の明細書（A）と，その処方箋に基づいて調剤を行った薬局の調剤報酬明細書（B）を患者ごとに突合し，Bに記載されている医薬品の適応症がAの「傷病名」欄に記載されているか，またその医薬品の用法・用量等が適切か等をチェックします。

2．縦覧点検

コンピュータに保存されている同一患者に関する過去の月の請求内容と照合し，その整合性をチェックします。診療報酬上，何カ月に1回と規定された検査など，単月レセプトでは点検できなかった請求項目の妥当性をチェックするものです。

3．横覧点検（入外点検）

同一患者が同一保険医療機関の入院と外来両方に受診している場合，そのレセプトを付き合わせて整合性をチェックするものです。月に1回のみ算定とされている項目を，入院と外来で重複して算定していないかなどをチェックします。

G．人体の構造

> **Check☞**
>
> 手術料等の算定においては，手術内容を点数表の項目にあてはめることが必要ですが，そこで，人体の部位，構造の知識が必要となります。
> 本書では，算定上必須と思われる，部位・構造図を掲載してます。

骨格系

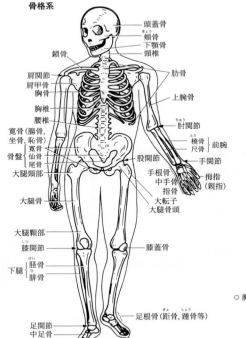

全身の骨格

注　腓骨の遠位端を「外果」，
　　脛骨の遠位端を「内果」という。

脊椎の構造

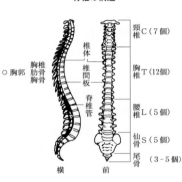

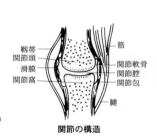

関節の構造

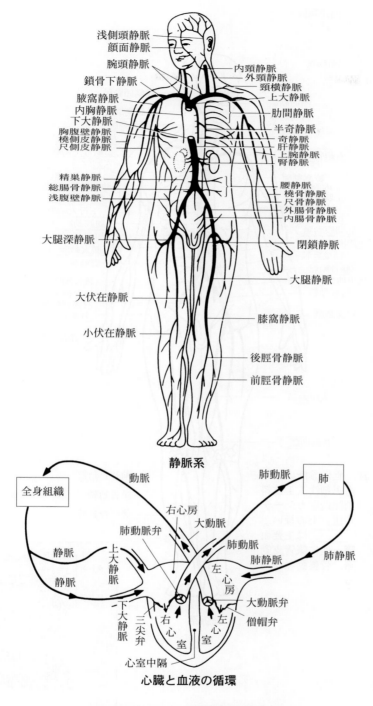

静脈系

浅側頭静脈
顔面静脈
腕頭静脈
鎖骨下静脈
腋窩静脈
内胸静脈
下大静脈
胸腹壁静脈
橈側皮静脈
尺側皮静脈
精巣静脈
総腸骨静脈
浅腹壁静脈
大腿深静脈
大伏在静脈
小伏在静脈

内頸静脈
外頸静脈
頸横静脈
上大静脈
肋間静脈
半奇静脈
奇静脈
肝静脈
上腕静脈
腎静脈
腰静脈
橈骨静脈
尺骨静脈
外腸骨静脈
内腸骨静脈
閉鎖静脈
大腿静脈
膝窩静脈
後脛骨静脈
前脛骨静脈

心臓と血液の循環

全身組織
肺
動脈
肺動脈
右心房
大動脈
肺動脈弁
静脈
上大静脈
肺動脈
肺静脈
左心房
静脈
肺静脈
下大静脈
三尖弁
右心室
左心室
大動脈弁
僧帽弁
心室中隔

注　肺動脈は静脈系，肺静脈は動脈系である。

参考知識

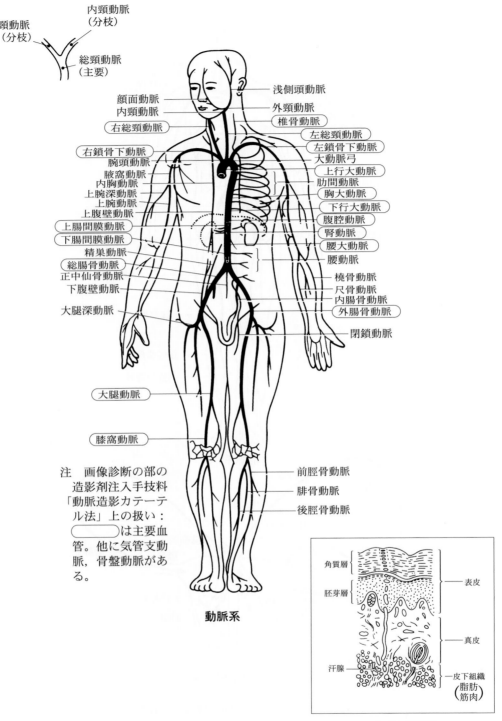

外頸動脈
（分枝）

内頸動脈
（分枝）

総頸動脈
（主要）

顔面動脈
内頸動脈
右総頸動脈

浅側頭動脈
外頸動脈
椎骨動脈
左総頸動脈

右鎖骨下動脈
腕頭動脈
腋窩動脈
内胸動脈
上腕深動脈
上腕動脈
上腹壁動脈
上腸間膜動脈
下腸間膜動脈
精巣動脈
総腸骨動脈
正中仙骨動脈
下腹壁動脈
大腿深動脈

左鎖骨下動脈
大動脈弓
上行大動脈
肋間動脈
胸大動脈
下行大動脈
腹腔動脈
腎動脈
腰大動脈
腰動脈
橈骨動脈
尺骨動脈
内腸骨動脈
外腸骨動脈
閉鎖動脈

大腿動脈

膝窩動脈

注　画像診断の部の
　　造影剤注入手技料
　　「動脈造影カテーテ
　　ル法」上の扱い：
　　　　　　　は主要血
　　管。他に気管支動
　　脈，骨盤動脈があ
　　る。

前脛骨動脈
腓骨動脈
後脛骨動脈

動脈系

角質層
胚芽層
汗腺

表皮
真皮
皮下組織
（脂肪）
（筋肉）

皮膚の断面

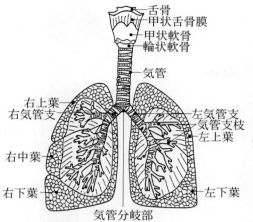

咽頭・気管・気管支・肺（前面）

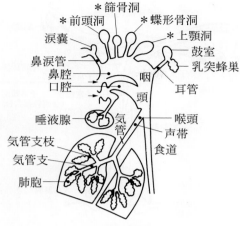

呼吸器系

注 ＊印を副鼻腔という。
上気道とは，一般に鼻・口腔より
喉頭までをいう。

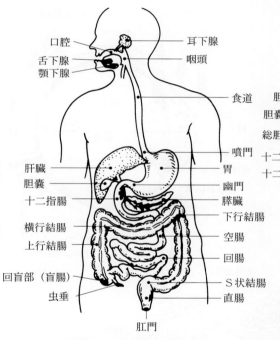

消化器系（消化管ならびに消化腺）

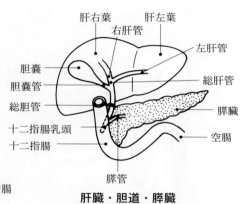

肝臓・胆道・膵臓

注 肝管は肝内胆管と称す。

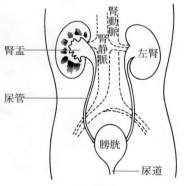

泌尿器系

参考知識

女性の生殖器

卵管　受精　子宮底　子宮壁　卵巣
卵子　卵巣　着床　子宮腔　子宮体部　子宮内膜　子宮峡管　子宮頸管　子宮頸部（子宮腟部含む）　外子宮口　腟　子宮腟部　精子　大前庭腺　小陰唇　大陰唇　処女膜　腟前庭

・卵管・卵巣（左側は断面，右側は外観）・子宮（×は卵管内の精子，⊗は子宮内の着床を示す）および腟の前額断面
・子宮腟部は子宮頸部の腟腔に突出した部分をいう。

人体の腔所

頭蓋腔　脊柱管　脊柱　横隔膜　胸腔　腹腔　骨盤腔

男性の生殖器

膀胱　尿管　精管　精囊　恥骨結合　射精管　前立腺　陰茎体　尿道　精巣上体（副睾丸）　精巣（睾丸）　陰茎亀頭

目

後眼房　外側直筋　強膜　脈絡膜　網膜　虹彩　前眼房　角膜　瞳孔　硝子体　中心窩　視神経乳頭　視軸　水晶体　毛様体小帯　強膜静脈洞　毛様体　結膜　内側直筋　網膜中心動・静脈　視神経束　視神経

*ぶどう膜（虹彩，毛様体，脈絡膜）

耳

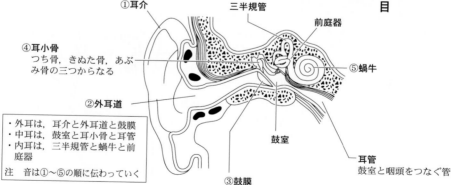

①耳介　三半規管　前庭器　④耳小骨　つち骨，きぬた骨，あぶみ骨の三つからなる　⑤蝸牛　②外耳道　③鼓膜　鼓室　耳管　鼓室と咽頭をつなぐ管

・外耳は，耳介と外耳道と鼓膜
・中耳は，鼓室と耳小骨と耳管
・内耳は，三半規管と蝸牛と前庭器
注　音は①〜⑤の順に伝わっていく

考知識

練習問題編

付表・薬価一覧

《本書の練習問題における医薬品の薬価一覧》（2024年6月現在）

内用薬		
品　　　名	規格・単位	薬　価
ウルグートカプセル200mg	200mg1カプセル	11.90
ＳＧ配合顆粒	1 g	8.20
ガスコン散10%	10%1 g	6.50
〃　　　錠40mg	40mg1錠	5.70
〃　　　錠80mg	80mg1錠	5.90
〃　　　ドロップ内用液2%	2%1mL	3.40
ガスターD錠10mg	10mg1錠	13.70
〃　　D錠20mg	20mg1錠	15.20
ガストローム顆粒66.7%	66.7%1 g	12.20
クラビット細粒10%	100mg1 g	51.20
〃　　　錠250mg	250mg1錠	70.40
〃　　　錠500mg	500mg1錠	133.30
コスパノン錠40mg	40mg1錠	5.90
〃　　　錠80mg	80mg1錠	7.60
シメチジン細粒20%	20%1 g	6.30
〃　　　錠200mg	200mg1錠	5.70
〃　　　錠400mg	400mg1錠	5.90
セルシン散1%	1%1 g	10.70
〃　　　錠〔2mg〕	2mg1錠	6.00
〃　　　錠〔5mg〕	5mg1錠	9.40
〃　　　錠〔10mg〕	10mg1錠	12.10
〃　　　シロップ0.1%	0.1%1mL	12.60
タチオン散20%	20%1 g	30.30
〃　　　錠50mg	50mg1錠	7.60
〃　　　錠100mg	100mg1錠	13.20
トランサミン散50%	50%1 g	11.60
〃　　　錠250mg	250mg1錠	10.10
〃　　　錠500mg	500mg1錠	13.20
〃　　　カプセル250mg	250mg1カプセル	10.10
〃　　　シロップ5%	5%1mL	4.40
トレーランG液50g	150mL1瓶	205.20
〃　　G液75g	225mL1瓶	205.20
バファリン配合錠A81	81mg1錠	5.70
ビオフェルミンR散	1 g	6.30
〃　　　R錠	1錠	5.90
ビクシリンカプセル250mg	250mg1カプセル	21.00
〃　　　ドライシロップ10%	100mg1 g	12.00
ブスコパン錠10mg	10mg1錠	5.90

プリンペラン細粒2%	2%1 g	11.80
〃　　　錠5	5mg1錠	6.50
〃　　　シロップ0.1%	0.1%10mL	24.60
ペリアクチン散1%	1%1 g	6.50
〃　　　錠4mg	4mg1錠	5.80
〃　　　シロップ0.04%	0.04%10mL	15.50
ポンタール散50%	50%1 g	12.00
〃　　　細粒98.5%	98.5%1 g	16.50
〃　　　カプセル250mg	250mg1カプセル	7.10
〃　　　シロップ3.25%	3.25%1mL	6.50

外用薬		
品　　　名	規格・単位	薬　価
インドメタシン坐剤25mg「JG」	25mg1個	19.70
〃　　　坐剤50mg「JG」	50mg1個	19.70
ＳＰトローチ0.25mg「明治」	0.25mg1錠	5.70
ＭＳ冷シップ「タカミツ」	10 g	8.60
キシロカイン点眼液4%	4%1mL	17.00
〃　　　液「4%」	4%1mL	17.00
〃　　　ゼリー2%	2%1mL	6.30
クロマイ腟錠100mg	100mg1錠	71.70
クロロマイセチン軟膏2%	20mg1 g	9.50
ジクロード点眼液0.1%	0.1%1mL	47.20
トブラシン点眼液0.3%	3mg1mL	36.40
バリエネマ300	60%300mL1個	1,459.60
リンデロン−V軟膏0.12%	0.12%1 g	18.60
〃　　−Vクリーム0.12%	0.12%1 g	18.60
〃　　−Vローション	0.12%1mL	18.60

注射薬

品　　名	規格・単位		薬　価
アタラックス-P注射液 (25mg/mL)	2.5%1mL1管		57
〃　　-P注射液 (50mg/mL)	5%1mL1管		59
アドナ注　10mg	0.5%2mL1管		95
〃（静脈用）25mg	0.5%5mL1管		89
〃（静脈用）50mg	0.5%10mL1管		89
〃（静脈用）100mg	0.5%20mL1管		132
ⓒイソゾール注射用0.5g	500mg1瓶(溶解液付)		449
イソビスト注240	51.26%10mL1瓶		4,741
〃　　　　300	64.08%10mL1瓶		7,612
ヴィーンF輸液	500mL1袋		191
〃　　D輸液	500mL1袋		222
Aq　　→　　注射用水			
ウログラフイン注60%	60%20mL1管		736
〃	60%100mL1瓶		1,883
ⓒ塩酸プロカイン注射液「ニッシン」[1%]	1%5mL1管		94
大塚生食注TN	100mL1キット		212
オムニパーク300注100mL	64.71%100mL1瓶		3,312
ガドビスト静注	60.47%2mL1瓶		1,936
ⓒカルボカイン注[0.5%]	0.5%10mLバイアル		108
ⓒ　〃　注[1%]	1%10mLバイアル		112
ⓒ　〃　注[2%]	2%10mLバイアル		183
ⓒキシロカイン注射液0.5%	0.5%10mLバイアル		99
ⓒ　〃　注射液1%	1%10mLバイアル		110
ⓒ　〃　注射液2%	2%10mLバイアル		156
ケイツーN静注10mg	10mg1管		62
サヴィオゾール輸液	500mL1袋		375
ⓒ生理食塩液	5mL1管		62
	20mL1管		62
	50mL1瓶		141
	100mL1瓶		145
	200mL1瓶		156
	250mL1瓶		246
	250mL1袋		180
赤血球液-LR「日赤」	血液200mL由来1袋		8,597
	血液400mL由来1袋		17,194
セフォタックス注射用0.5g	500mg1瓶	Aq静	576
〃　　　　　　1g	1g1瓶	Aq静	799
ソセゴン注射液15mg	15mg1管	向	89
〃　注射液30mg	30mg1管	向	171
ソリタ-T3号輸液	200mL1袋		173
〃　-T3号輸液	500mL1袋		176
〃　-T3号G輸液	200mL1袋		163
〃　-T3号G輸液	500mL1袋		182

品　名	規格・単位		薬価
注射用水	5mL1管		62
〃	20mL1管		62
トランサミン注5%	5%5mL1管		65
〃　　注10%	10%2.5mL1管		65
〃　　注10%	10%10mL1管		100
ニコリン注射液100mg	5%2mL1管		173
〃　注射液500mg	5%10mL1管		326
〃　注射液250mg	12.5%2mL1管		236
〃　H注射液0.5g	25%2mL1管		340
〃　H注射液1g	25%4mL1管		575
濃厚血小板-LR「日赤」	1単位約20mL1袋		7,984
	2単位約40mL1袋		15,968
	5単位約100mL1袋		40,796
	10単位約200mL1袋		81,262
	15単位250mL1袋		121,881
	20単位250mL1袋		162,510
ノボラピッド注ペンフィル	300単位1筒		1,007
パンオピン皮下注20mg	2%1mL1管	麻	279
人全血液-LR「日赤」	血液200mL由来1袋		8,350
	血液400mL由来1袋		16,700
ビームゲン注0.5mL	0.5mL1瓶	生	2,424
フィジオゾール3号輸液	500mL1袋		183
ブスコパン注20mg	2%1mL1管		59
ⓒブドウ糖注射液	5%20mL1管		66
ⓒ　〃　注射液	5%50mL1瓶		145
ⓒ　〃　注射液	5%100mL1瓶		150
ⓒ　〃　注射液	5%200mL1瓶		159
ⓒ　〃　注射液	5%250mL1瓶		284
ⓒ　〃　注射液	5%250mL1袋		208
ⓒ　〃　注射液	5%500mL1瓶		332
ⓒ　〃　注射液	5%500mL1袋		243
ⓒ　〃　注射液	20%20mL1管		67
プリンペラン注射液10mg	0.5%2mL1管		58
フルマリン静注用0.5g	500mg1瓶	Aq静	922
〃　　静注用1g	1g1瓶	Aq静	1,286
プロタノールL注0.2mg	0.02%1mL1管		196
〃　　　　1mg	0.02%5mL1管		1,001
ⓒマイトマイシン注2mg	2mg1瓶	Aq静	480
ⓒ　〃　　　10mg	10mg1瓶	Aq静	2,196
マーカイン注脊麻用0.5%高比重	0.5%4mL1管		330
リンデロン注2mg(0.4%)	2mg1管		169
〃　注4mg(0.4%)	4mg1管		272
〃　注20mg(0.4%)	20mg1管		1,285
ⓒロルファン注射液1mg	0.1%1mL1管		136

1 初・再診料

初診料

診療表示時間が午前9時～12時，午後1時～6時の病院。日曜日，祝日は休診。
次の受診日時および年齢の場合の初診料は何点か。

(1) 平日午前10時，4歳，小児科　　　　　　　　　　　　　　（　　　　　　　）
(2) 平日午後8時，5歳，眼科　　　　　　　　　　　　　　　　（　　　　　　　）
(3) 12／29午後11時，6歳，整形外科　　　　　　　　　　　　（　　　　　　　）
(4) 日曜日午前7時，2歳，耳鼻科　　　　　　　　　　　　　　（　　　　　　　）
(5) 日曜日午前2時，1歳，小児科（育児栄養指導実施）　　　　（　　　　　　　）

解答

(1) 291＋[乳幼]75　　　　　　＝366
(2) 291＋[乳幼・外]200　　　＝491
(3) 291＋[深]480　　　　　　＝771
(4) 291＋[乳幼・休]365　　　＝656
(5) 291＋[乳幼・深]695　　　＝986　[乳栄]130

[算定上の要点]

1）乳幼児の時間外等は，「乳幼児時間外等加算」を算定します。
2）時間外，休日，深夜の各加算の併算定はできません。高い点数のみを算定します。
　　たとえば，休日の深夜は「深夜加算」のみ，休日の時間外（午前6時～午後10時）は「休日加算」のみを算定します。
3）小児科の3歳未満は，乳幼児加算とB001-2-3乳幼児育児栄養指導料を併算定できます。

〔レセプト記載〕

(1) | ⑪初　診 | 時間外・休日・深夜 | 1回 | 366点 |

(2) | ⑪初　診 | [時間外]・休日・深夜 | 1回 | 491点 |

(3) | ⑪初　診 | 時間外・休日・[深夜] | 1回 | 771点 |

(4) | ⑪初　診 | 時間外・[休日]・深夜 | 1回 | 656点 |

(5) | ⑪初　診 | 時間外・休日・[深夜] | 1回 | 986点 |

| ⑬医学管理 | | 1回 | 130点 |

※1　乳幼児加算は，レセプトに表示を要しません。
※2　時間外特例加算を算定した場合は，[特]と表示します。

再診料

次の場合の再診料は何点になるか〔各外来管理施行〕。

(1) 診療所，患者は50歳男性，半年前より継続して受診している。この日の診療は今月初めてで，投薬と注射のみで時間内（平日午前10時）受診。
(2) 一般病床200床未満の病院，時間外に4歳の患者が再診で来院し，投薬，処置を行った。
(3) 一般病床200床未満の病院，時間内に2歳の患者が再診で来院し，投薬，注射を行った。その日の深夜11時容体が変わって，母親から電話があり，治療上の指示を与えた。
(4) 4歳の患者が小児科標榜の診療所の月曜日の診療時間内の午後7時に再診を受けた。

解答

(1) 再診料75点＋外来管理加算52点
(2) 再診料75点＋乳幼児時間外加算135点
　　処置を行ったため，外来管理加算は算定できません。
(3) 1回目再診料75点＋乳幼児加算38点＋外来管理加算52点

2回目再診料75点＋乳幼児深夜加算590点
電話再診については外来管理加算は算定できません（A001「注9」）。
(4) 再診料75点＋小児科特例夜間加算135点＋外来管理加算52点

小児科標榜医療機関では，診療時間内であっても，小児科特例夜間等加算が算定できます。

〔レセプト記載〕

(1)
⑫	再　　　診	75×1回	75	
	外来管理加算	52×1回	52	
	時　間　外	×　回		
	休　　日	×　回		
	深　　夜	×　回		

(2)
⑫	再　　　診	75×1回	75	
	外来管理加算	×　回		
	時　間　外	135×1回	135	
	休　　日	×　回		
	深　　夜	×　回		

(3)
⑫	再　　　診	×2回	188	⑫	同　日
	外来管理加算	52×1回	52		電　話
	時　間　外	×　回			再　診
	休　　日	×　回			1回
	深　　夜	590×1回	590		

(4)
⑫	再　　　診	75×1回	75	⑫	小特夜
	外来管理加算	52×1回	52		
	時　間　外	135×1回	135		
	休　　日	×　回			
	深　　夜	×　回			

※　同日に再診が2回以上行われた場合は摘要欄にその旨記載する。(3)では，電話再診であるので同日電話再診1回と記載します。

初診料か再診料か

次の事例の場合，初診料，再診料のいずれで算定するか。（一般病床200床未満の病院の場合）

回答は，かっこ内に，初診料はA，再診料はB，複数科初診料（146点）はC，複数科再診料（38点）はD，いずれも算定できない場合はEと記載しなさい。

〔　〕(1)　内科で高血圧の診療継続中に，外科で急性虫垂炎の初診を行った（当日は外科のみ受診）。
〔　〕(2)　整形外科で捻挫の治療を受け，治癒後別日に内科で，急性気管支炎の初診を行った。
〔　〕(3)　高脂血症の再診で内科受診し，同日引き続き白内障のため眼科に再診した（眼科分）。
〔　〕(4)　糖尿病の再診で内科受診し，同日引き続き湿疹のため皮膚科で初診を受けた（皮膚科分）。
〔　〕(5)　腰痛のため昼間に病院を受診。夜，腰痛が著しく，当該病院に再度受診した（夜分）。
〔　〕(6)　小児科に受診している患者が，夜間，発熱のため，病院に電話し，医師の指示を受けた。
〔　〕(7)　肝臓病で内科受診している患者が，別日に集団栄養食事指導を受けた（内科受診はなし）。

解答

(1)　B；診療継続中に他の傷病が発生して初診を行った場合は，新たに初診料は算定できません（再診料を算定する）。（A000「注5」）

(2)　A；治癒後の再発の場合や，治癒後に新たな疾患について初診を行った場合については，新たに初診料を算定できます。

(3)　D（38点）：同日に別の診療科で他の傷病について再診を行ったため，2つ目の診療科について複再として38点を算定できます。

(4)　C（146点）：同日に別の診療科で他の傷病について初診を行ったため，2つ目の診療科について複初として146点を算定できます。

(5)　B；診察後，いったん帰宅し，症状の悪化等により再び受診した場合（「同日再診」という）は，同一日であっても再診料を（再び）算定できます。

(6)　B；「電話再診」の場合も再診料を算定できます（A001「注9」）。ただし，外来管理加算は算定できません（乳幼児加算，時間外加算は算定できます）。なお，A002外来診療料では，電話再診の場合，外来診療料を算定できません。

(7)　E；医師の診察を受けない場合は，再診料を算定できません。この場合の明細書の実日数は0日としてカウントします。〔『早見表』p.1619⑱ク参照〕

---

② 医学管理等

問題

次の算定事例について，正しいものには○，誤っているものには×を付けなさい。

〔　〕(1)　診療所の外来患者について，A病院の内科と耳鼻科に対しそれぞれ診療情報提供書を交付して紹介を行った。その月は，診療情報提供料（Ⅰ）を2回算定した。

〔 〕(2) テオフィリン製剤の特定薬剤治療管理料1を算定する患者に，新たに不整脈用剤の血中濃度を測定し治療管理を開始したため，テオフィリン製剤の特定薬剤治療管理料1とは別に，特定薬剤治療管理料1とその初回月加算を合わせ，750点を算定した。

〔 〕(3) 小児科を標榜する医療機関で，夜間，けがをして外科に受診した5歳の救急患者に，地域連携小児夜間・休日診療料（届出医療機関）を算定した。

〔 〕(4) 脳神経外科でてんかん指導料を算定した患者に，同月の後日，内科で在宅自己注射指導管理料を算定した。

📋 解答

（解説）

(1) B009「注1」により，診療情報提供料は「紹介先保険医療機関ごとに患者1人につき月1回に限り算定」します。したがって，同一医療機関の複数の診療科に紹介した場合は，診療情報提供料は1回のみ算定します。

(2) B001「2」「イ」に関する通知〔『早見表』p.245通知(1)カ〕に，「別の疾患に対して別の薬剤を投与した場合はそれぞれ算定できる」とあるので，テオフィリン製剤と不整脈用剤に対する特定

薬剤治療管理料1は，別々に所定点数（初回月加算含む）を算定できます。

(3) 地域連携小児夜間・休日診療料は，B001-2-2「注」により「小児科を標榜する保険医療機関」が対象となり，小児科を標榜する医療機関であれば，小児科以外の診療科でも算定できます。

(4) 特掲診療料に係る通知（『早見表』p.240）により，B001「6」てんかん指導料とC101在宅自己注射指導管理科の同月併算定は認められません。

（答） (1) × (2) ○ (3) ○ (4) ×

③ 在宅医療

次の事例の算定（レセプト「摘要欄」の記載）をしなさい。

(1) 1型以外の糖尿病の患者で，インスリン在宅自己注射を行う（初回指導日から1年経過）。

外来受診時に在宅自己注射指導管理を行い，皮下注用「万年筆型インスリン注入器」と「針」およびインスリン製剤「ノボラピッド注ペンフィル300単位5筒」（30日分）を院内処方した。

また，自己血糖測定の必要があり，「血糖自己測定器」を貸与，「血糖測定用試験紙」を支給（1日1回の自己注射を指示）（月60回以上測定）し，測定結果に基づいた指導を行っている。

消毒用アルコール，脱脂綿を支給している。

(2) 上記例で，院外処方の場合。万年筆型インスリン注入器用注射針およびノボラピッド注ペンフィル300単位5筒を院外で処方した（その他は院内で支給）。

(3) 重症筋無力症の患者に対し，在宅人工呼吸指導管理と併せて，在宅酸素療法指導管理を行う。「鼻マスクを介した人工呼吸器」および「酸素濃縮装置」を貸与している。

📋 解答

(1) **［算定］**

C101 在宅自己注射指導管理料（1以外の場合，月28回以上）入 針 注糖（月60回以上測定）2,010×1（750＋300＋130＋830），ノボラピッド注ペンフィル300単位5筒 503×1 30日分

1）「血糖測定器」「血糖測定用試験紙」を医療機関が支給または貸与し使用させている場合は，支給しない月にあっても，C150血糖自己測定器加算を算定できます。C151注入器加算，C153注入器用注射針加算は医療機関が支給し

たときに限り月1回を限度として算定できます。

2）在宅療養指導管理に必要な消毒薬や衛生材料の費用は，所定点数に含まれ，別に算定できません。また，注入器や血糖測定用試験紙等の費用が，加算点数を上回った場合であっても，実費を患者徴収することはできません。

3）C101「1」（複雑な場合）は，間歇注入シリンジポンプ（C152）を使用して注入するもので，その他の皮下注射等による注入は「1以外の場合」で算定します。

〔レセプト摘要欄〕

⑭	在宅自己注射指導管理料（1以外の場合，月28回以上）入 針 注糖	
	（月60回以上測定）	2,010×1
	ノボラピッド注 ペンフィル300単位 5筒	503×1
	30日分	
	注　在宅自己注射指導管理料は 注 と略記可	

(2)　〔算定〕

C101 在宅自己注射指導管理料（1以外の場合，月28回以上）入 注糖（月60回以上測定）
　　　　　　1,880×1（750＋300＋830）

1）ディスポインスリン注入器用注射針は院外処方により支給できますが，「万年筆型インスリン注入器」は院外投与できません（院内で処方する）。なお，「注入器用注射針」を院外処方により保険薬局より支給する場合は，C153注入器用注射針加算は算定できません。

2）インスリン製剤等の在宅療養指導管理に係る薬剤のみを院外処方した場合は，投薬の部の「（院外）処方箋料」は算定できません。

3）「血糖測定用試験紙」は院外処方できません（血糖測定器と併せて院内で支給します）。

〔レセプト摘要欄〕

⑭	在宅自己注射指導管理料（1以外の場合，月28回以上）入 注糖	
	（月60回以上測定）	1,880×1

(3)　〔算定〕

C107 在宅人工呼吸指導管理料 鼻呼 濃
　　　　13,280×1（2,800＋6,480＋4,000）

2以上の在宅療養指導管理を併施した場合は，主たる指導管理の費用のみを算定します。C107在宅人工呼吸指導管理料（2,800点）とC103在宅酸素療法指導管理料（2,400点）は前者のみ算定。ただし，「第2款　在宅療養指導管理材料加算」はそれぞれ算定できます。

〔レセプト摘要欄〕

⑭	在宅人工呼吸指導管理料 鼻呼 濃	
		13,280×1
	注　在宅人工呼吸指導管理料は 入 と略記可	

④ 投　薬

下記の事例につき，「レセプト摘要欄」の体裁に合わせて算定せよ（薬価一覧は **p.242**参照）。

注 1）当事例では薬剤料のみ算定しますが，実際のレセプトでは調剤料，調剤技術基本料，処方料などが加わります。
　2）薬剤名，規格・単位，使用量を記載します。レセプト項目番号は，㉑内服薬，㉒屯服薬，㉓外用薬

基礎クラス・内服薬

(1)　トランサミン250mg 6 Cap　　分3×14日分
(2)　クラビット250mg　　3 T ⎫
　　　タチオン100mg錠　3 T ⎭ 3×2日分
(3)　ペリアクチンシロップ4 mL　3×3 T
(4)　ガスコン（40）6 T　　3×2 T
　　　ガスターD（20）2 T　　1×2 T
(5)　コスパノン40mg錠　3 T ⎫
　　　ビオフェルミンR　3 g ⎭ 3×4 T

解答

(1)

㉑	トランサミン　250mg　6 C	6×14

規格は250mg 1 C，1日分は10.1×6＝60.6（円）

☞ カプセルはC，錠はTと略して記載します。

(2)

㉑	クラビット250mg　　3 T	
	タチオン錠100mg　3 T	25×2

250mg	1T	70.4×3	
100mg	1T	13.2×3	1日分は計250.8（円）

(3)

㉑	ペリアクチンシロップ　4 mL	1×3

規格は10mL，1日分は15.5×0.4＝6.2（円）

☞ 内服薬は1剤1日分の薬価が15円以下の場合は，1点として算定。

248　練習問題

(4)

㉑	ガスコン　40mg	6 T	3 × 2
	ガスターD　20mg	2 T	3 × 2

①40mg　1 T　5.7 × 6 = 34.2（円）→ 1 単位 3 点
②20mg　1 T　15.2 × 2 = 30.4（円）→ 1 単位 3 点

🏷 服用時点が異なる（分 3 と分 1）ため，2 剤に分かれます。

(5)

㉑	コスパノン錠　40mg	3 T	
	ビオフェルミンR散　3 g		4 × 4

40mg　1 T　5.9 × 3 ⎤
1 g　　　　6.3 × 3 ⎦　1 日分は計36.6（円）

🖊 基礎クラス・外用薬

(6)　リンデロンV軟膏 0.12%　5 g　2 本
(7)　ジクロード点眼液 5 mL　2 本
(8)　インドメタシン坐剤 50mg「JG」　5 個
(9)　MS冷シップ　1 袋（1 袋 5 枚入り，1 枚40g）
(10)　SPトローチ6 T　分 3 × 2 T

📝 解答

(6)

㉓	リンデロンV軟膏0.12%10g	19 × 1

1 処方分は 1 g　18.6 × 10 = 186（円）

🏷 2 本と書きません。薬価の単位（g）に合わせて書きます。

(7)

㉓	ジクロード点眼液10mL	47 × 1

1 mL　47.2 × 10 = 472（円）

🏷 ①外用薬は総量の薬価から点数を算出します。
②薬価基準の単位は mL のため，（2 本でなく）10mL と書きます。

(8)

㉓	インドメタシン坐剤50mg「JG」　5 個	10 × 1

規格は50mg　1 個，1 処方分は19.7 × 5 = 98.5（円）

🏷 薬価の単位は（個）のため，250mg とは書かないで，○個と書きます。

(9)

㉓	MS冷シップ「タカミツ」200g	17 × 1

1 処方分は10g　8.6 × 20 = 172.0（円）

(10)

㉓	SPトローチ12T	7 × 1

1 処方分は 1 T　5.7 × 12 = 68.4（円）

🏷 トローチは外用薬のため，総量（12T）の薬価より点数を算出します。

🖊 基礎クラス・屯服薬

(11)　ブスコパン2 T　3 回分
(12)　SG配合顆粒　1 g × 2 P　🏷 2P は 2 回分の意
(13)　疼痛時　ポンタール　250mg　1 C　7 回分

📝 解答

(11)

㉒	ブスコパン2 T	1 × 3

1 回分は 2 T　5.9 × 2 = 11.8（円）

🏷 屯服は 1 回分の量（2 T）から点数を出します。

(12)

㉒	SG配合顆粒1 g	1 × 2

1 回分は 1 g　8.2 × 1 = 8.2（円）

🏷 屯服は分服回数，投与日数が書かれません（1 回量と何回分かが書かれます）。

(13)

㉒	ポンタール250mg1 C	1 × 7

1 回分は250mg 1 C　7.1 × 1 = 7.1（円）

🏷 規格が250mg と125mg とあるため，規格を必ず書きます。

問題

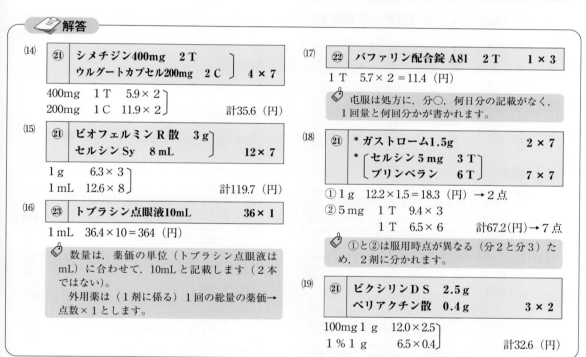

応用クラス・総合問題

(14)　シメチジン400mg　　　2 T ⎫
　　　ウルグートカプセル200　2 C ⎬2 × 7日分

(15)　ビオフェルミンR　3 g ⎫
　　　セルシンSy　　8 mL ⎬分3　7日分　　Sy はシロップの意

(16)　トブラシン点眼液　2本（1本5 mL 入り）

(17)　屯用　バファリン配合錠A81　2 Tab　3回分

(18)　①ガストローム1.5g　2 × 7 TD
　　　②セルシン5 mg　3 T
　　　　プリンペラン　6 T　3 × 7 TD

(19)　ビクシリン　DS（100mg 1 g）2.5 g ⎫
　　　ペリアクチン散　　1 ％ 1 g　0.4 g ⎬3 × 2 T
　　　　DS はドライシロップの意。100mg 1 g は 1 g 中原末を100mg 含有し，1 ％ 1 g と同意。

解答

(14)　㉑｜シメチジン400mg　2 T
　　　　　ウルグートカプセル200mg　2 C　　4 × 7

　　400mg　1 T　5.9 × 2 ⎫
　　200mg　1 C　11.9 × 2 ⎬　　計35.6（円）

(15)　㉑｜ビオフェルミンR 散　3 g
　　　　　セルシンSy　8 mL　　12 × 7

　　1 g　　6.3 × 3 ⎫
　　1 mL　12.6 × 8 ⎬　　計119.7（円）

(16)　㉓｜トブラシン点眼液10mL　　36 × 1

　　1 mL　36.4 × 10 ＝ 364（円）

　　　数量は，薬価の単位（トブラシン点眼液はmL）に合わせて，10mLと記載します（2本ではない）。
　　　外用薬は（1剤に係る）1回の総量の薬価→点数 × 1とします。

(17)　㉒｜バファリン配合錠A81　2 T　　1 × 3

　　1 T　5.7 × 2 ＝11.4（円）

　　　屯服は処方に，分○，何日分の記載がなく，1回量と何回分かが書かれます。

(18)　㉑｜＊ガストローム1.5g　　　　　2 × 7
　　　　　＊｜セルシン5 mg　3 T
　　　　　　｜プリンペラン　6 T　　7 × 7

　　①1 g　12.2 × 1.5 ＝18.3（円）→ 2 点
　　②5 mg　1 T　9.4 × 3
　　　　　　1 T　6.5 × 6　　計67.2（円）→ 7 点

　　　①と②は服用時点が異なる（分2と分3）ため，2剤に分かれます。

(19)　㉑｜ビクシリンＤＳ　2.5 g
　　　　　ペリアクチン散　0.4 g　　3 × 2

　　100mg 1 g　12.0 × 2.5 ⎫
　　1 ％ 1 g　　6.5 × 0.4 ⎬　　計32.6（円）

5 　注 　射

　下記の事例につき，「レセプト摘要欄」の体裁に合わせて算定せよ。

注1）薬剤名，規格・単位，使用量を記載します。レセプト項目番号は，㉛皮筋注，㉜静注，㉝その他の注射
　2）「算定欄（計算）」は，ⓐ薬剤欄，ⓑ注射料と区分して記載します。

注射〔筋注，静注，Aq（注射用水）加算〕　＊6歳以上の外来患者

(1)　プリンペラン1 A　iM　　　　iM は筋注の意

(2)　セフォタックス1 g　1瓶　iV
　　　①iV は静注の意。②セフォタックス1 g は薬価基準に"Aq 静"の表示あり。

(3)　ソセゴン30mg　1 A，アタラックスP 50mg　1 A　筋注

📖 **解答**

(1)

㉛	プリンペラン 1 A	**31**

ⓐ0.5%　2 mL 1 管　　　　　　　　　　58円→6
ⓑ筋注　　　　　　　　　　　　　　　　25

🏷 ①1管は1Aと略記してかまいません。
②プリンペランは1種類のみのため，0.5% 2 mL の記載は省略してもかまいません。

(2)

㉜	セフォタックス注射用 1 g 1 瓶	**123**

ⓐ1 g 1 瓶　　799 ⎫
　注射用水20mL　62 ⎬　　計861円→86

ⓑ静注　　　　　　　　　　　　　　　　　37

🏷 ① Aq 静は注射用水20mL を使用。②注射用水20mL の記載は省略可

(3)

㉛	ソセゴン30mg 1 A アタラックスP 5 % 1 A	**48**

ⓐ30mg 1 A　171 ⎫
　5 % 1 mL　59 ⎬　　　計230円→23

ⓑ筋注　　　　　　　　　　　　　　　　25

🏷 同一品名で2種以上ある場合，どれを使用したかわかるように書きます。

✏ **注射（残量廃棄，点滴注射，麻薬注射）** ＊（(5)を除き）6歳以上の外来患者

(4) パンオピン皮下注　1/2 A，ロルファン　1 A　iS
　🏷 ① iS は皮下注の意。②パンアト注は薬価基準上で "麻" の表示あり。

(5) セフォタックス　0.3 g （500mg 1 瓶中）　4 歳　iV
　🏷 セフォタックス500mg 1 瓶の残量使用。

(6) ブドウ糖20%20mL　1 A，プリンペラン　1 A　iV

(7) DIV　サヴィオゾール500mL 1 袋，ケイツーN　10mg　1 A　　🏷 DIV は点滴静注の意

📖 **解答**

(4)

㉛	パンオピン皮下注 1 A （残廃棄） ロルファン 1 A	**71**

ⓐ1 A　279 ⎫
　1 A　136 ⎬　　　計415円→41
ⓑ皮下注　　　　　　　　　　　　　　25
　麻薬注射加算　　　　　　　　　　　 5

🏷 ①パンオピン皮下注は管のため，残廃棄として1 A分請求。②入院の場合は薬剤料41点のみ算定

(5)

㉜	セフォタックス0.3 g （500mg 1 瓶中）	**127**

ⓐ500mg 1 瓶　　576 ⎫
　注射用水20mL　62 ⎬
　　　　　計638円×0.6＝382.8円→38
ⓑ静注　　　　　　　　　　　　　　　37
　乳幼児加算　　　　　　　　　　　　52

🏷 セフォタックスは瓶で，残使用可のため，使用量のみ請求

(6)

㉜	ブドウ糖　20%20mL 1 A プリンペラン 1 A	**49**

ⓐブドウ糖20%20mL 1 A　67 ⎫
　プリンペラン 1 A　　　 58 ⎬　計125円→12
ⓑ静注　　　　　　　　　　　　　　　37

(7)

㉝	点滴注射	**102**
	サヴィオゾール500mL 1 袋 ケイツーN10mg 1 A	**44**

ⓐサヴィオゾール　500mL 1 袋　375 ⎫
　ケイツーN　10mg 1 A　　　　 62 ⎬計437円→44
ⓑ点滴注射　　　　　　　　　　　　　102

🏷 ①金額と点数を混同しない。②1 日500mL 以上のため，点滴注射料を算定（mgと mL を混同しないこと。ケイツーN10mg は 2 mL）

✏ **注射（精密持続点滴注射，生物学的製剤注射，バイアル瓶，その他の注射）**

＊（(8)を除き）6歳以上の外来患者

(8) 4歳の入院患者。自動輸液ポンプを用いて1時間30mL 以下で静注

① ブドウ糖 5 ％250mL 1 瓶, プロタノール L （1 mL） 1/2A

② ソリタ T 3　200mL 1 袋, アドナ0.5％ 5 mL 1 A, セフォタックス注射用0.5 g 1 瓶, 管注トランサミン注　5 mL 1 A　①の後②をつなげる

(9) 腰椎注射, マイトマイシン 2 mg 3 瓶, 生食 20mL 1 A〔マイトマイシン S の溶解液として, 生理食塩液（生食）20mL 1 A を使用〕

(10) ビームゲン注 0.5mL 1 瓶皮下注

🏷 ビームゲン注は沈降 B 型肝炎ワクチン。薬価基準上に "生" の表示あり

📝 解答

(8)	㉝	点滴注射		153
		精密持続点滴注射		80
		ブドウ糖 5 ％　250mL 1 瓶		
		プロタノール L　1 mL 1 A（残廃棄）		
		ソリタ T 3　　200mL 1 袋		
		アドナ　　0.5％ 5 mL 1 A		
		トランサミン注　5 mL 1 A		
		セフォタックス注射用　0.5 g 1 瓶		138

ⓐ薬剤料　　　　　　　計1,383円→138

ⓑ点滴注射 （1 日100mL 以上）
　（乳幼児加算含む）　153
　精密持続点滴注射　　80

🏷 ①プロタノール L （dL‒塩酸イソプレナリン）は, カテコールアミン製剤であり, 添付文書の用法に精密持続点滴注射が掲げられているため, 精密持続点滴注射加算の対象となります。
②1 日の点滴静注量が500mL （6 歳未満100mL）以上は㉝, それ未満の場合は入院は

注射手技料は算定できません。（精密持続点滴注射加算は入院の静注の場合は算定不可）
③セフォタックス注射用0.5 g（Aq 静）は, 輸液（ソリタ）で溶解したため, Aq 加算をしません。

(9)	㉝	腰椎注射		160
		マイトマイシン 2 mg 3 瓶		
		生理食塩液　　20mL　1 A		150

ⓐ2 mg 1 瓶480円× 3
　生理食塩液20mL 1 A62円　　1,502円→150

ⓑ腰椎注射 （G 009「3」）　160

(10)	㉛	生物学的製剤注射	
		ビームゲン注　0.5mL 1 瓶	282

注　入院の場合は薬剤料242点のみ算定

ⓐ0.5mL 1 瓶　　　　　　2,424円→242
ⓑ皮下注　　　　　　　　　　　25
　生物学的製剤注射加算　　　　15

✏ 注射（点滴注射, その他）　＊6 歳以上の入院患者

(11) 点滴　朝；フィジオゾール3号輸液500mL 1 袋, ニコリン12.5％ 2 mL 1 A, 夕；ヴィーン D 500mL 1 瓶管注, フルマリン 1 g 2 瓶, 大塚生食注 TN100mL 1 キット

📝 解答

(11)	㉝	点滴注射		102
		フィジオゾール3号輸液500mL　1 袋		
		ニコリン12.5％ 2 mL　1 A		
		ヴィーン D 500mL　1 袋		
		フルマリン静注用1 g　2 瓶		
		大塚生食注 TN100mL　1 キット		342

ⓐ1 日分の薬剤料　　　　計3,425円→342
ⓑ点滴注射 （1 日500mL 以上）　102

🏷 ①点滴注射料は 1 日につき500mL 以上となるため算定可
②薬剤料も, 注射料の算定単位に合わせ 1 日の薬価合計を点数に直します。

6 　処 　置

下記の事例につき, 「レセプト摘要欄」の体裁に合わせて算定せよ。

注 1 ）時間外等加算 1 の届出を行っていない（「2 」の加算による）。

2）「算定欄（計算）」は，ⓐ処置料，ⓑ処置の薬剤料，ⓒ特定保険医療材料等，ⓓ麻酔料，ⓔ麻酔の薬剤料，ⓕ酸素代と区分して記載します。

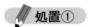 **処置①** ＊（(4)を除き）6歳以上の外来患者

(1) 高位浣腸，（麻酔）キシロカインゼリー3mL，日曜日午後3時（診療表示時間外）

(2) 関節穿刺，リンデロン2mg 1A，（麻酔）塩酸プロカイン 1％ 5mL

(3) ショックパンツ，平日午後6時40分（診療表示時間外）

(4) 非開胸的心マッサージ80分，5月5日午後9時（診療表示時間外），生後9カ月

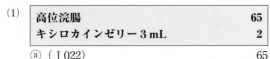

解答

(1)
| 高位浣腸 | 65 |
| キシロカインゼリー3mL | 2 |

ⓐ（J022） 65
ⓑ 計18.9円→2

🏷 所定点数が150点以上でないため，休日加算はできません。

(2)
関節穿刺	120
リンデロン2mg1A	
塩酸プロカイン1％5mL1A ）	26

ⓐ（J116） 120
ⓑ 計263円→26

🏷 麻酔（手技）料の算定できない麻酔の薬剤料は，処置の薬剤料として扱います。

(3)
| ショックパンツ | 外 210 |

ⓐ（J052）外2 150×1.4＝210

🏷 所定点数が150点以上のため，時間外加算2が算定できます。レセプトには外と表示します。

(4)
| 非開胸的心マッサージ80分 | 休 594 |

ⓐ（J046）（250＋40×2）×休2 1.8＝594

🏷 ①所定点数が330点となるため，休日加算2が算定できます。
②処置は一部を除き新生児・乳幼児加算はありません。

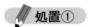 **処置②** ＊6歳以上の外来患者

(5) 気管内挿管，（麻酔）キシロカインゼリー 1mL，ハイ・ロー気管内チューブ（カフなし605円）1本，11月3日午後11時（診療表示時間外）

(6) 眼処置（両側），生理食塩液 20mL 2A

解答

(5)
気管内挿管深	900
ハイ・ロー気管内チューブ〔気管内	
チューブ（カフなし）606円〕1本	61

ⓐ（J044）500×深2 1.8＝900
ⓑ 6.3円→0
ⓒ材料コード027(2) 606円→61

🏷 ①処置の薬は15円以下は算定できません。
②特定保険医療材料は，材料価格基準の価格を10円で除し，1点未満の端数は四捨五入します。

🏷 ③深夜加算は処置料のみで，材料，薬は加算の対象となりません。

(6)
| 眼処置（両） | 25 |
| 生理食塩液20mL 2A | 12 |

ⓐ（J086） 25
ⓑ 計124円→12

🏷 処置料は（片側）と記してあるもの以外は，片側，両側とも同一点数です。

 処置③ ＊〔(7)を除く〕6歳以上の外来患者

(7) 酸素吸入，11月5日午前10時〜11月6日午前3時，4L／分（酸素の購入単価 液化酸素CE 1L0.19円），入院患者

問題

(8)　耳管ブジー法（両側）

(9)　導尿（尿道拡張を要しないもの），キシロカインゼリー　2 mL

解答

(7)

11／5	酸素吸入	65
	酸素の加算（液化酸素CE）	83
	(0.19円×3,360L ×1.3)÷10＝83点	
11／6	酸素吸入	65
	酸素の加算（液化酸素CE）	18
	(0.19円×720L ×1.3)÷10＝18点	

ⓐ（J024）11／5，11／6　各　　65
ⓕ11／5　0.19円×3,360L×1.3＝829.92円
　→（円未満四捨五入）830円→83点
　11／6　0.19円×720L×1.3＝177.84円
　→（円未満四捨五入）178円→18点

💬①酸素吸入の処置料は（1日につき）のため，日ごとに分けて算定します。

💬②酸素の点数の算定式をレセプトに書きます。

(8)

耳管ブジー法（左）	45
耳管ブジー法（右）	45

ⓐ（J111）左右　　　　　各45

💬当処置料は（片側）と記してあるため，片側ごとに所定点数を算定します。

(9)

導尿時	
キシロカインゼリー3 mL	2

ⓐ基本診療料に含まれます。
ⓑ　　　　　　　　　　計18.9円→2

💬薬剤料のみ算定します。

7　手　術

下記の事例につき，「レセプト摘要欄」の体裁に合わせて算定せよ。

注1） 時間外等加算1の届出を行っていない（「2」の加算による）。
**　2）**「算定欄（計算）」は，ⓐ手術料，ⓑ手術の薬剤料，ⓒ特定保険医療材料等，ⓓ麻酔料，ⓔ麻酔の薬剤料，ⓕその他と区分して記載します（手術日の記載は省略）。

手術①　　＊〔(2)，(3)を除き〕6歳以上の患者

(1)　創傷処理（筋肉，臓器に達しないもの），長径5 cm 未満　真皮縫合（顔面），11月23日午後5時（初診に引き続き，診療表示時間外），（麻酔薬）キシロカイン注射液1％5 mL

(2)　右前腕骨折徒手整復術（骨折非観血的整復術），平日午後7時（初診に引き続き，診療表示時間外），1歳，ソフトシーネ　小〔副木（形状賦形型・上肢用）410円〕1 個

(3)　結腸切除術（全切除）　自動縫合器1個使用　2歳

解答

(1)

創傷処理（筋肉，臓器に達しないもの，5 cm 未満）真皮縫合（顔面）　㊡	1,782
キシロカイン注射液1％5 mL	5

ⓐ（K000「4」，注2）
　(530+460)　＋㊡2 (990×80/100)　＝1,782
　〔または（530＋460）×1.8＝1,782〕
ⓑ　　　　　　　10mL110円×0.5＝55円→5

(2)

骨折非観血的整復術（右前腕）㊦㊤	4,896
ソフトシーネ小（副木・F10-b-2　410円）1 個	41

ⓐ（K044「2」）2,040＋㊦㊤ (2,040×100/100)
　＋㊤2 (2,040×40/100)＝4,896

ⓒ材料コード056副木(2)②1 個　410円→41

💬㊦㊤ ㊤ の加算がともにある場合は，各加算点数を足し合わせます。

(3)

結腸切除術（全切除）　自動縫合器1個使用　㊦㊤	82,420

ⓐ（K719「3」）（K936）
　(39,960+2,500)＋㊦㊤ (39,960×100/100)＝82,420

💬「注」加算を含めた点数に対し，乳幼児加算を行いますが，自動縫合器加算等の手術医療機器等加算は対象となりません。

問題

手術② ＊〔(5)を除き〕6歳以上の患者

(4) 脳動脈瘤頸部クリッピング（1箇所） 杉田クリップ〔脳動脈瘤手術クリップ（標準型）17,500円〕2個使用（施設基準を満たす）

(5) 右外耳道異物除去術（単純），平日午後9時（初診に引き続き，診療表示時間外），4歳

(6) 結膜下異物除去術（両側）1月3日午後2時（初診に引き続き，診療表示時間外），クロロマイセチン軟膏1g，リンデロンV軟膏1g，塩酸プロカイン1%　5mL

解答

(4)

脳動脈瘤頸部クリッピング（1箇所）	114,070
杉田クリップ〔脳動脈瘤手術用	
クリップ（標準型）17,500円〕2個	3,500

ⓐ（K177「1」）　114,070
ⓒ材料コード081脳動脈瘤手術クリップ(1)
　（@17,500）　2個35,000円→3,500

> 特定保険医療材料を複数使用した場合は，合計価格→点数×1

(5)

右外耳道異物除去術（単純）	幼 外	494

ⓐ（K286「1」）
260＋幼(260×50/100)＋外2(260×40/100)＝494

> 4歳のため，幼児加算が算定できます。

(6)

結膜下異物除去術（右）	休	846
結膜下異物除去術（左）	休	846
クロロマイセチン軟膏1g		
リンデロン-V軟膏1g		12
塩酸プロカイン 1% 5mL 1A		

ⓐ（K222）片側　470＋休2(470×80/100)＝846
ⓑ　計122.1円→12

> ①結膜下異物除去術は手術名に両側と記されていないため，片側ごとに算定します。
> ②各種加算がある場合は，片側ごとに加算を行います。左右別に記載します。

手術③ （複数手術に関するもの）＊6歳以上の患者

(7) 胃切除術（悪性腫瘍手術）自動吻合器1個使用，脾摘出術，リンパ節群郭清術

解答

(7)

胃切除術（悪性腫瘍手術）	55,870
自動吻合器1個	5,500
脾摘出術（併施）	17,065

（K655「2」）	55,870
（K936-2）	5,500×1
（K711）	34,130×50/100→17,065

> ①胃切除術と脾摘出術は「複数手術に係る費用の特例」に規定されており，（注加算を含め）点数の高い胃切除術を主たる手術とし，従たる手術を50/100で算定します。
> ②なお，リンパ節群郭清術（K627）を悪性腫瘍に対する手術と同時に行った場合は，「通則9」により，別に算定できません。

8 輸 血

下記の事例につき，「レセプト摘要欄」の体裁に合わせて算定せよ。

「算定欄（計算）」は，輸血の部のⓐ輸血料，ⓑ薬剤料，ⓒ検査料，ⓓその他と区分して記載する。

備考　輸血料算定にあたっての血液製剤の容量
　・人全血液-LR「日赤」：200mL献血由来→200mL，400mL献血由来→400mL
　・赤血球液-LR「日赤」：血液200mL由来→140mL，血液400mL由来→280mL
　・新鮮凍結血漿-LR「日赤」：血液200mL由来→120mL，血液400mL由来→240mL

輸血 ＊（2を除く）6歳以上の入院患者

(1) 朝・人全血液-LR400mL献血由来　2袋，夕・赤血球液-LR400mL由来　1袋輸血（1回

問題

目）。文書による説明を行った。交叉試験，間接クームス検査，血液型検査（ABO・Rh）施行，不規則抗体検査施行（当月初回）

(2) 濃厚血小板 -LR 2単位40mL 3袋および1単位20mL 2袋輸血（2回目以降）。交叉試験施行せず。5歳

(3) 自己血輸血のため1,000mL 貯血し，液状保存。同月手術時にそのうちの800mL を輸血

📖 解答

(1)
保存血液輸血（1回目）1,080mL	2,200
人全血液 -LR 400mL × 2	
赤血球液 -LR 血液400mL 由来1袋（280mL）× 1	
	5,059
交叉試験 3回	90
間接クームス検査 3回	141
血液型（ABO・Rh） 1回	54
不規則抗体検査 1回	197

ⓐ1日の輸血量 400mL ×2＋280mL ×1＝1,080mL
　　　　　　→450（1回目）＋350×5
ⓑ血液代　　　　　　計50,594円→5,059
ⓒ交叉試験　　　　　　　　　　30×3
　間接クームス検査　　　　　　47×3
　血液型（ABO・Rh）　　　　　54
　不規則抗体検査　　　　　　197×1

🏷 ①血液成分製剤の輸血料は，（原血液量ではなく）実際の注入量によります。赤血球液 -LR400mL 由来の容量は約280mL です。

②保存血（これに準ずるものを含む）は，1日の輸血量の合計により算定します。
③輸血セット，針などの医療材料は，所定点数に含まれ，別に算定できません。

(2)
保存血液輸血（2回目以降）160mL 乳	376
濃厚血小板 -LR 2単位×3	
1単位×2	6,387

ⓐ輸血量 160mL　　　　→（2回目以降）350
　6歳未満の加算　　　　　　　　　　26
ⓑ血液代　　　　　計63,872円→6,387

🏷 ①輸血量が200mL に満たない場合の輸血料は，1回目450点，2回目以降350点。
②6歳未満は（輸血料に）26点を加算します。

(3)
50	自己血貯血（液状保存）1,000mL	1,250
	自己血輸血（液状保存）800mL	3,000

ⓐ貯血料〔K920「3」イ(1)〕1,000mL　→250×5
　輸血料〔K920「4」イ(1)〕800mL　→750×4

9　麻　酔

下記の事例につき，「レセプト摘要欄」の体裁に合わせて算定せよ。

注1）時間外等加算1の届出を行っていない（「2」の加算による）。
　2）「算定欄（計算）」は，ⓐ手術料，ⓑ手術の薬剤料，ⓒ特定保険医療材料料，ⓓ麻酔料，ⓔ麻酔の薬剤料，ⓕその他と区分して記載します（手術・麻酔日の記載は省略）。

 麻酔　＊〔(4)を除き〕6歳以上の患者。事例(1)～(3)を行い，回答と照合後に，(4)(5)を行うこと

(1) 皮膚腫瘍摘出術（左腋窩）長径2cm，局麻（浸潤麻酔），カルボカイン注1％　20mL，生理食塩液100mL 1瓶

(2) 虫垂切除術（虫垂周囲腫瘍を伴わないもの），硬膜外麻酔（腰部）（実施時間1時間），カルボカイン注2％　20mL（診療表示時間外の初診に引き続いて緊急手術。日曜日16：00執刀）

(3) 流産手術（妊娠10週）（手動真空吸引法によらないもの），静脈麻酔（短時間のもの），イソゾール500mg　1瓶，（術後）クロマイ腟錠100mg 1 T

(4) 腸管癒着症手術，脊椎麻酔（実施時間40分），マーカイン注脊麻用0.5％高比重　1A，平日午後7時（初診に引き続き，診療表示時間外），2歳

(5) 脊椎麻酔2時間20分，硬膜外麻酔（腰部）2時間20分，キシロカイン注射液1％10mL，キシロカイン注射液2％10mL（手術名　略）

📝解答

(1)
㊼	皮膚腫瘍摘出術（露出部以外）（左腋窩，2 cm）	1,280
	生理食塩液 100mL 1 瓶	⎫
	カルボカイン注 1 ％ 20mL	⎭ 37

ⓐ（K006「1」） 1,280
ⓑ 計369円→37
ⓓ（浸潤麻酔は基本診療料に含まれます）

> 🏷 麻酔（手技）料の算定できない麻酔の薬剤料は，手術の薬剤料として扱います。

(2)
㊼	虫垂切除術（虫垂周囲腫瘍を伴わないもの）㊡	12,132
	硬膜外麻酔（腰）㊡	1,440
	カルボカイン注 2 ％ 20mL	37

ⓐ（K718「1」）㊡2 6,740×1.8＝12,132
ⓓ（L002「2」）㊡800×1.8＝1,440
ⓔ 366円→37

> 🏷 麻酔の時間外加算は，手術が時間外加算ができる場合に限り，加算できます。

(3)
㊼	流産手術(妊娠11週までの場合「ロ」)	2,000
	クロマイ腟錠100mg 1 T	7
	静脈麻酔（短時間のもの）	120
	イソゾール500mg 1 瓶	45

ⓐ（K909「1」ロ） 2,000
ⓑ（クロマイ腟錠 1 T） 71.7円→7
ⓓ（L001-2「1」） 120
ⓔ（イソゾール） 449円→45

> 🏷 麻酔（手技）料が算定できる麻酔の薬剤料は，手術の部の薬剤料と別々に端数処理をします（K940とL200ごと）。

(4)
㊼	腸管癒着症手術㊤㊤	28,824
	脊椎麻酔㊤㊤	1,360
	マーカイン注脊麻用0.5%高比重 1 A	33

ⓐ（K714）12,010＋㊤㊤（12,010×100/100）＋㊤2（12,010×40/100）＝28,824
ⓓ（L004）850＋㊤（850×20/100）＋㊤（850×40/100）＝1,360
ⓔ 330円→33

> 🏷 ①手術，麻酔の乳幼児加算，時間外加算などの通則の加算方法は，所定点数に各通則の加算を足し合わせたものの合計で算定します。
> ②麻酔の幼児加算は手術と加算割合が異なります。

(5)
㊼	硬膜外麻酔（腰部） 2 時間20分（脊椎麻酔併施）	1,200
	キシロカイン注射液 1 ％10mL	⎫
	キシロカイン注射液 2 ％10mL	⎭ 27

ⓓL002「2」800＋（時間加算）400＝1,200
　L004 850＋（時間加算）128＝978
➡ L002（硬膜外麻酔）が主たる麻酔料
ⓔ（キシロカイン 1 ％，2 ％） 計266円→27

> 🏷 2以上の麻酔を併施した場合は，主たる麻酔料のみ算定します。

🔟 検査・病理診断

下記の事例につき，「レセプト摘要欄」の体裁に合わせて算定せよ。

注 「算定欄（計算）」は，ⓐ検体検査実施料，ⓑ病理標本作製料，ⓒ検体検査判断料，ⓓ病理診断・判断料，ⓔ生体検査料，ⓕ診断穿刺・検体採取料，ⓖ検査の薬剤料，ⓗ特定保険医療材料料，ⓘその他と区分して記載します。

✏️検査① ＊6歳以上の外来患者

(1) 末梢血液一般検査（W，R，Hb，Ht，Pl），末梢採血
> 🏷 W（白血球数），R（赤血球数），Hb（血色素測定），Ht（ヘマトクリット値），Pl（血小板数）

(2) 血液化学検査 Tcho（総コレステロール），TG（中性脂肪），BUN，クレアチニン，TP（総蛋白），Na（ナトリウム），K（カリウム），Cl（クロール），TTT，フェリチン半定量静脈血採取

(3) HBs 抗原，HBs 抗体，HBe 抗原，HA 抗体，HA－IgM 抗体，静脈血採取

解答

(1)

判血		**125**
B－末梢血液一般		**21**
B－C		**6**

ⓐ末梢血液一般検査（D005「5」）　21
ⓒ血液学的検査判断料　125
ⓕ（外来のみ）耳朵採血料（D400「2」）　6

> 入院では，血液採取料は，動脈血採取を除き，算定できません。B－は検体が血液の意。B－Cは，末梢採血の意。

(2)

判生Ⅰ		**144**
B－ 〔総コレステロール，中性脂肪，BUN，クレアチニン，総蛋白，ナトリウム及びクロール，カリウム，TTT〕	8項目	
		99
B－フェリチン半定量		**102**
B－V		**40**

注　厚労省通知「臨床検査省略名」により，略称が明記されている検査は当該略称を記載。
ⓐ① Tcho～TTT は，血液化学検査（D007の包括対象項目）に該当
　・Na と Cl は合わせて1項目

・Tcho～TTT は8項目のため，「注」により　99
②フェリチン半定量は血液化学検査（D007「25」）に該当〔包括（まるめ）対象外〕　102
ⓒ生化学的検査（Ⅰ）判断料　144
ⓕ（外来のみ）静脈血採取料（D400「1」）40

> ①包括（まるめ）算定は，準用する項目（TTT）も，項目数に含めます。
> ②血液採取料は，1日につきの点数のため，すでに他の検査で算定している場合は算定できません。
> B－Vは，静脈血採取の意。

(3)

判免		**144**
HBs 抗原，HBs 抗体，HBe 抗原，HA 抗体，HA-IgM 抗体	4項目	
		360
B－V		**40**

ⓐ肝炎ウイルス関連検査（D013）「注」　4項目
・HA 抗体と IgM-HA 抗体は併せて1項目として数えます。　360
ⓒ免疫学的検査判断料　144
ⓕ（外来のみ）静脈血採取料（D400「1」）40

検査② ＊6歳以上の外来患者

(4) 血液ガス分析，動脈血採取，24日　午後9時　院内で検査開始（診療表示時間外）

(5) 尿 NAG，Na，K，アミラーゼ，尿酸，クレアチニンの定量検査および静脈血のアミラーゼ，クレアチニン，クレアチン

(6) 子宮頸管粘液採取，細胞診検査

解答

(4)

判生Ⅰ		**144**
緊検 **24日　p.m.9開始**		**200**
B－血液ガス		**131**
B－A		**60**

ⓐ血液ガス分析　（D007「36」）　131
　時間外緊急院内検査加算　200
ⓒ判断料　生Ⅰ　144
ⓕ動脈血採取（D419「3」）　60

> ①時間外緊急院内検査加算は，2種目以上検査を行った場合であっても，1日につき200点のみ。また，同加算を算定した場合は，検査開始日時を明細書に記載します。
> ②B－Aは動脈血採取の意。

(5)

判尿，判生Ⅰ		**178**
U－NAG		**41**
U－ 〔ナトリウム，カリウム，アミラーゼ，クレアチニン，尿酸〕	8項目	
B－ 〔アミラーゼ，クレアチニン，クレアチン〕		**99**
B－V		**40**

ⓐ NAG（D001「5」）　41
　他〔血液化学検査（D007）〕8項目　99
ⓒ判断料　尿34＋生Ⅰ144＝178
ⓕ（外来のみ）静脈血採取料（D400「1」）40

> ①尿 NAG を行っているため，尿・糞便検査判断料を算定します。
> ②Na，K など他区分の点数を準用した場合は，準用先の区分の多項目の包括の規定も適用されます。また判断料についても，準用先の区分の属する判断料を算定します。
> ③尿と血液を検体として同一日に血液化学検査を行ったため，項目数を合わせて，D007「注」の8項目として算定します。

(6)

判病判		**130**
子宮頸管粘液採取		**40**
細胞診（婦人科材料）		**150**

ⓑ（N004「1」）　150
ⓓ病理判断料（N007）　130
ⓕ（D418「1」）　40

検査③　＊6歳以上の外来患者

(7)　耐糖能精密検査（血糖定量4回，尿糖定量4回，インスリン測定2回）トレーランG50g　1瓶屯服

(8)　精密視野検査（両側）

(9)　細隙燈顕微鏡検査（前眼部）（両側）

(10)　食道ファイバースコピー，ブスコパン1A皮下注，（麻酔）キシロカインゼリー10mL，内視鏡下生検法，病理組織標本作製（組織切片）（ブスコパンは検査時に使用。病理医が勤務していない医療機関で病理診断を実施）。

解答

(7)	耐糖能精密	**900**
	トレーランG50g　1瓶	**21**

ⓔ糖負荷試験（D288「2」）　　　900
ⓖ薬剤料　　　　　　　　　205.2円→21

🏷 ①糖負荷試験の「注」により，採血料は，所定点数に含まれます。
②トレーランGは検査に当たって患者に使用した薬剤のため，屯服調剤処方料は算定できません。

(8)	精密視野検査（両側）	**76**

ⓔ精密視野検査（片側）（D259）　38×2

🏷 当検査は片側38点と記されているため，「通則5」により両側は2倍の点数となります。

(9)	細隙灯顕微鏡検査（前眼部）	**48**

ⓔ細隙灯顕微鏡検査（前眼部）（D273）　48

🏷 片側48点と記されていないため，片側でも，両側でも48点の算定となります。

(10)	EF－食道	**800**
	内視鏡下生検法	**310**
	T－M（組織切片）　1臓器	**860**
	判病判	**130**
	ブスコパン1A	
	キシロカインゼリー10mL	**12**

ⓑ病理組織標本作製（N000「1」）1臓器　860
ⓓ病理判断料（N007）　　　　　　　　130
ⓔ食道ファイバースコピー（D306）　　800
ⓕ内視鏡下生検法（D414）　　　　　　310
ⓖ薬剤料　　　　　　　　　計122円→12

🏷 ①麻酔料を算定できない麻酔を行った場合の薬剤料は検査の薬剤として扱います。
②EFはファイバースコピーの意。

 検査④　＊6歳以上の外来患者

(11)　10／3　心電図12誘導，10／11　心電図12誘導，10／13　ベクトル心電図

(12)　超音波検査8／4　断層法（頭部），8／19　断層法（胸部）（パルスドプラ法施行），8／31　心臓超音波検査（Mモード法）　インスタントフィルム（100円）5枚使用

解答

(11)	ECG12	**130**
	ECG12　減	**117**
	ベクトル　ECG　減	**135**

ⓔ心電図検査（D208）「1」および「2」
　10／3は130点，10／11は130×90／100＝117，
　10／13は150×90／100＝135

🏷 D208「1」「2」「3」は同一検査として取り扱うため，同一月2回目以降は逓減します。

(12)	超音波断層（頭）	**350**
	超音波断層（胸）	
	パルスドプラ法　減	**612**
	心臓超音波検査（Mモード法）	**500**

ⓔ・断層法（D215「2」ロ(3)）　　　　350
　・断層法，パルスドプラ法加算（D215「2」ロ
　(1)，「注2」）減（530＋150）×90／100＝612
　・心臓超音波検査（Mモード法）
　（D215「3」ロ）　　　　　　　　　500

> ①断層法（頭）と（胸）は同一検査（同一区分「2」）のため，部位（イ，ロ，ハ）が異なっても，同一検査として扱います。断層法と心臓超音波検査（Mモード法）は区分

> （「2」と「3」）が異なるため，別検査として扱います（逓減とはなりません）。
> ②記録に要した費用（フィルム代など）は，超音波検査の所定点数に含まれます。

11　画像診断

　下記の事例につき，「レセプト摘要欄」の体裁に合わせて算定せよ。エックス線診断に係る問題〔(1)〜(14)〕は，特に断りのないものはアナログ撮影とします。

注　「算定欄（計算）」は，診断料，撮影料，⑦フィルム料，薬剤料，造影剤注入手技料と区分して記載します。
（画像診断管理加算は略）

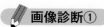 **画像診断①**　＊6歳以上の外来患者

(1)　頭部 X-P　四ツ切　2枚
(2)　腰椎 X-P　大四ツ切　6枚
(3)　胸部 X-P　大四ツ×1，大角×1
(4)　胸部 X-P　大四ツ×2，腰椎　四ツ×4

解答

(1)

頭部単純X－P（アナログ）四ツ切2枚	230

診85＋85/2＝127.5　　　　　　　　　　→128
撮60＋60/2＝90　　　　　　　　　　　→90
⑦62円×2＝124円　　　　　　　　　　→12

> 診断料，撮影料は各合計の小数点以下の端数を別々に四捨五入する。

(2)

腰椎単純X－P（アナログ）大四F×6	481

診85＋85/2×4　　　　　　　　　　　→255
撮60＋60/2×4　　　　　　　　　　　→180
⑦76円×6＝456円　　　　　　　　　　→46

> 診断料・撮影料は5枚目まで算定可。フィルム料は使用したフィルムをすべて算定できます。

(3)

胸部単純X－P（アナログ）大四F×1，大角F×1	237

診85＋85/2　　　　　　　　　　　　　→128
撮60＋60/2　　　　　　　　　　　　　→90
⑦76＋115　　　　　　　　　計191円→19

> 診断料・撮影料，フィルム料は，フィルムの大きさごとでなく，部位ごとに算定します。

(4)

胸部単純X－P（アナログ）大四F×2	233
腰椎単純X－P（アナログ）四F×4	388

胸部　診85＋85/2　　　　　　　　　　→128
　　　撮60＋60/2　　　　　　　　　　→90
　　　⑦76×2　　　　　　　計152円→15
腰椎　診85＋85/2×3　　　　　　　　→213
　　　撮60＋60/2×3　　　　　　　　→150
　　　⑦62×4　　　　　　　計248円→25

> 胸部と腰椎は別部位（同一フィルム面に写しえない）のため，診断料・撮影料，フィルム料は，胸部と腰椎を別々に算定します。

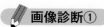 **画像診断②**　＊6歳以上の外来患者

(5)　左手 X-P　四ツ/2×1，2R　　四ツ切1枚を2分割して，2方向撮影
(6)　両前腕 X-P　大四ツ/2×1，各1R　　右患側の対照として，左健側を撮影
(7)　両鎖骨 X-P　六ツ×2，各1R　　左右ともに疾患があり

解答

(5)

左手単純X－P（アナログ）四F×1，2R	161

診43＋43/2　　　　　　　　　　　　　→65
撮60＋60/2　　　　　　　　　　　　　→90

⑦四ツ切1枚62円　　　　　　　　　→6

🏷①診断料・撮影料は2枚分算定。フィルム料は1枚。
②体の対称部位は明細書に左右の別を書きます。

(6)
| 両前腕X－P（アナログ）大四F（2分割）×1，各1R | 163 |

🄬43＋43/2　　　　　　　　　　　→65
🄬60＋60/2　　　　　　　　　　　→90
⑦大四ツ切1枚76円　　　　　　　　→8

🏷患側の対照として，健側を撮影した場合は，同一部位の同時撮影として取り扱います。

(7)
| 右鎖骨単純X－P（アナログ）六F×1 | 150 |
| 左鎖骨単純X－P（アナログ）六F×1 | 150 |

右鎖骨🄬85　　　　　　　　　　　→85
　　🄬60　　　　　　　　　　　→60
　　⑦六ツ1枚48円　　　　　　　→5
左鎖骨　同上　　　　　　　　85＋60＋5

🏷左右とも患側の場合は，別部位として別々に算定します。

✏️ **画像診断③**　＊（8を除き）6歳以上の外来患者

(8)　胸部単純X–P　四ツ×1，六ツ×1，1歳

(9)　胸部断層撮影X–P　大四ツ×5，大角×5

(10)　①胸部単純X–P　大四ツ×2　②胸断層　大四ツ×10　（単純撮影と断層撮影は予定された一連の撮影とする）

(11)　①胸部単純撮影X–P　フィルムレス2枚　CR撮影（電子画像管理）
　　　②頭部単純撮影X–P　フィルムレス6枚　CR撮影（電子画像管理）

🏷CRは「コンピューテッド・ラジオグラフィー法」の意。「フィルムレス」はフィルムへのプリントアウトをしない意。各デジタル撮影とする。

📝 **解答**

(8)
| 胸部単純X－P（アナログ）四F×1，六F×1 | 275 |

🄬85＋85/2＝127.5　　　　　　　→128
🄬（乳幼児加算50％増し）
　60×1.5＋60×1.5×0.5＝135　→135
⑦計110円×1.1＝121円　　　　　→12

🏷6歳未満の胸部単純撮影は，フィルムの価格を1.1倍して，点数を出します。

(9)
| 胸部断層X－P（アナログ）大四F×5，大角F×5 | 452 |

🄬（一連につき）　　　　　　　　　96
🄬（一連につき）　　　　　　　　　260
⑦76×5＋115×5　　　　　　　計955円→96

(10)
| ①胸部単純X－P（アナログ）大四F×2　233 | 617 |
| ②胸部断層X－P（アナログ）大四F×10　384 | |

①単純🄬🄬⑦　　　　　　　　　　計233

②断層🄬96×50/100　　　　　　　　48
　　🄬（一連につき）　　　　　　　260
　⑦　　　　　　　　　　　　計760円→76

🏷同一部位につき同時に単純と断層撮影を行ったため，断層の診断料は50/100となります。

(11)
| ①胸部単純X－P（デジタル）フィルムレス×2 電画 | 287 |
| ②頭部単純X－P（デジタル）フィルムレス×6 電画 | 516 |

①🄬🄬2枚（デジタル）　　　　　　230
　電子画像管理加算　　　　　　　　57
②🄬🄬5枚以上（デジタル）　　　　459
　電子画像管理加算　　　　　　　　57

🏷①電子画像管理加算は，同一の部位の一連の撮影につき1回算定します。よって，胸部と腹部は別部位のため，それぞれ電子画像管理加算を算定し，電画と表示します。
②フィルムを用いた場合はフィルム料，電子画像管理加算のいずれかのみ算定します。

画像診断④　＊6歳以上の外来患者

⑿　腎盂造影 X-P　半切×3，ウログラフイン60％20mL　2A静注

⒀　脊髄造影　四ツ×7，イソビスト240 10mL1瓶　腰椎穿刺注入，（麻酔）塩酸プロカイン1％ 5mL

解答

⑿
腎盂造影X-P（アナログ）半切F×3	
ウログラフイン60％20mL　2A静注	**615**

診撮	計432
フ	計360円→36
薬	計1,472円→147

⒀
脊髄造影X-P（アナログ）四F×7	
イソビスト240　10mL1瓶	
塩酸プロカイン1％5mL1A	
腰椎穿刺注入	**1,738**

診72＋72/2×4　→216
撮292＋292/2×4　→876
フ　　計434円→43
薬イソビスト，塩酸プロカイン 計4,835円→483
造影剤注入手技料〔E003「6」のロ〕
腰椎穿刺注入　　120

> ①脳脊髄腔造影の撮影料は，所定点数144点に148点を加算します。
> ②麻酔（手技）料の算定できない麻酔の薬剤料は，画像診断の薬剤料として扱います。

画像診断⑤　＊6歳以上の外来患者

⒁　注腸造影 CR撮影（デジタル）フィルムレス16枚，電子画像管理，透視診断，バリエネマ 300mL1個注腸，（麻酔）キシロカインゼリー 5mL

解答

⒁
注腸造影X-P（デジタル）電画	
フィルムレス×16，	
透視診断×1	
バリエネマ300mL　1個	
キシロカインゼリー5mL	
注腸料	**1,303**

診撮（5枚以上）（デジタル）	678
透視診断110×1	110

薬バリエネマ，キシロカインゼリー
　　　　計1,491.1円→149
造影剤注入手技料〔E003「6」のイ〕注腸料
　　　　300
電子画像管理加算（造影）　66

> ①注腸造影は，造影剤注入手技料（注腸料300点）を算定します。
> ②麻酔（手技）料を算定できない麻酔の薬剤料は，画像診断の薬剤料として扱います。

画像診断⑥　コンピューター断層撮影診断料（CT・MRI）

注①コンピューター断層診断料については省略する。②〔⒄を除き〕6歳以上の外来患者

⒂　頭部CT（64列以上のマルチスライス型）(2)，CT用フィルム半切2枚

⒃　腹部CT（16列以上64列未満のマルチスライス型）後，引き続き同一部位の造影剤使用CT フィルムレス，電子画像管理，オムニパーク300注100mL1瓶点滴

⒄　頭部・胸部MRI（3テスラ以上）（ロ）（頭部外傷に対するものではない） フィルムレス，電子画像管理，ガドビスト静注2mL1瓶静注　（患者は2歳）。

問題

📝 **解答**

(15)
頭部CT（イ）（2）	(1,000)	
画像記録用フィルム　半切2枚	(45)	1,045

✏ 「コンピューター断層撮影用フィルム」使用は，「画像記録用フィルム」と明記します。

(16)
腹部CT（造影剤使用）（ロ）🔲電画	(1,400＋120)	
オムニパーク300注　100mL1瓶	(331)	1,851

✏ ①単純撮影と造影撮影を併施した場合は，単純の点数に造影剤使用加算（500点）をします。

②電子画像管理加算：120点
③造影剤注入手技料は別に算定できません。

(17)
頭部・胸部MRI（造影剤使用）（1）（ロ）	(2,775)	
🔲電画	(120)	
ガドビスト静注2mL1瓶	(194)	3,089

✏ ①同時に2以上の部位を撮影した場合は，主たる部位の点数のみを算定します。
②乳幼児加算：（1,600＋造影250）×1.5＝2,775
③電子画像管理加算：120点

✏ **画像診断⑦　CT・MRI ＜同一月，同一部位を複数回施行の場合＞**

＊〔(19)を除き〕6歳以上の外来患者

注1）①②③…は同一月の別日に①②③の順に施行したものとします。

2）コンピューター断層診断料については省略します。

3）CTとMRIを同一月に併施した場合は初回実施日をレセプトに記載する扱いですが，当欄では省略します。

(18)　①胸部CT（64列以上のマルチスライス型）（2）施行

②腹部CT（64列以上のマルチスライス型）（2）（造影剤使用）

各フィルムレス，電子画像管理，オムニパーク300注100mL1瓶

(19)　①頭部CT（マルチスライス型以外）（頭部外傷に対するものではない）

②胸部MRI造影（1.5テスラ以上3テスラ未満の機器）（造影剤使用）

各フィルムレス，電子画像管理　注　造影剤は省略した。5歳の患者

📝 **解答**

(18)
①	胸部CT（イ）（2）🔲電画（1,000＋120）	1,120
②	腹部CT（イ）（2）（造影剤使用）🔲電画	
	（2回目以降）（1,300＋120）	
	オムニパーク300注　100mL1瓶	
	(331)	1,751

✏ ①CT，MRIを同一月に2回以上行った場合は，部位にかかわらず，2回目以降は所定点数の80/100とします（E200「2」を除く）。
②②の「低減算定で造影剤使用の場合」は，さらに造影加算をします。：（1,000×80/100＋500）＋🔲電画 120

なお，低減算定でも新生児・乳幼児・幼児加算を算定できます。
③「2回目以降」と表示するのが望ましい。

(19)
①	頭部CT（ニ）🔲電画　（728＋120）	848
②	胸部MRI造影（2）	
	（2回目以降）🔲電画（1,708＋120）	1,828

①560×1.3＝728（幼児加算30/100）
・②の低減点数の場合の5歳幼児加算；
　②（1,330×80/100＋250）×1.3＝1,708.2
　　　　　　　　　　→（四捨五入）1,708

〔著者略歴〕

杉本恵申

1967年　日本医科大学付属病院医事課入職
1994年1月　同付属千葉北総病院医事課主幹
2004年1月　千葉県済生会　習志野病院保険審査室室長
2012年5月　千葉メディカルセンター事務部医事課顧問
2016年5月より診療報酬エキスパート（講演，執筆活動等）

著書　『診療報酬Q＆A』（医学通信社）
　　　『診療点数早見表』（医学通信社）（編集協力）
　　　『診療報酬請求事務能力認定試験・受験対策と予想問題集』（医学通信社）（共著）
　　　『臨床現場ディテールBOOK』（医学通信社）（共著）

佐藤麻菜

1999年3月　東京都立中野高等職業技術専門学校　医療事務科修了
2005年1月　医療秘書教育全国協議会　医療秘書検定委員
2006年4月　学校法人川口学園早稲田速記医療福祉専門学校　専任講師
2012年4月　学校法人川口学園埼玉女子短期大学　准教授
2019年4月より学校法人川口学園早稲田速記医療福祉専門学校　非常勤講師

著書　『医療秘書技能検定問題集2級②』解説（早稲田教育出版）
　　　『医療秘書技能検定問題集3級②』解説（土屋書店）
　　　『医療概論』（建帛社）（共著）

2024-25年版
入門・診療報酬の請求　　　　　　　＊定価は裏表紙に
　　　　　　　　　　　　　　　　　　表示してあります
2004年8月1日　第1版第1刷発行
2024年7月22日　第11版第1刷発行

著　者　杉　本　恵　申
　　　　佐　藤　麻　菜
発行者　小　野　　　章
発行所　𝕚 医 学 通 信 社

〒101-0051　東京都千代田区神田神保町2−6　十歩ビル
電話　03-3512-0251（代表）
FAX 03-3512-0250（注文）
　　　03-3512-0254
　　　（書籍の記述に関
　　　するお問い合わせ）

https://www.igakutushin.co.jp
※　弊社発行書籍の内容に関
する追加情報・訂正等を掲
載しています。

印　刷・製　本：奥村印刷　　表紙デザイン：とくだあきら

落丁，乱丁本はお取り替えいたします。　　　ISBN978-4-87058-955-1
© Y. Sugimoto, M. Sato, 2024. Printed in Japan.

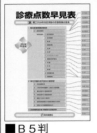

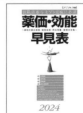

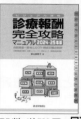
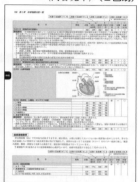
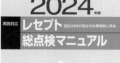
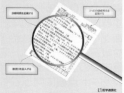

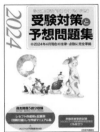
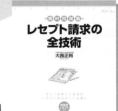